全国高等医药院校"十三五"规划教材

供护理学等专业使用

护理学导论

主　编　郭　宏　左慧敏

副主编　刘远红　刘　静　陈　丽

编　者　(以姓氏笔画为序)

左慧敏　河北工程大学医学院

朱秋沛　荆楚理工学院医学院

乔桂圆　湖北中医药大学

刘　静　武汉科技大学附属华润武钢总医院

刘远红　江汉大学护理与医学技术学院

刘晨冰　辽宁中医药大学护理学院

刘雅玲　沈阳医学院

孙　健　河北工程大学医学院

李雨昕　西南医科大学

陈　丽　西南医科大学

周　波　武汉科技大学附属华润武钢总医院

赵文婷　长治医学院

郭　宏　沈阳医学院

程晓琳　沈阳医学院

秘　书　程晓琳　刘雅玲

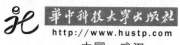
华中科技大学出版社
http://www.hustp.com
中国·武汉

内 容 简 介

本书是全国高等医药院校"十三五"规划教材。

本书共分十一章,分别为护理学的基本概念与发展、医疗卫生保健体系与护理人员的角色、健康与疾病、文化与护理、护理学中常用的相关理论和学说、护理学主要理论与模式、科学思维方法与临床护理决策、护理程序、健康教育、护理实践与法律及护理人员的职业生涯规划。为便于学生对护理理论的学习和理解,增加了相关案例和思考题,突出了理论与实践的结合。

本书适合于护理学等专业学生使用。

图书在版编目(CIP)数据

护理学导论/郭宏,左慧敏主编.—武汉:华中科技大学出版社,2016.5
全国高等医药院校"十三五"规划教材
ISBN 978-7-5680-1644-5

Ⅰ.①护… Ⅱ.①郭… ②左… Ⅲ.①护理学-医学院校-教材 Ⅳ.①R47

中国版本图书馆 CIP 数据核字(2016)第 059827 号

护理学导论
Hulixue Daolun

郭 宏 左慧敏 主编

策划编辑:荣 静
责任编辑:叶丽萍 黄 琪
封面设计:原色设计
责任校对:张 琳
责任监印:周治超
出版发行:华中科技大学出版社(中国·武汉)
　　　　　武昌喻家山　　邮编:430074　　电话:(027)81321913
录　　排:华中科技大学惠友文印中心
印　　刷:武汉鑫昶文化有限公司
开　　本:787mm×1092mm　1/16
印　　张:18
字　　数:455 千字
版　　次:2016 年 5 月第 1 版第 1 次印刷
定　　价:48.00 元

全国高等医药院校"十三五"规划教材编委会

前言

QIANYAN

　　《护理学导论》是华中科技大学出版社全国高等医药院校"十三五"规划教材。本教材编写的定位是力求满足护理学本、专科学生对护理专业的认知需求，通过学习使学生能够了解护理学及其发展趋势，适应护理模式的转变，系统而全面地领悟护理学专业的独特理论体系及模式，并掌握其他相关学科的理论在护理实践中的应用，使学生能在其专业实践中应用这些知识从而奠定雄厚的理论基础，并为全面提高学生的基本专业素质，培养学生独立思考、独立解决专业问题及创造性思维能力奠定良好的基础。

　　本教材体现了最新教学理念和教学改革思路，为培养具备"岗位胜任力"的应用型护理人才提供教材平台，注重实用性和创新性。每章起始的"学习目标"为师生提供明确的教学方向；主体内容以"案例"导入，使抽象的理论知识形象化、具体化，便于学生理解的同时，引导学生思考；"知识链接"作为拓展阅读内容，有利于激发学生探究性学习动机，完善其知识的构建；课后设有"小结"，将重要知识点进行概括总结；"思考题"可使学生对所学知识的掌握程度进行自我评价，培养学生自主学习的能力。

　　全教材共十一章，第一章为护理学的基本概念与发展，其他章节依次为医疗卫生保健体系与护理人员的角色、健康与疾病、文化与护理、护理学中常用的相关理论和学说、护理学主要理论与模式、科学思维方法与临床护理决策、护理程序、健康教育、护理实践与法律以及护理人员的职业生涯规划。本教材较全面、系统地涵盖了学生应掌握的基本理论、基本知识、基本方法，内容自成一体，又和护理学其他专业基础课程及专业课内容相互衔接，为其他课程的学习提供理论基础和方法。

　　参与本教材的编写团队，由全国九所医学院校或附属医院的教学及临床经验丰富的护理学教师构成。在教材的编写过程中，他们本着科学性、创新性、适用性及整体性原则，严格把握编写结构的严谨性，文字简洁流畅、内容深度适宜及定义、概念经典准确。他们以严谨求实的科学态度为本书的编写倾注了大量的心血，在此向他们表示衷心的感谢。同时，也向始终支持和谅解我们的华中科技大学出版社的领导和编辑表示谢意。

　　希望本教材能够成为广大护理教师和护理专业学生们教学中具有实效性的优质教材。但由于编者能力和水平有限，教材中难免会有不足之处。真诚地希望所有使用本教材的师生、护理专业人员及时给予批评指正。我们将继续努力，不断打造精品教材。

郭　宏

目录

MULU

第一章 护理学的基本概念与发展

学习目标

识记：

1. 护理学发展的历史。

2. 护理学的发展、演变过程及每个发展阶段的发展特点。

3. 南丁格尔对护理学发展的贡献。

4. 护理学专业的特征。

理解：

1. 护理学概念的 3 个演变过程及每个过程的特征。

2. 近、现代护理发展的各个重要阶段，比较每个阶段护理发展的主要特点。

3. 护理专业的工作范畴。

应用：

从护理专业发展的角度，说明未来国内外护理发展的主要问题和发展目标。

护理学是生命科学领域中一门运用护理学的理论以及相关知识和技能来促进、维护、恢复人类健康的综合性应用学科。在人类繁衍、发展的漫长历史过程中，护理工作在预防保健、疾病防治、减轻疼痛、恢复健康、健康促进活动中，发挥了积极作用。随着科学的发展和社会的进步，人们对健康的需求不断增加，护理学的研究内容、范畴和工作任务也在不断地深入和发展。

 案例

目前，许多国家都建立有国家医学史博物馆，其中最著名的是英国维尔康医史博物馆，该馆于 1913 年由维尔康（Wellcome）创办，以收藏医史文物资料而著称，现已成为世界医学史研究中心之一。古希腊《希波克拉底文集》中的"论古代医学"是西方医学史中较早的文献。19世纪末，西方医学史研究的建制化，使医学史成为一门独立的学科。我国最早的医学史博物馆于 1938 年由中华医学会医史学会创办，设在上海中华医学会图书馆内，1959 年改属上海中医学院，更名为上海中医学院医史博物馆。1978 年陕西中医学院医史博物馆建立，收藏了许多新发掘出土的医史文物。汉代司马迁所著《史记》中有"扁鹊仓公列传"，是我国最早的医学史记载。唐代甘伯宗的《名医传》是我国最早的医学史专著。近代也出版了大量的医学史著作，如：陈邦贤的《中国医学史》；王吉民、伍连德的《中国医史》和李涛的《医学史纲》等。

问题：

1. 世界各国为什么要建立医学史博物馆?
2. 医学史博物馆能够揭示护理学的历史吗?

第一节　护理学的概念与知识体系

护理学的研究对象、任务、目标是护理学科建设的基础,也是学科发展的方向。它是在一定历史条件和护理实践的基础上形成的,反映了各历史阶段社会发展和医学发展的趋势。

一、护理的概念

护理(nursing),来源于拉丁文"nutricius",原意为哺育小儿,包含保护、养育、供给营养、照顾等。因为从原始社会开始,儿童护理多由其母亲或其他妇女担任,这种照顾的方式后来被用于对老年人及其他服务对象的照顾。

护理的概念随着护理学及护理专业的不断发展、社会需求及环境变化而逐渐发展与完善,愈加清晰、明确。在过去150余年的发展历史中,护理概念的形成经历了以下三个阶段的演变。

(一) 以疾病为中心阶段(19世纪60年代至20世纪40年代)

人们认为没有疾病就是健康,对疾病的认识很局限,认为只有生物学因素才能引起疾病。所以,一切医疗活动都以治疗疾病为目的,护理工作的重点是协助医生治疗疾病,护理的中心任务是治疗和护理住院患者,护士的主要工作场所是医院。

此阶段认为护理是一个专门的职业,从事护理工作的人要接受专门的培训。虽然在护理实践中已经形成了一套较为规范的疾病护理及护理技术常规,但尚未形成专门的护理理论及科学体系。南丁格尔1859年提出"护理是让服务对象处于接受自然作用的最佳环境",代表了这一阶段护理学界对护理概念的认识。

(二) 以患者为中心阶段(20世纪40年代至70年代)

第二次世界大战后,随着科学技术研究的不断深入及生活水平的不断提高,人们对健康与疾病的认识发生了很大的转变,开始重视社会、心理因素及生活方式对健康与疾病的影响。美国护理学界展开了对新的护理概念的讨论,1948年就"如何开展护理教育及护理活动对社会最有益",布朗(Brown)发表了书面报告,对护理如何适应人们的健康需求提出了许多建议,并在原有的护理概念中加入了健康人也是护理对象的新观点,指出在护理教育中应增加人文及心理课程,以进一步增强护士对人的全面理解及护理。这一报告是对护理学及护理认识的一个重要转折点。

此阶段护理吸收了其他学科的相关理论,逐步形成了护理学的知识体系,并将其作为护理专业的理论基础,应用科学的护理工作方法即护理程序对患者实施整体护理,但仍以住院患者为护理的主要服务对象,护士的主要工作场所仍然是医院。各国护理学家从不同的角度提出了对护理的认识。

1. 奥立维尔(Sister Olivia,1943年)　护理是一种艺术与科学的结合,它包括照顾患者的身体精神及智力。

2. 克瑞特(Francis Reiter Kreuter,1957 年)　护理是对患者加以保护,并指导患者满足自身的需要,使患者处于舒适的状态。

3. 约翰森(Dorothy Johnson,1961 年)　人在压力下不能满足自己的需要,护理的主要作用是为患者提供技术服务,消除压力以帮助人恢复原有的内在平衡。

4. 韩德森(Virginia Henderson,1966 年)　护理是帮助健康人或患者保持健康、恢复健康或安宁地死亡的活动。

(三) 以人的健康为中心阶段(20 世纪 70 年代至今)

现代医学模式的转变对护理产生了巨大的影响。1977 年美国罗彻斯特大学的恩格尔(Engle)教授提出,在研究疾病的发生及发展过程中,要将生物因素、心理因素及社会因素密切地结合起来考虑,新的医学模式被称为生物-心理-社会医学模式。新的医学模式带动了护理模式的转变,要求护士在提供护理时把服务对象视为一个具有生理、心理及社会需要的整体,而不能只重视服务对象的生理或病理反应。同时,护理学的快速发展、护理教育不断发展及完善、护理科研水平的不断提高等,使护理学由一种职业逐渐发展为一门科学与艺术相结合的专业,并重点强调护理的科学性、独立性及高等护理教育的重要性,形成了许多研究护理现象的护理理论及护理模式。

此阶段护理学已经发展成为一门为人类健康服务的独立的应用学科;护理的服务对象包括所有年龄段的健康人及患者,护理的服务场所从医院扩展到了社区、家庭及各种机构,并以护理理论指导护理实践。主要代表人物罗杰斯(Martha Rogers,1970 年)提出:护理服务的对象是整体的人,护理是协助人们达到其最佳的健康潜能状态。凡是有人的场所就需要护理服务。

二、护理学的概念

目前在全球范围内对护理学的概念尚无公认的标准定义,对护理学的学科性质也存在争议,对护理学研究是科学、艺术,还是二者的结合,护理学是应用科学还是基础科学等问题尚有诸多讨论。

随着护理学的不断发展与完善,护理学的概念将会得到进一步的发展与扩展,并最终形成世界护理学公认且适合其学科发展的标准定义。

所谓学科,是一个专业知识体系的有机结合。而对一门学科的定义,首先要明确其研究对象及内容,才能确定其学科性质。由此出发,国内外许多学者认为护理学(nursing science)是一门独立的学科,有其专业本身的知识体系及理论框架,具有独特性和科学性。

国际护士会(ICN)在 1973 年指出:护理学是帮助健康的人或患病的人保持或恢复健康,预防疾病或平静地死亡。美国护士协会(ANA)在 1980 年将护理学定义为"护理学通过判断和处理人类对已经存在或潜在的健康问题反应,并为个人、家庭、社区或人群代言的方式,达到保护、促进及最大限度提高人的健康及能力,预防疾病及损伤,减轻痛苦的目的"。美国学者怀森(Watson,1980 年)认为:护理学是一门专业性的关怀科学。我国著名学者周培源 1981 年对护理学的定义为"护理学是一门独立的学科,与医疗有密切关系,相辅相成,相得益彰",而我国著名的护理学家林菊英认为"护理学是一门新兴的独立科学,护理理论逐渐形成体系,有其独立的学说及理论,有明确的为人民服务的思想"。

综上所述,护理学是健康科学中,以自然科学及社会科学为基础,研究如何提高及维护人类身心健康的护理理论、护理知识及其发展规律的一门独立的应用性学科。

三、护理学的知识体系

护理学作为一门独立的学科,经过 150 余年的发展,已逐步形成了以护理学专业知识为基础,吸收医学、社会学、心理学等相关学科知识的专业知识体系,但不同学者对此有着不同的认识。

(一) 西方学者对护理学知识体系的认识

西方护理学界从 20 世纪末到 21 世纪初,对护理学知识体系的组成进行了许多有益的探讨,其中最被推崇的是美国学者卡渤(Carper),她认为护理的对象是人。因此,护理学的概念及知识体系应包括五个方面:

(1) 伦理学知识(ethics of nursing)是指护理学的职业道德及护理伦理的规律性知识。通过在护理过程中对有关的职业道德伦理方面问题的澄清、价值观念的建立、代言性的护理活动等方法获取护理伦理方面的知识。护理伦理学知识一般以伦理法典、伦理原则、伦理指导、伦理规范等方式出现。

(2) 美学知识(art of nursing)是指护理艺术、护理技能、护理行为等审美方面的知识。护理美学知识的获取主要依靠护士的感官、行为、态度等方面的实践。

(3) 个人知识(intuition and personal knowledge)是指通过个人的直接感觉获取服务对象健康信息方面的知识。个人知识可通过自我开放、对人的深入思考、对护理现象的分析等方法获取。从研究的角度,个人知识常采用定性研究的方法获取。

(4) 科学知识(science of nursing)是指通过科学实验方法获取的护理学知识。护理是有关人类健康的科学,护理科学知识包括对资料的收集、评判性的分析,以及在科学基础上描述、解释、预测涉及人的健康与疾病的客观事物。护理科学知识的获取及积累以逻辑实证主义哲学观为基础,通过传统的科学手段如实验、假设检验等方式来完成,用以描述、解释、预测护理现象。

(5) 政治文化知识(social-political-cultural knowledge of nursing)是指护理大环境及氛围方面的知识,包括政治、经济、文化、科学等对护理的影响,以及受此影响护士角色的变化及扩展。其是指以社会评判科学为哲学基础,通过研究社会政治、文化对护理影响所获得的护理学知识。

(二) 中国学者对护理学知识体系的认识

受传统医学模式的长期影响,中国护理学界一直沿用三段式的护理教育模式,目前虽然已有许多院校对护理学知识的组成进行了研究,但综合我国护理者的观点,仍然普遍认为护理学知识体系应包括以下两方面:

1. 基础知识

(1) 自然科学知识:如生物学、物理学、化学等。

(2) 医学基础知识:如解剖学、生理学、药理学、病理学、微生物学等。

(3) 人文及社会科学知识:如语文、哲学、美学、社会学、心理学、伦理学、人际沟通学等。

(4) 其他方面:如计算机应用、数理统计等。

2. 护理专业知识

(1) 护理学基础理论:如护理学导论、护理学基础、健康评估等。

(2) 临床专科护理知识:包括各专科护理理论及技术,如内科护理学、外科护理学、妇产科护理、儿科护理学、急救护理学等。

（3）预防保健及公共卫生方面知识：如社区护理、公共卫生护理、职业防护、学校卫生护理等。

（4）护理管理、教育及科研方面知识：如护理教育学、健康教育学、护理管理学、护理研究等。

随着科学技术的不断发展、护理科研的不断深入及社会健康需求的不断提高，护理学的知识体系必将在护理实践中不断得到丰富与完善。

第二节　护理学的形成与发展

护理学的形成是伴随着人类历史的发展、社会的改革、科学的进步而逐步从原始初级的简单活动到形成科学理论的高级活动。护理作为人类生存的需要可以追溯到原始社会，经历了自我护理、家庭护理、宗教护理、职业护理以及近代护理。经过漫长的岁月和护理界前辈的不断努力，直到19世纪中叶才形成护理专业，并逐渐成为一门独立的学科。

一、国外护理学的形成与发展过程

护理学是最古老的艺术，又是最年轻的专业。自从有了人类，就有了生、老、病、死的问题，为了解除或减轻病痛，人类发明创造了各种护理方法，逐渐形成了护理。护理学经历了漫长的历史发展时期，且每一时期都具有明显的历史特点和科学发展的印记。

19世纪中叶以前，世界各国医院极少，医疗与护理没有明确分工，多由教会的修女承担，她们出于爱心及宗教意识为患者提供生活照料和精神安慰。此时的护理局限于生活照护，尚无科学的内容，也没有正规的教育。这一时期主要分为以下几个阶段：

（一）早期护理学的发展

1. 公元前的护理　自从有了人类就有了护理活动，但早期的医学及护理并无科学依据，医、药、护不分，并持续数千年。人们从迷信的角度认识疾病，并采用巫术等方法治疗疾病。因此，当时有关医学及护理方面的记录主要是对一些文明古国医疗及护理相关发展的记录。

（1）埃及：世界文明古国之一，在科学方面的最大贡献是医学。如查脱（That）医生创造了王室尸体的防腐保存法——木乃伊的制作，在此影响下人们逐步开始对人体进行研究，应用各种草药、动物及矿物质制成丸、膏等制剂治疗疾病，通过饮食及卫生计划预防疾病传播，同时也有了伤口包扎、止血、催吐、灌肠以净化身体等护理技术。但当时埃及的宗教与医学不分，治疗疾病主要以驱魔等宗教手段为主，主要由女性承担护理工作，为患者及老人等提供护理。

（2）希腊：西医之父希波克拉底（Hippocrates）破除宗教迷信，将医学引入科学发展的轨道，使公元前6世纪到公元前4世纪成为医学早期的黄金时代。他认为从事医疗的人应以观察、诊断、记录等方法探求疾病的原因，然后对症治疗；为了抵制"神赐疾病"的谬说，他提出了著名的"体液病理学"，还教会人们应用冷、热、泥敷等护理技术治疗疾病；他最早制定的医生道德准则——《希波克拉底誓言》至今仍被许多国家尊为医学道德的规范。

（3）罗马：最富有的法米利亚（Farmilia）家族创建了私人医院；医生伽伦（Galenos）以人体解剖的观点创造了独特的医学体系；当时的罗马人已经非常注意环境、个人卫生及保健，如供应清洁的饮水、修建浴室及大型体育场所等,是疾病预防及健康促进的早期阶段。

(4)印度:著名的佛教国家,早期的医疗及护理都带有神秘的宗教色彩,尤其是以巫术及魔术为主的治疗及护理手段。公元前 1600 年古印度波罗门教的《吠陀(The Vedas)》中记录了道德及医疗行为的准则,要求注意公共卫生设备、养成良好卫生习惯,并叙述了外科及疾病预防等方面的内容。公元前 3 世纪阿索卡(Asoka)统一印度,按照佛教的教义建立了东方最早的医院,并培养医护人员,重视疾病预防,组建了由医生、护士、药剂师等人组成的与现代类似的健康治疗小组,职责分明,共同承担疾病的预防及治疗工作。当时由于宗教的约束,妇女不能外出工作,由男性承担护理工作,要求他们身体健康、善良勤劳、忠于职守、具有照顾患者的技能,能够满足服务对象的需要、顺从医生等,被视为最早的"护士"。

2. 公元初期的护理　公元初年基督教兴起,开始了教会对医疗护理 1000 多年的影响。此时期护理带有很强的宗教色彩,没有真正的科学意义。主要以基督教会的宗教意识安排组织护理活动,由没有接受正规护理训练的修女履行宗教的博爱、济世宗旨,认真护理患者。此阶段可视为护理的最初阶段。当时在基督教会的赞助下建立了许多医院、救济院、孤儿院、老人院等慈善机构,由女执事访问服务对象。公元 400 年基督教会的菲碧(Phoebe)首先组织修女成立了护理团体,从事护理工作,此后一些护理团体相继成立,使护理工作实现了组织化、社会化,其中重要的影响人物还有玛赛拉(Marcella)、菲毕奥拉(Fabiola)及波拉(Paula)等。

3. 中世纪的护理　护理的发展主要以宗教及战争为主题。工作环境分为一般医疗机构及以修道院为中心的教会式医疗机构。教会式医疗机构遵循一定的护理原则,根据病情轻重将患者安排在不同的病房;护理的重点是改善采光、通风及空间安排等医疗护理环境。

中世纪由于罗马帝国的分裂,欧罗巴处于群雄割据的混乱状态,人们开始民族大迁徙,被疾病、战争及天灾所困扰。医学及护理学的发展极为落后,没有明确的分科,条件极为简陋,管理混乱,机构设置杂乱无章。中世纪后期基督教与穆斯林教为争夺耶路撒冷发动了长达 200 年之久的十字军东征。

连年的战争使伤病员大量增加,需要随军的救护人员,为此一些信徒组成了救护团,团员负责运送伤员、患者和难民,女团员负责在医院提供护理服务,护士的人数大量增加。当时的护理重视医疗环境改善、护理人员训练、护理技术发展、在岗教育、服务对象关怀、工作职责划分等很多方面,但护理培训及护理实践仍很不正规,也没有足够的护理设备,病员死亡率很高。在战争之外的欧洲各国普遍建立了医院,大多由教会控制,护理工作主要由修女承担,但需要接近男性身体的工作被明令禁止,必须由奴役来完成。护理逐渐从家庭式的自助与互助模式走向规模化、社会化及组织化。

4. 文艺复兴时期的护理　从 14 世纪开始,由于文艺复兴、宗教改革及工业革命的影响,文学、艺术、医学等都有了很大的发展与进步,出现了一批医学科学家。如比利时医生维萨留斯(Vasalius)编写了世界第一部《人体解剖学》;英国威廉·哈威(William Harvey)发现了血液循环的原理。从此,近代医学开始朝着科学的方向发展,并逐渐演变成一门独立的专业。但由于重男轻女、宗教改革、工业革命等影响,护理事业进入了长达 200 年的黑暗时期,停留在中世纪的状态。当时由于妇女得不到良好的教育和宗教的原因,修女不能在医院或其他医疗场所继续照顾患者;同时工业革命在促进经济繁荣的同时也增强了人们的拜金意识,削弱了人们的爱心、奉献及自我牺牲精神,护理工作不再由充满爱心的神职人员担任,而主要由贫困家庭被生活所迫的妇女承担,她们没有接受过护理训练,缺乏经验、热情及爱心,爱慕钱财,态度恶劣,致使护理处于混乱不堪的瘫痪状态。直到 1576 年,法国天主教神父圣·文森保罗

(St. Vincent De Paul)在巴黎成立慈善姊妹会,成员并非一定都要求是教会神职人员,他们经过一定培训后深入群众,为病弱者提供护理服务并深受欢迎,也使护理逐渐摆脱教会的束缚而发展成为独立的职业。

(二)现代护理学的发展

19世纪后期,由于科学的不断发展,医院数量不断增加。天花的流行和英国的殖民战争等使社会对护理的需求不断增加。因此,欧洲国家相继开设了护士训练班,护理的质量及地位得到了一定的提高,护理的内涵也具有了一定的科学性。1836年德国牧师西奥多·弗里德尔(Fliendner)在斯瓦茨建立了世界第一个较为正规的护士训练班,招收身体健康、品德优良的教会女执事进行训练;而1860年南丁格尔在英国伦敦圣多马医院开办的世界第一所护士学校则是现代护理学发展的里程碑,具有划时代的深远意义。

1. 南丁格尔时期的护理 19世纪中叶南丁格尔首创了科学的护理专业,使护理学逐步走上了科学发展的轨道和正规教育的渠道,是护理学发展的重要转折点,标志着现代护理学的开始。此时期国际上称之为南丁格尔时期(Nightingale period)。

南丁格尔1820年5月12日出生在意大利佛罗伦萨,后随父母迁居英国。她从小接受良好的教育,精通多种语言,擅长数理统计,在上流社会生活中非常活跃。但她认为自己的生活应该更有意义,并在日记中写到"我听到了上帝在召唤我为人类服务",而做一名好护士就成为她唯一的凤愿。当时英国从事护理工作的人除修女外,就是一些为了生计的贫困妇女,社会上也有鄙视护理的现象。南丁格尔不顾家庭的阻挠和社会舆论的压力,毅然决定去做护士。她曾到法国、德国、希腊等国考察护理概况,充实自己的阅历,坚定了立志于护理事业的决心。她自学有关护理知识,积极参加医学社团关于社会福利、儿童教育及改善医院设施等问题的讨论。1850年只身前往德国凯撒斯韦特(Kaiserswerth)参加护士训练班,并深入调查英、法、德等国护理工作中存在的严重问题。1853年她又去法国学习护理组织工作,回国后被任命为伦敦妇女医院院长。她特别强调新鲜的空气和舒适、安静的休养环境对患者恢复健康的重要性,但仍以生活护理为主。

1854—1856年,英、法、俄等国爆发了克里米亚战争,南丁格尔率领38名护士经过大约半年的艰苦努力,不仅使战地医院状况明显改观,而且使伤病员的死亡率由42%降到了2.2%,她被士兵们誉为"提灯女神"。经过这场战争的护理实践,南丁格尔更加坚信护理是一门科学。她终身未婚,把毕生精力都奉献给了护理事业。

南丁格尔对护理事业发展的贡献主要有如下几个方面:

(1)为护理向科学化发展奠定了基础:南丁格尔提出的护理理念为现代护理学的发展奠定了基础。她认为护理是一门艺术,有其组织性、务实性及科学性;她还确定了护理学的概念和护士的任务,提出了公共卫生的护理思想,重视患者的生理及心理护理,并发展了自己独特的护理环境学说;基于她的努力,护理终于摆脱了教会的控制和管理,成为一门独立的职业。

(2)著书立说阐述基本的护理思想:1858年、1859年南丁格尔分别撰写了《医院札记(Notes on Hospital)》及《护理札记(Notes on Nursing)》,分别阐述了她对改革医院管理及建筑方面的构思、意见及建议,还从环境、个人卫生、饮食对患者的影响等多方面阐述了自己的护理思想,这两本著作至今仍为各国护士必读的护理经典之作,其中许多重要的思想和观点仍然用于指导现代医院管理和临床护理实践;她先后发表了百余篇护理论文,回复了千余封读者信函,宣传自己的护理思想。

(3)致力于科学的护理教育:南丁格尔坚信护理是一门科学,是一个神圣的职业,必须由接受正规训练的护士担任。1860 年她用英国政府在克里米亚战争后奖励的奖金和之后的募捐善款,在伦敦圣多马医院创办了世界第一所护士学校——南丁格尔护士训练学校(Nightingale Training School of Nurses),把护理作为一门科学的职业,采用全新的教育体制和方法培养护士。其办学宗旨、培养模式、课程设置、组织管理模式等为欧亚大陆护士学校的建立奠定了基础,促进了护理教育的迅速发展。

(4) 创立了一整套护理制度:南丁格尔首先提出护理要采用系统化的管理方式,强调在设立医院时必须首先确定相应政策,使护理人员担负起护理患者的重要责任;要适当授权,充分发挥每位护理人员的潜能;护理人员必须接受专门的教育;每个医院在护理组织设置上必须设护理部,并由护理部主任管理护理工作;还制订了医院设备及环境方面的管理要求等。这套护理制度的推广和应用切实提高了护理工作的效率和护理质量。

(5) 强调护理伦理、人道主义的护理观念和护理人员的资历:南丁格尔要求护士必须平等对待每一位患者,不分信仰、种族、贫富都要给予平等的护理,并注重护理人员的训练及资历。

为表彰南丁格尔对护理事业的卓越贡献,国际护士会把她的诞辰日即 5 月 12 日定为国际护士节,并成立了南丁格尔国际护士基金会,主要为各国优秀护士继续学习提供奖学金;在其逝世后的第二年,国际红十字会正式确定颁发国际护理学界最高荣誉奖——南丁格尔奖;我国 1983 年开始参加第 29 届南丁格尔奖评选,至 2012 年已有 62 名优秀护理工作者获此殊荣。

2. 现代护理 从 19 世纪开始,现代护理学的发展与各国政治、经济、文化、教育、宗教、妇女地位及人民生活水平等密切相关,并实现了从职业化向专业化的发展。

(1) 建立了完善的护理教育体制:1860 年后,欧美许多国家南丁格尔式护士学校相继建立。如 1901 年美国约翰霍普金斯大学开设了专门护理课程;1924 年耶鲁大学首先成立护理学院,学生毕业授予护理学士学位,并于 1929 年开设硕士学位课程;1964 年加州大学旧金山分校开设了第一个护理博士学位课程;1965 年美国护士协会(American Nurses Association, ANA)提出专业护士都应该具有学士学位。其间,世界其他国家及地区也创建了许多护士学校及护理学院,护理形成了系统化、多层次、完善的教育体制。

(2) 确定了护理的专业化发展方向:主要表现是受过高等护理教育的专业人员对护理理论的研究及探讨不断深入,对护理科研的重视及投入不断增加,各种护理专业团体逐步增多。护理学作为一门服务于人类健康的专业,得到了进一步的发展与提高。

(3) 建立了科学的护理管理体制:南丁格尔时期以后,世界各国都引用了南丁格尔管理模式,并将管理学原理和技巧应用到护理管理中;强调人性管理;提出了护理管理的核心是质量管理;同时对护理管理者的要求也更加严格具体,如 ANA 对护理管理者提出了具体的资格和角色要求。

(4) 实现了临床护理分科:1841 年开始,特别是二战结束后,随着医学和护理学的不断发展,现代化的治疗手段越来越多,护理专科化趋势越来越明显,要求也越来越高。如除传统的内、外、妇、儿、急症等分科外,还有重症监护、职业病、社区及家庭等不同专科的护理。

(三) 重要的护理专业组织及刊物

1. 国际护士会(International Council of Nurses,ICN) ICN 是世界各国护士协会代表组织的国际护士群众团体,1899 年在英国伦敦成立时有美国、英国、加拿大、新西兰、芬兰、荷兰、丹麦等国护士代表参加,第一任会长是毕业于英国皇家医院护士学校的芬威克

(Fenwich)。ICN 也是国际组织中最早的组织之一,成立的目的是促进各国护理人员之间的交流,使各国护士能够彼此沟通,加强联系,增进友谊,并能共同为促进人类健康、预防及治疗疾病,努力发展护理事业做出更大的贡献。国际护士委员会 1900 年 7 月在伦敦召开会议,起草章程并正式定名"国际护士会"。1901 年在美国召开第一届国际护士大会,并确定每 4 年在不同国家召开大会。1925 年 ICN 迁址日内瓦,后又多次迁往英国、美国等,1966 年重新迁到日内瓦至今,目前有会员国 130 多个。中华护士会于 1922 年加入 ICN,依照加入顺序排名第 11 位,长期以来这一席位由台湾地区代表中国;经过多年坚持不懈的艰苦努力,2013 年初中华护理学会与 ICN 签署了关于加入国际护士会的谅解备忘录,2013 年 4 月国际护理联盟投票通过了中华护理学会加入国际护士会。

ICN 的宗旨:①推动各国的健康服务,提高护理学术标准;②改革护理教育设施,扩大护理服务范围;③通过改善护士的职业、社会及经济条件,提高护士的地位;④与相关卫生机构及组织合作;⑤强调护士应尽自己公民的职责;⑥发展各国护士间的国际合作及友谊。

ICN 的任务包括:①提高护理教育水平,培养合格护士;②协助各国护士发展全国性的护理组织;③充当各国护士的代言人;④改善护士的福利状况及社会地位。

2. 主要护理刊物 1900 年《美国护理杂志》(American Journal of Nursing)创刊,1926 年 ICN 正式刊物《国际护士报》(International Nursing Report)出版发行,1952 年《护理研究杂志》(Nursing Research)创刊。现在主要的国际性护理刊物有:《国际护理研究杂志》(International Journal of Nursing Studies)、《高级护理杂志》(Journal of Advanced Nursing)、《护理新进展杂志》(Advanced in Nursing Science)、《护理展望杂志》(Nursing Outlook)、《北美护理杂志》(Journal of North American Nursing),以及内、外、妇、儿、精神、心理、社区、急诊护理等专业性杂志。

二、中国护理学的发展过程

(一)古代中医与护理

祖国医学在几千年的文明发展史中,伴随着人类社会的发展,一直保持着医、药、护不分的状况,医学与护理学的发展相辅相成。

1. 远古时期 远古时期,上古的原始社会,人类在与大自然的斗争中发现了火,使用烧热的石块和砂土局部热疗,消除病痛;石器时代,人类发现了用尖利的石块可刺破脓肿达到治疗效果,称为"砭石"或"砭针",这些原始的医治活动,孕育着朴素的护理思想。

2. 春秋时期 春秋时期我国医药学发展迅速。春秋末年,齐国名医扁鹊总结出"切脉、望色、听声、写形,言病之存在"的经验,记述了护理活动中观察病情的方法,至今仍被沿用。在为患者治病时,他不仅使用针灸、汤药,还应用热敷的方法,可以说是早期护理实践的记录。

3. 秦、汉时期 秦朝文字和度量衡的统一,促进了医学经验的交流和记载,从而形成了较为完整的医学体系,并出版了我国最早的一部医学经典《黄帝内经》,阐述了许多生理和病理现象、治疗和护理原则。其中记载着疾病与饮食调节、精神因素、自然环境和气候变化的关系。如"肾病勿食盐"、"病热少愈,食肉则复,多食则遗,此其禁也"、"怒伤肝,喜伤心,思伤脾,悲伤肺,恐伤肾"等,并提出"扶正祛邪",即加强自身抵抗力以防御疾病,及"圣人不治已病治未病"的预防观点。东汉名医张仲景总结了药物灌肠术、舌下给药法、胸外心脏按压、人工呼吸和急救护理等医护措施。一代名医华佗的《五禽戏》进一步提出了强身健体,预防疾病的方针和措施。

4. 唐朝时期 在唐朝,我国医学进一步发展,名医辈出,杰出医药学家孙思邈著有《备急千金要方》。他提出"凡衣服、巾、帊、枕、镜不宜与人同之"的预防、隔离观点,至今仍不乏有其临床意义。他还首创了细葱管导尿法,解除了患者的痛苦。他的著作内容丰富,对祖国医学做出了巨大贡献。

5. 宋、元时期 宋代专科治疗和护理知识日益丰富,特别是儿科和产科护理。宋朝名医陈自明的《妇人十全良方》中对孕妇产前、产后护理提供了许多宝贵资料。此外,还有关于口腔护理的重要性和方法的记载,如"早漱口,不若将卧而漱,去齿间所积,牙亦坚固"等。

6. 明、清时期 明清时期曾有瘟疫流行,先后出现不少研究传染病防治的医学家,他们在治病用药的同时,十分重视护理。如胡正心提出用蒸气消毒法处理传染患者的衣物。当时还流行用燃烧艾叶、喷洒雄黄酒消毒空气和环境。明代巨著《本草纲目》的作者李时珍是我国著名医药学家,他看病时,兼给患者煎药、送药、喂药。几个世纪以来,他的著作被译成多种文字,是世界医药界的重要参考资料,是我国医药史中的宝贵财富。

祖国医学是中国几千年历史文化中的灿烂瑰宝,它集医、药、护为一体,为护理学的起源奠定了丰富的理论和技术基础。

(二)中国近代护理学的发展

我国近代护理学的形成和发展,主要受西方护理学的影响,并在中国护理界前辈的不懈努力之中,逐步形成和发展起来。当时医院的环境、护理人员的服装、护理操作规程、教科书和护理的宗旨均带有西方的文化色彩。

1. 中国近代护理的起步 鸦片战争前后,随着各国军队、宗教和西方医学的进入,我国的护理事业渐渐兴起。1835年,英国传教士巴克尔(P. Parker)在广州开设了第一所西医院,两年后该医院即以短训班的方式培训护理人员。1884年美国妇女联合会派到中国的第一位护理人员麦克尼(E. Mckechnie)在上海妇孺医院推行"南丁格尔"护理制度。1888年,美籍护理人员约翰逊女士(E. H. Johnson)在福州医院创办了我国第一所护士学校。1900年,随着外国传教士、医生、护理人员陆续来到中国,并在各大城市开办了许多教会医院等慈善机构,各地相继开设护士训练班或护士学校,为中国培养了最早的护理人员,并逐渐形成了我国护理专业队伍。

我国近代史上杰出的妇女民主革命活动家秋瑾,1907年从日本归国后,非常重视护理教育,翻译了大量的日本"看护学教程",她把护理工作看作是妇女解放运动独立就业的一个方面,对我国的护理工作发展具有现实的指导意义。

2. 中国早期组织的护理学术团体 1909年,中国护理界的群众性学术团体"中华护士会"在江西牯岭正式成立(1936年改为中华护士学会,1964年改为中华护理学会),学会的主要任务是制订护理教学计划,编译及修订教材,办理全国护士学校的注册,组织全国护理人员统一毕业会考和颁发执照,编辑出版护理书籍等。1920年护士会创刊《护士季报》,为我国第一份护理专业报刊,报道全国各地医院护理教育、护理技术及专业发展等,1931年改名为《中华护士报》,至1949年停刊时共出版25卷。1921年北京协和医院开办高等护理教育,学制4～5年,五年制的学生毕业时授予理学学士学位。1922年中华护士会加入国际护士会,成为国际护士会第11个会员国,取得了国际间护理学科交流的平等地位。1930年,毛泽东同志授意傅连暲医生于1931年在江西汀州开办了"中央红色护士学校",共有学生60名,于1932年毕业,朱德同志亲自参加了毕业典礼。1934年,教育部成立护理教育委员会,将护理教育改为高级护理职业教育,招收高中毕业生,护理教育纳入国家正式教育体系。1941年5月12日在延安成立了"中华护士学会延安分会",护理工作备受重视,推动了护理学术和护理质量的提高,促进了中国当代护理学的发展。1941 年和 1942 年的护士节,毛泽东同志先后亲笔题词"护士工作有很大的政治重要性"、"尊重护士,爱护护士",深深地激励着广大护理工作者冒着枪林弹雨为抢救伤员出生入死、英勇战斗。战争时期护理人员的英勇事迹为我国近代护理史写下了光辉的一页。据统计,至 1949 年全国共建立护士学校 183 所,有护士 32800 人。

从 1860 年南丁格尔创办世界第一所正式护士学校,到 1884 年第一位南丁格尔式美国护理人员麦克尼到华从事护理工作;从 1909 年中华护士会成立到 1949 年新中国诞生,中国护理走向新的发展阶段,完成了西方近代护理向中国传入、根植和发展的历史过程,也开创了中国近代护理发展的新纪元。

(三) 中国现代护理学的发展

1. 护理教育体制日趋完善 新中国成立后,随着卫生事业的发展,我国护理工作进入了一个崭新的时期。1950 年国家卫生部召开了第一届全国卫生工作会议,将护理教育列为中专教育之一,纳入正规教育体系,制定全国统一教学计划并编写统一教材。1961 年,北京第二医学院恢复了高等护理教育,开设护理系,探索社会主义制度下高等护理教育的建设,成为护理教育中的一个创举。1966—1976 年期间,护理教育遭受重创,校址被占用,教师队伍被解散,护理教育处于停顿状态。1976 年后,我国护理进入恢复、整顿、加强和发展的新阶段。1979年,卫生部先后发出《关于加强护理工作的意见》、《关于加强护理教育工作的意见》的通知,大力扶持护理工作和护理教育。1980 年 2 月,国家卫生部颁发的关于《中等卫生学校三年制医生、护士、药剂专业学生基本技能训练项目(草案)》规范了中等护理教育的培养目标,推动了护理教育事业的发展。

1979 年 9 月,上海职工医学院开办了高级护理专修班。1983 年,天津医学院率先在国内开设了五年制护理本科专业,毕业授予学士学位。1984 年 1 月,卫生部和教育部联合召开了全国高等护理专业教育座谈会,讨论了护理教育的层次、规格、学习年限及教学大纲,明确了高等护理教育的地位和作用。

1985 年全国 11 所医学院校设立了护理本科专业。1992—1993 年,北京医科大学、上海第二军医大学护理学系开始了护理学硕士研究生教育。2003 年,第二军医大学护理学系被批准为护理学博士学位授予点,2004 年开始招收护理学博士研究生。由此,完善了我国中专、大专、本科、硕士、博士等多个教育层次,形成了科学的护理教育体系。

自 20 世纪 80 年代以来,全国许多省、市还开展了各种形式的护理成人教育,促进了护理人才的培养,使护理队伍的结构日益趋向合理发展。1997 年,中华护理学会在无锡召开继续护理教育座谈会,制定了继续护理教育的法规,促进了护理人才的培养,体现了终身教育对护理队伍建设的意义,使继续护理教育开始走向制度化、规范化、标准化。

2. 护理实践活动逐渐扩展 护理实践是从事护理职业的人们所进行的具体内容。我国的护理实践在新中国成立后有了很大的发展,主要表现在基础护理和专科护理两方面,基础护理内容从仅仅满足患者的治疗需要,发展到不仅满足患者的治疗需要,同时也要满足患者的生理需要和心理需要。专科护理的内容从协助医生诊治疾病发展到主动收集患者的有关资料,找出健康问题,制订和实施解决健康问题的计划和方法,对执业综合护理技能提出了更高的要求。改革开放以来,我国护理工作者积极汲取国内外先进的护理理念、先进经验,积极探索由传统单一的"以疾病为中心"的功能制护理模式逐步转变为"以患者为中心、以人的健康为中心"的系统化整体护理模式,以促进护理质量的提高。与此同时,广大的护理人员应用新的护理理论和方法,配合临床新技术、新业务的开展,使护理工作的内容和范围不断扩大,其中包括中西医结合护理、老年护理、家庭护理和社区护理等,并由此促进了护理学科的发展,加快了我国护理专业与国际接轨的步伐。

3. 护理研究水平不断提高 科学技术的发展,拓宽了护理领域的研究范围、提高了护理研究的水准。随着高等护理教育的恢复和发展,以及多元化继续护理教育的开展,护理人员的科研能力、学术水平不断增强。表现在护理科学研究选题的先进性、方法的科学性、结果的准确性、讨论的逻辑性等方面均有较大提高。护理研究和护理科普文章如雨后春笋般涌现,护理论著、护理教材相继出版,护理人员撰写论文的数量和质量在逐步提高,护理科研的开展对护理学科的理论体系、人才培养的质量、护理服务质量的提高都起到了推动作用。1993 年中华护理学会设立了护理科技进步奖,每两年评选一次。通过此项活动,极大地鼓励了广大护理人员投身于科研实践中。与此同时,国内外的护理学术交流活动频繁,我国护理界先后与美国、英国、法国、加拿大、日本、韩国等十几个国家以及港、澳、台地区建立了学术联系,通过国际间护理学术交流,开阔眼界,增长知识,汲取并借鉴国外护理先进经验,加速我国护理人才的培养,加快护理学科的健康发展。

4. 护理管理体制逐步健全 国家卫生部医政司设立了护理处,制定有关政策法规,负责全国的护理人员管理;各省市自治区卫生厅(局)在医政处下设专职护理干部,负责管辖范围的护理管理。各医院 300 张以上床位的医院设立护理部,实行护理三级管理制;300 张床位以下的医院由总护士长负责,实行护理二级管理制,建立健全了护理指挥系统。

1979 年国务院批准卫生部颁发的《卫生技术人员职称及晋升条例(试行)》,明确规定了护理人员的技术职称为"主任护师"、"副主任护师"、"主管护师"、"护师"和"护士"五个级别。根据这一条例,各省、市、自治区制定了护理人员晋升考核的具体内容和方法,使护理人员的社会地位和待遇不断得以提高。

为与国际护理接轨并与国际护理发展保持同步,1993 年国家卫生部颁发了新中国成立以来第一个关于护士执业和注册的部长令与《中华人民共和国护士管理办法》。1995 年 6 月全国举行首届护士执业考试,考试合格者获执业证书方可申请注册成为执业护士。至此,我国护士执业管理正式走上法制轨道。

5. 护理学术交流日益增多 20 世纪 50 年代初,中华护理学会积极开办各种专题讲座、组织国内的学术交流。并与前苏联、前南斯拉夫、冰岛等国家和地区的同行进行护理学术交流,推动护理学科的发展。1977 年中华护理学会与各地分会先后恢复活动,召开各种不同类型的专题讲座、学习班、研讨会。中华护理学会和各地分会还成立了学术委员会和各专科委员会,组织和带领护理人员开展护理专科活动。国内的各种护理杂志逐年增多,据统计,全国各级各类护理杂志有 30 多种。提供了广大护理人员广阔的交流、学习平台。随着我国的改革开放政策的实施,一些护理工作者开始与其他国家建立良好的学术联系,并互派访问学者相互交流。

1985 年全国护理中心在北京成立,进一步取得世界卫生组织对我国护理学科发展的支持。1986 年英国皇家护理学院授予原中华护理学会理事长王琇瑛荣誉校友证章、证书,1989 年美国密苏里州堪萨斯市大学授予原中华护理学会理事长林菊英人文学科荣誉博士学位,2000 年 12 月美国密执安州立大学再次授予林菊英荣誉博士学位,以表彰她们对国际护理做出的卓越贡献。改革开放以后,我国与台湾、港、澳地区的学术交流亦日趋活跃。2000 年 11 月,第三届亚洲护理学术大会在我国深圳市召开,通过国际学术交流,开阔了视野,活跃了学术氛围,增进了我国护理界与世界各国护理界的友谊,架起中国护理与国际先进护理沟通交流的桥梁,搭建了以护理学术探究为基础的护理学术大舞台,给中国护理事业带来了新的发展契机。

(四)中国护理学术组织及刊物

1. 中华护理学会(Chinese Nursing Association,CNA) 1909 年,中华护理学会成立于江西牯岭,至 1927 年会长一直由在华的英、美两国护士轮流担任,1928 年中国护士伍哲英首任中华护理学会会长。1914—1948 年学会共召开 16 届全国护士代表大会。1949 年前全国有 13 个省、市成立分会,护士总数 32800 人,护士会员人数达 10114 人,其中永久会员 3500 余人。

CNA 在新中国成立前几易会名,1951 年改为中华护士会,会址由南京迁至北京;1964 年改为中华护理学会至今。CNA 受中国科学技术协会和卫生部双重领导,其最高领导机构是全国会员代表大会。作为中国护理界群众性的学术团体,CNA 在促进国内外护理学术交流、提高护理人员素质、争取护士合法权益、完善及健全护理教育体制、培养护理专业人才、推动护理事业发展等方面都做出了巨大的贡献。

2. 主要护理刊物 1954 年中华护士会创办的《护理杂志》在全国发行,1981 年更名为《中华护理杂志》至今。我国现有主要护理杂志包括:《中国实用护理杂志》、《中国护理管理杂志》、《中华护理教育杂志》、《中华现代护理杂志》、《护士进修杂志》、《护理学杂志》、《护理研究》、《护理管理杂志》、《国际护理学杂志》、《中国医学文摘护理学分册》等 10 余种。

第三节 护理专业

护理学是一种技术性的职业(occupation),还是一门具有独特理论体系的专业(profession),这是国内外医学界、护理学界长期争议的问题。由于社会的不断发展进步,科学的日新月异,人们对健康及护理专业的要求越来越高,促使护理学专业不断向深度和广度发展,成为一门具有很强科学性、社会性和服务性的独立学科和专业。

一、护理学专业的特征

社会学家指出,一门专业的形成往往以满足人们的某种需要为目的,从为社会谋福利开始,由职业活动再演变为专业活动,并逐渐建立其科学的理论体系、正规的教育过程、独特的实践方式及特定的社会地位。150 余年的历史证明,护理学专业正是经历了这一过程而逐渐演进为一个独立的专业。由于护理学专业在形成过程中经历了特殊的历史阶段、传统观念根深蒂固的影响,以及护理工作的特殊性和从业人员性别相对单一等原因,护理学专业化的进程极其艰难与缓慢。20 世纪 50 年代前,护理学一直被认为是类专业或辅助专业;20 世纪 50 年代开始,国外护理学界从完善护理教育体制、提高护理科研水平、开展护理理论研究、完善专业团体功能等方面做出了大量的努力,推动了护理学向专业化发展的进程,使护理学逐渐由一种技术性的职业转化为一门新兴的专业。

(一)专业的特征

社会学家认为,一个专业必须具备以下特征:

1. 以提供满足社会需要的服务为目的 一个专业必须具备为人类某些方面服务的特征,并符合社会及时代对专业的需求。

2. 有完善教育体制 完善的教育体制是形成专业的基础。任何一个专业的从业人员都必须经过严格的高等专业教育,才能胜任本专业的工作。

3. 有系统、完善的理论基础 任何一个专业必须有完善的理论基础及技术来支持其实践及科研体系,并获得公众的认同及尊重。

4. 有良好的科研体系 科研是保证专业更新和发展的重要手段,只有不断地更新和发展完善,才能保证专业的生命力。

5. 有专业自主性 每个专业都具有相应的专业组织,并制定一定的伦理、道德等专业规范,检查及约束从业人员的专业活动。专业组织据此进行同行监督及自我检查,以维持高质量的服务标准,其目的是提高专业的整体水平,争取专业的社会地位及工作自主权,为其从业人员谋福利等。

（二）护理学专业的特征

传统观念认为护理学是一个职业或半专业(semi-profession),经过护理人员不懈的努力,护理学专业从护理服务、护理教育、护理科研及护理专业组织等方面得到了不断地发展与完善,具备了上述专业的特征,已经成为初具雏形的专业。

1. 以提供满足社会需要的服务为目的 护理学专业的从业人员应用自己的护理专业知识及技能为服务对象提供各种护理服务,其目的是保障服务对象的健康及安全,最大限度地满足服务对象的健康需要。

2. 有完善的教育体制 护理教育已经形成了多渠道、多层次完善的教育体制。目前西方有护理学学士、硕士、博士等不同的教育方式;我国有中等专业、大学专科、大学本科、硕士、博士等教育层次,并逐步转变为以高等护理教育为主,探索博士后教育。

3. 有系统、完善的理论基础 护理学以人文社会科学、自然科学及医药学作为理论基础,并不断地探讨其独特的理论体系,用以指导护理教育、护理科研及护理实践。

4. 有良好的科研体系 国际上护理科研体系正在逐步发展与完善,我国护理科研体系也初具雏形,并将随着护理学硕士、博士教育的推进而得以更好更快地发展。

5. 有专业自主性 护理学专业有自己的专业组织,有严格的护理质量标准,并有执业考试及定职考核制度,有护理伦理及法律方面的规范与要求。

二、护理专业的工作范畴

护理学的专业范畴涵盖了与人类健康和疾病相关的生物、心理、社会、精神及文化等各个领域。根据不同的划分方法,护理学专业的范畴也有所不同。

（一）护理学理论范畴

1. 护理学的研究对象、任务、目标 护理学的研究对象、任务、目标是护理学科建设的基础,是每个护理人员必须首先明确的。同其他事物一样,它们也是随着护理学科的发展而不断发展变化。同时,由于它们是在一定历史发展阶段的护理实践基础上形成,所以又具有相对的稳定性。

2. 护理学的理论体系 护理学的理论体系是护理人员在长期的护理实践中建立和发展起来的,当在实践中发现旧理论无法解释新问题、新现象时,就会建立新理论或发展原有的理论。从南丁格尔创立第一个护理哲学到现代为适应生物-心理-社会医学模式而发展的诸多新的护理理论和模式都证明:随着护理实践新领域的开辟,将会建立和发展更多的护理理论,使护理理论体系日益丰富和完善。

3. 护理学与社会发展的关系 研究护理学在人类社会发展中的作用、地位、价值,研究社会及社会学对护理学的影响,社会发展进步对护理学提出的新要求等。如信息化社会改变了护理工作的实践形式,也影响了护理人员培养的目标;社会老龄化、疾病谱改变和全球一体化等对护理学的课程设置,开辟了新的护理研究领域,也使老年护理、多元化护理得到发展和重视;以及随着科学技术的进步,人类进入宇宙、深水及高速运转等新的活动领域中人体健康维护等都纳入了护理学专业的范畴。

4. 护理学分支与交叉学科的形成 随着现代科学的高度分化和广泛综合的应用,护理学与自然科学、社会科学、人文科学等相互渗透、相互交叉形成了许多新的综合型及边缘型分支学科和交叉学科。如外科护理学分化形成了骨科护理学、烧伤护理学、灾害护理学、颅脑外科护理学等分支学科,护理学与相关学科交叉形成了护理管理学、护理心理学、护理伦理学、护理教育学、护理美学、护理礼仪等交叉学科。

5. 护理科学研究的深入和护理人员素质的提高 护理科学研究的内容是促进健康、减轻痛苦、保护生命的护理规律、方法与技术,研究方法有科学实验法、调查法、经验总结及理论分析等,护理科学研究是促进护理理论、知识、技术更新和推动护理学发展的主要动力。护理人员肩负着生命的重托,服务对象的健康需求和护理伦理都要求护理人员必须具有良好的职业素质。因此,提高护理人员素质,特别是提高从业人员的整体素质就成为护理科学的重要内容。

(二)护理学的实践范畴

1. 根据护理功能划分 护理功能是护理人员在为服务对象提供专业护理服务的过程中所实现的各种功能。按照这些功能的自主程度将其分为:

(1)独立性护理功能(independent function):指护理人员应用护理学的专业知识及技能为服务对象做出护理决策,并提供相应的护理服务。如对服务对象病情的观察、促进舒适的护理措施、进行自我护理的指导等。

(2)合作性护理功能(interdependent function):指护理人员与医疗护理团队的所有成员密切配合及协作所实现的护理功能。如护士与医生密切合作为患者做出正确的诊断及治疗,与营养师密切配合为患者实施饮食治疗及指导,与理疗师密切协作为患者进行康复训练等。

(3)依赖性护理功能(dependent function):指护理人员遵照医嘱为服务对象实施的护理措施。如遵医嘱为患者应用各种药物治疗、实施机械通气等。

在护理实践中护理的上述三种功能相互联系,相互交叉,相互渗透,共同发挥其应有的作用。如遵照医嘱为患者注射药物属于依赖性护理功能,注射后观察药物的疗效和患者对药物的反应属于独立性护理功能,患者出现药物的不良反应或病情发生变化而危及生命时医护人员共同施救则属于合作性护理功能。

2. 根据工作的专业性质划分

(1)专业性(professional)工作:指专业性较强的护理工作。它涉及服务对象生理、心理、社会、精神及文化等各个层面,要求护理人员运用护理学的专业知识及能力,分析及解决各种护理问题,并根据不同时间、地点、服务对象及其身心状况等采取不同的护理方法。如护理人员要准确地判断病情、做出正确地护理决策、采取各种方法有效解决护理问题、预见性地预防各种并发症、随机应变地处理各种应急情况、运用新知识和新技术促进患者康复、有目的地开展健康教育等。这些专业性极强的护理工作要求护理专业人员必须接受正规的专业教育和继续教育,并在护理实践中不断积累经验,这样才能确保服务对象的安全。

(2)类专业性(semi-professional)工作:指一些简单的常规性护理工作。如护理人员执行的护理常规及其他有规律性的护理活动。要求护理人员经过专业的培训,具有一定的专业理论及技能。

(3)非专业性(non-professional)工作:指一些不具有专业特点或不需要专业学习的工作。如一般性的生活护理、外出陪检、就诊登记,以及各种检查报告及物品的发放等。在护理实践中上述三种性质的护理工作交叉重叠,专业性的护理工作由于涉及范围广、复杂多变,尤其对服务对象至关重要,所以是临床护理工作的重心,而类专业和非专业的护理工作则有一定的范围限制。

3. 根据工作的专业场所划分

(1)医院护理:着重于对患者的照顾及康复,包括各类医院、疗养院、诊所等的护理工作。护理工作重点包括:提供直接或间接的护理服务,满足患者需要;认真评估及收集患者身心等方面的健康资料。根据医嘱落实治疗措施,观察患者对治疗及护理的反应;执行各种独立性的护理功能,实施各项护理技术操作及执行护理常规;记录护理活动及患者疾病变化的过程;监督、指导与护理有关的工作人员;协调医护团队成员的活动,满足患者的身心需要。

(2)社区护理:主要工作场所在社区卫生服务中心、卫生所、健康中心、工厂、学校、教会及各种民间团体的卫生机构。工作重点是社区卫生服务、慢性非传染性疾病预防、日常保健、心理卫生等护理活动。具体包括:①协助其他卫生工作人员在社会建立社区卫生服务网点,如家庭卫生所、社区保健中心、防疫站等,为服务对象开展医疗护理服务;②预防及控制传染病的发生及蔓延,运用流行病学的方法及早发现传染性疾病的流行征兆,以控制其发生及扩散;③及时发现并处理辖区内个人、家庭及社区所存在的普遍或共同性的健康问题,并寻求解决的方法;④以健康教育的方式普及保健常识,以提高公众的自护能力及保健意识;⑤家庭生活方式及护理,如进行家庭咨询,提高家庭应对健康问题的能力,降低离婚率,并做好单亲家庭子女辅导、预防保健、计划生育等方面的健康教育;⑥注意环境卫生及团体卫生,包括关注饮水卫生、食品卫生、公害防治、工业卫生、学校卫生、职业卫生、工厂卫生等,同时要进行公众的环境卫生教育;⑦妇幼卫生,如孕产妇的产前、产后检查和健康教育,对婴幼儿的保健护理等;⑧社区的评估、诊断及护理:必须以社区居民需求为导向,使社区保健更适合社区民众的实际健康需求;⑨心理卫生指导:对人们实施有关心理卫生方面的指导与咨询,促进公众的心理健康,满足公众的自尊及其他心理健康的需求;⑩卫生行政:对各项卫生资料的收集、统计、分析及整理,配合及实施各项卫生研究,举办和推动各项卫生活动,执行及推广政府的各项卫生政策。

(3)护理教育、科研及管理:护理教育机构是培养护理人才的摇篮。因此,护理教育者要具有扎实的专业理论知识、极强的教育能力及良好的语言表达能力。同时教育机构也担负着护理科学研究的重任,护理教育者要根据自己及学生的专长开展护理科学研究,以促进护理学专业的不断发展和护理教育质量的不断提高。护理人员必须具有相关的管理知识及技能,才能胜任各种组织管理工作。

三、护理学专业的发展趋势

随着现代护理学的不断发展、医学模式的转变及公众健康需求的不断提高,特别是进入

21世纪以来,护理的服务理念、工作模式、护士角色、工作领域及工作内容等都发生了很多改变,护理人员不仅在预防、保健、临床护理等专业领域内发挥了应有的作用,而且在健康教育、社区护理、康复护理等方面也逐步发挥着重要的作用。在未来护理人员将会更好地履行"维护健康,预防疾病,恢复健康,减轻痛苦"的基本职责,在人类健康事业中承担起更加重要的责任。

(一)护理学专业在全球的主要发展趋势

(1)护理人员将继续成为初级卫生保健的主要力量。

(2)护理人员将成为健康教育的主要力量。

(3)护理人员将继续成为医生和其他保健人员平等的合作者。

(4)护理人员的重要任务之一仍然是为危重症患者提供高质量、高技术的护理服务。

(5)护理人员作为紧缺型人才将更多地参与国际人才市场的竞争。

(二)护理学专业各领域的发展趋势

1. 护理教育　近年来随着我国人口老龄化的进展、疾病形态及疾病谱的改变、家庭结构的核心性变化,以及人们对医疗保健需求的增加,迫切需要大量本科层次,并且能在各种医疗保健机构中独立工作的护理人员。据此,护理教育将向高层次、多方位的方向发展,形成以高等护理教育为主,大专、本科、硕士、博士及博士后护理教育不断巩固和提高的发展态势。同时,护理课程的设置也将更体现对人的关注及整体护理的思想;护理人才的培养将更注重分析解决问题能力、沟通与团队合作能力的培养;护理教育体系中将更加重视各教育层次间的衔接,强化学生的专业知识及临床技能,兼顾未来发展及潜力的发挥,培养符合社会需求的现代化护理人才。在人才培养中将更加注重专业知识、态度和能力,护理职业价值和道德观念,护理人员核心能力的培养与发展,引入护理专业发展阶梯等,加快高等护理人才成长与发展的步伐,更好地发挥其在人类健康事业中应有的作用。

2. 护理实践　护理实践将以护理理论为指导,专业性越来越强,分科越来越细,高新技术应用越来越多;护理人员的角色任务不断扩大,将会承担起临床护理专家、护理独立开业者、高级护理咨询者、护理治疗专家、护理顾问、个案管理者等角色;护理工作场所也将由以医院为主逐步转向以社区、家庭及社会团体为主;护理对象也由主要是患者转变为健康人的预防保健护理。在专科护理人才培养方面继续扩大专科护士培养的范围,重点做好重症监护、急诊急救、器官移植、手术室护理、肿瘤患者护理、血液净化护理、造口护理、麻醉护理、围生期护理等专科护士的培养,并逐步开展临床护理专家、开业护士等专科护士的培养;进一步规范专科护士的教育、培训、审核和注册制度。

3. 护理管理　护理管理的宗旨是以优质的护理服务满足人的生理、心理、社会文化及精神的健康需求,尊重及保护服务对象的合法权益,通过护理质量的标准化、质量保证体系及培养高素质的护理人才实现护理管理目标。护理标准化管理将逐步取代经验管理;护理质量保障体系的建立及完善将成为护理管理的重点;对人的激励、尊重及促进护理人员的自我实现将成为护理管理的重要组成部分;相关法律、法规的不断完善,将使护理管理的科学化程度越来越高;我国还将逐步制定及完善护理标准及指南。

4. 护理科研、护理理论　护理科研、护理理论的研究将不断深入,并以临床问题的解决及对护理现象与本质的哲学性探讨为重点;护理研究的方法除传统的定量研究外,定性研究、综合性研究将成为主要方法,呈现多元化研究的趋势。

5. 国际交流与合作　将继续加强护理领域间的国际交流与合作,学习和借鉴科学和先进的护理服务理念、专业技术经验、护理教育和护理管理模式等,积极争取国际社会在护理人才培养、业务技术培训、护理管理和护理教育等方面交流合作与支持的力度,促进护理事业更好、更快地发展。

小 结

1. 护理是一门科学,也是一门艺术。护理的概念及定义是随着护理专业的不断发展与完善而不断发展的,它根据当时的社会需求及环境的变化而不断发展及演变。护理是护士独立的或与其他专业合作,在各种医疗保健机构中,为所有年龄段患病或健康的个人、家庭、团体或社区提供护理服务。护理学是帮助健康的人或患病的人保持或恢复健康,预防疾病或平静地死亡。

2. 护理是一门古老的职业,新兴的学科及专业。从人类文明的开始,就有了护士提供护理服务的需要。现代护理学的发展是从南丁格尔开始的,她为护理的发展做出了很大贡献。国内外的护理专业在教育、科研、管理及临床实践方面不断发展,以满足公众的健康需求。

3. 随着社会的不断发展进步,护理学成为一门独立的学科和专业。护理学涉及领域越来越广,根据不同的划分方法,护理学专业的范畴也有所不同。随着现代护理学的不断发展,护理人员工作领域不断扩大,在人类健康事业中承担起更加重要的责任。

思考题

一、选择题

1. 5 月 12 日国际护士节的命名依据是(　　)。

A. 南丁格尔诞辰的日期

B. 南丁格尔逝世的日期

C. 南丁格尔创办第一所护士学校的日期

D. 国际红十字会设立南丁格尔奖章纪念日

E. 南丁格尔接受英国政府奖励的日期

2. 认为"护理是一门专门的职业"是哪一阶段的观点?(　　)

A. 以疾病为中心阶段　　　　　　　　B. 以患者为中心阶段

C. 以人的健康为中心阶段　　　　　　D. 以清洁卫生为中心阶段

E. 以上都不是

3. 应用护理程序对服务对象实施整体护理属于哪一阶段的护理特点?(　　)

A. 以疾病为中心阶段　　　　　　　　B. 以患者为中心阶段

C. 以人的健康为中心阶段　　　　　　D. 以清洁卫生为中心阶段

E. 以上都不是

4. 下列关于以疾病为中心阶段护理特点的描述,不正确的是(　　)。

A. 只注重治疗局部病症,而不重视对人的全面照顾

B. 在实践中形成了一套较为规范的护理技术常规

C. 护理从属于医疗,护士是医生的助手

D. 护理工作的主要内容是执行医嘱和各项护理技术操作

E. 应用护理程序的工作方法对患者实施整体护理

5. 下列关于以人的健康为中心阶段护理特点的描述,不正确的是( )。

A. 护理模式转变

B. 护理理论指导护理实践

C. 护理从属于医疗

D. 护理的服务对象为所有年龄段的健康人和患者

E. 服务场所从医院扩展到了家庭,社区及各种机构

二、简答题

1. 护理概念的演变经历了哪几个阶段?每个阶段的护理特点有哪些?

2. 试分析护理专业的发展趋势。

3. 简述南丁格尔对现代护理的贡献。

4. 简述我国护理界对护理学知识体系的认识。

5. 简述护理专业的特征。

6. 根据工作的专业性质可以将护理工作划分为哪几种?

（郭　宏）

第二章　医疗卫生保健体系与护理人员的角色

学习目标

识记：

1. 护士的角色及角色延伸的内容。
2. 护士基本素质的内容。
3. 我国卫生保健的战略目标的内容。
4. 护士的核心能力的具体内容。

理解：

1. 世界卫生组织卫生保健的战略目标及中国医疗卫生保健总方针。
2. 护士的核心能力内涵。
3. 专业护士的角色要求及工作范围。

应用：

结合当前护理专业的发展趋势，说明未来护士角色的演变趋势。

第一节　医疗卫生保健政策与体系

在医疗卫生服务体系中，护士承担着重要的预防保健及防病治病的责任。1993年，世界银行在世界发展状况保护中明确指出"大部分初级卫生保健工作应该由护士及助产士承担，在未来的一段时间内，此种趋势将逐渐扩大。"因此，护士必须了解有关医疗卫生方针政策，明确护理专业在整个医疗卫生保健体系中的作用。

一、医疗卫生保健的战略目标

世界卫生组织关于"2000年人人享有卫生保健"的战略目标：世界卫生组织于1977年提出"2000年人人享有卫生保健"的全球战略目标。此目标主要针对群体最基本的卫生保健，以提高全民总体的健康水平，与我国"预防为主"，"动员全社会参与"的卫生工作方针是一致的。对此，我国政府积极响应，已向国际社会做出承诺，并通过发展初级卫生保健等一系列政策、措施加以实施。实现这一目标，离不开护士的力量，需要各国的护士广泛参与初级卫生保健工作，护士的工作范围和职责将不断扩展，21世纪的护理将越来越受到社会的重视。

（一）初级卫生保健

1986 年,我国政府明确表示对"2000 年人人享有卫生保健"全球战略目标的承诺;1988 年进一步阐明实现该战略目标是 2000 年我国社会经济发展总目标的组成部分。在我国国民经济和社会发展十年规划和第八个五年计划纲要中,提出我国卫生保健事业将贯彻"预防为主、依靠科技进步、动员全社会参与、中西医并重、为人民健康服务"的方针,据此确定了 20 世纪 90 年代我国卫生事业发展的战略重点是农村卫生和预防保健。1990 年,卫生部与国家计委、农业部、国家环保局、全国爱委会联合发布了《我国农村实现"2000 年人人享有卫生保健"的规划目标》(简称《规划目标》),提出了初级卫生保健的最低限标准。

从 20 世纪 70 年代末开始,我国和 WHO 及联合国开发计划署合作,在我国建立了 5 个初级卫生保健合作中心和 6 个农村卫生示范县,随后各省、自治区、直辖市相继建立了初级卫生保健试点县。

20 世纪 80 年代以来,国际上探索着两种不同目的的卫生保健战略目标。一种是 WHO 提出的全球战略目标。另一种是欧美等一些发达国家的卫生保健战略,目的是摆脱医疗费用急剧上升造成的沉重负担,把战略的重点由医疗转向预防,开展社区保健和自我保健,加强健康教育,改变不良生活方式,促进健康。一些国家把战略重点转移到预防保健的成功,引导世界各国进一步研究制定正确的战略目标。

我国的卫生方针和国内外的经验,推进了我国卫生保健战略目标的实施,促进了我国预防保健战略和策略的形成,深化与发展了我国的初级卫生保健。我国是一个人口众多的发展中国家,预防保健资源不足,人口老龄化、城市化的趋势加快,环境恶化,生态失衡,灾害频繁,要实现我国 2000 年预防保健战略目标,关键在于结合国情,扬长避短,发扬我国卫生工作的传统和优势,进一步贯彻预防为主的方针,以较小的投入,取得较大的效益。我国卫生部在制定了《规划目标》的基础上,疾病控制司、卫生监督司又组织制定了《中国 2000 年预防保健战略目标》,该目标形成了我国预防保健的战略和策略,深化与发展了我国的初级卫生保健事业,推进初级卫生保健向更高层次和更高标准发展。

初级卫生保健依然是实现"人人享有卫生保健"的策略。初级卫生保健是一种基本的卫生保健。它既是国家卫生系统和社会经济发展的组成部分,属国家卫生系统的中心职能,也是个人、家庭和社区与国家卫生系统接触的第一环,卫生保健持续进程的起始一级。

初级卫生保健(primary health care,PHC),是世界卫生组织于 1978 年 9 月在前苏联的阿拉木图召开的国际初级卫生保健大会上提出的概念。《阿拉木图宣言》给初级卫生保健下的定义:初级卫生保健是依靠切实可行,学术上可靠又受社会欢迎的方法和技术,通过社区的个人和家庭的积极参与普遍能享受的,并在本着自力更生及自决精神在发展的各个时期群众及国家能够负担得起的一种基本的卫生保健。实施初级卫生保健是实现"2000 年人人享有卫生保健"目标的基本途经和基本策略。

（二）初级卫生保健的基本原则

初级卫生保健是在总结以往卫生服务经验基础上产生的一种新型的卫生保健方式,其基本原则包括以下几点:

1. 合理布局 人们接受卫生服务的机会必须是均等的,不能忽视乡村和某一地区的人口或城郊居民。

2. 社区参考 社区主动参考有关本地区卫生保健的决策至关重要。

3. 预防为主　按三级预防原则，卫生保健的主要工作应是预防疾病和促进健康，而不仅仅是治疗工作。

4. 适宜技术　卫生系统中使用的方法和技术，应是能被接受和适用的。

5. 综合应用　卫生服务仅仅是所有保健工作的一部分。它与营养、教育、饮水供应和住房等，同属于人类生活中最基本的和最低的需要，这些内容既要靠国家全面规划，也要靠每个人的努力。

（三）初级卫生保健的主要内容

初级卫生保健致力于解决居民的主要卫生保健问题，它依靠医务人员和居民的直接接触，将医疗和预防相结合，达到保护和增进健康的最高效益。初级卫生保健是在卫生系统中第一级接触点上开展的，其内容因不同国家或地区和居民团体而有所不同，但至少应包括下列内容：

1. 健康教育　针对当前存在的主要卫生问题及其预防、控制方法开展宣传教育。主要内容包括：

（1）建立或促进个人和社会对预防疾病和保持自身健康的责任感。应努力促使群众积极主动地参与并负责某些决策活动。帮助人们认识哪些行为有利于健康，哪些行为有害于健康。帮助个人、家庭和社区理解特定的生活方式引起的健康后果，促使人们自愿地采纳健康行为，积极参与自我保健活动。

（2）促进个体和社会采用明智的决策或明智地选择有利于健康的行为，创造一个有利于改变某种行为的社会环境和自然环境。

（3）有效地促进或影响决策层的观念改变。因为社会的决策很大地影响人们的健康，应该把重点放在领导、专业人员和决策层上。

2. 合理营养与安全食品　膳食中的食物组成是否合理，即提供营养成分的数量与质量是否适宜，特别是其比例是否合适，对于保证人体正常生理机能、生长发育、维护健康、提高人体免疫力及工作能力是至关重要的。加强营养工作的途径和措施包括：

（1）建立营养指导委员会，建立营养监测网。作为政府各部门的协调机构，制定食物结构及食物生产的规划、目标以及各种相应政策，对各地、各部门的食品和营养干预项目进行规划、协调和评价。

（2）调整食物种植及养殖结构，增加大豆种植面积，提高禽肉在肉类中的比例，加强水产养殖业发展。

（3）加强营养宣传教育，普及全民营养知识。

（4）防止食品污染，控制有关食源性疾病的发生，以及污染物对人体的慢性危害，防止食物中毒，加强对食品生产经营单位的卫生监督。

3. 安全卫生的饮用水和清洁的生活环境　安全卫生水是指水源水质的感官性状、理化性质及大肠杆菌等指标均达到国家卫生标准，煮沸后可以饮用的水。清洁的生活环境需要做好粪便与垃圾管理，避免、减少粪便与垃圾对农村环境的污染。因此，饮用水的安全卫生和生活环境的清洁主要是做好水、粪、垃圾管理。

（1）垃圾管理的首要环节在于收集，应在村庄、集镇的街道边上设置便利于居民的垃圾箱，并能防止雨淋。第二个环节是运输，要有专人负责，每天或隔天将垃圾运走。第三个环节是因地制宜，采用挖坑填埋法、堆肥法、沼气发酵法进行无害化处理。

（2）各地成立水管、粪管的管理机构，规划当地的水管、粪管工作。水管、粪管工作涉及农村千家万户,没有广大群众的参与就难以收到成效。因此,要广泛开展宣传教育,在此基础上适应小农经济和农村住宅分散的特点,推广三格化粪池、密封贮存法、沼气处理法处理粪便,控制对水源的污染。

4. 妇幼卫生与计划生育　孕产妇死亡率、婴儿死亡率和5岁以下儿童死亡率是卫生工作的指标,已被公认为评价社会经济发展和文明进步的指标,是综合国力的反映。1990年9月在联合国总部召开的世界上规模最大的一次国家和政府首脑会议的主题是儿童问题,"儿童优先"、"母亲安全"已成为各国领导共同关注的重要议题。建立和健全、发展妇幼保健服务体系,尤其是县、乡、村三级医疗保健网,是做好妇幼卫生与计划生育工作的保证。加强妇幼保健、计划生育、优生优育知识的宣传,提高孕产妇和儿童保健的覆盖率,做好高危产妇和高危儿童的筛查和重点管理;推广儿童生长发育监测、家庭辅助食品制作,改善儿童营养状况,减少营养不良性疾病和感染性疾病的发病率;加强围产保健,提高住院分娩率,改善基层产科抢救条件,加强转诊转运能力;加强婚育指导和遗传咨询,最大限度地防止病残儿出生;提高育龄妇女的节育率及计划生育率,提高计划生育手术质量。

5. 传染病预防与计划免疫　新中国成立以来,由于贯彻"预防为主"方针,已经控制和消灭了天花、人间鼠疫、回归热、斑疹伤寒等疾病,随着计划免疫的开展,麻疹、脊髓灰质炎、白喉、百日咳、流脑的发病率明显下降。但由于我国人口多,幅员辽阔,有些传染病还在人群中广泛流行。传染病是能够控制和预防的。预防和控制传染病的主要措施如下:

(1)传染病登记报告:按照《传染病防治法》的要求,甲类传染病应在6～12 h内向卫生防疫机构报告,乙类传染病除艾滋病和肺炭疽外可比上述时间延迟一倍,丙类亦应报告。

(2)疫情处理:传染病的流行由疫源地相继发生造成,因此,传染病的管理首先要从疫源地处理着手。根据传染病的传播特点确定传播途径,可能播散范围在这一范围内,早期发现患者,及时诊断、隔离或治疗。对接触者要分别进行医学观察、留驻、卫生处理以及卫生检疫措施。

(3)预防接种:预防接种是通过人工自动或被动免疫提高人群免疫力的一项预防传染病的重要措施。我国对麻疹、脊髓灰质炎、百日咳、白喉和破伤风进行计划免疫。1991年,卫生部将乙肝疫苗接种列入计划免疫内容。

6. 地方病　地方病是指具有严格的地方性区域特点的一类疾病。主要发生于广大农村、山区、牧区等偏僻地带,病区呈灶状分布。地方病可分为化学元素性地方病和自然疫源性地方病。

地方性疾病的预防和控制主要包括健全专业队伍,建立地方病监测系统,通过经常性监测、收集、分析,对地方病动态变化进行预报、预测。防治地方病的具体技术措施有以下几个方面:

(1)补充环境和机体缺乏的元素。如地方性甲状腺肿和地方性克汀病,都是由于环境中碘缺乏引起的一组疾病,只要补充足够的碘就能预防。

(2)限制环境中过多的元素进入机体,如防止碘的过多摄入。

(3)预防生物源性地方病的主要措施是杀灭宿主和媒介昆虫,及时对疫源地进行消毒。此外,对患者、患畜应进行早发现、早诊断、早报告、早隔离、早治疗。

7. 常见病防治　随着生活水平和医疗水平的提高,我国人口逐步老龄化,疾病结构和死亡病因谱也发生了明显变化,慢性呼吸系统疾病、心血管系统疾病和肿瘤等非传染性疾病已成为威胁人民健康和生命的主要问题。慢性呼吸系统疾病最常见的有慢性支气管炎、支气管哮喘和阻塞性肺气肿。上述疾病是可以预防的,加强体育锻炼和耐寒锻炼,提高抗病能力;积极预防感冒和上呼吸道感染,及早选用抗生素类药物,戒烟是预防此类疾病的最重要措施。

心脑血管系统疾病最常见的有高血压病、冠心病和脑卒中。预防这类疾病关键在于预防和治疗高血压、戒烟、膳食预防和体育锻炼。

癌症已经成为世界上前三位死因,并还有上升趋势。在我国,2015 年已有 280 余万人死于癌症,而成为第一位死因。我国死亡率最高的重点癌症依次为:肺癌、胃癌、食道癌、肝癌等。由于大多数恶性肿瘤的病因不明,有明确病因的仅为少数,针对恶性肿瘤的预防措施主要是第一级和第二级预防,控制和消除致癌源,采取综合措施,做到早发现、早诊断、早治疗。

8. 合理用药 药物既可防治疾病,也可对人体产生毒副作用。因此,合理用药十分重要。

(1)熟悉药物治疗作用和不良反应。用药前,应熟悉药物的性能、作用、体内过程和不良反应,应根据病情,选择疗效较高,毒副反应较少的药物治疗。

(2)掌握药物剂量和用法。通常情况下,药物要按常用剂量使用。

(3)注意患者的个体差异和影响因素。年龄和性别的不同,对药物的反应有所差异。如老年人各脏器的组织结构和生理功能都有一定的退行性改变,对药物在体内吸收、分布、代谢、排泄的过程均有影响,用药时应慎重。

(4)在明确诊断前不应随便用药。如感染发热患者,在确诊前不应乱用退热药。

(5)应用药物时应注意配伍禁忌。

(四)初级卫生保健的组织实施

初级卫生保健的组织实施包括政府领导、部门协调、社区参考、适宜技术和基本药物。

1. 政府领导 加强领导是初级卫生保健工作的前提,要根据各地的具体情况,确定初级卫生保健工作的具体政策及措施。成立由政府及有关部门负责人组成的各级初级卫生保健管理机构。把各项初级卫生保健任务及指标列入政府有关部门的管理目标,明确各地初级卫生保健的具体目标、重点及措施,并组织落实。

2. 部门协调 从初级卫生保健的内容看,不仅有应该由卫生部门提供的医疗及保健服务,还有合理营养,改善生活劳动条件,控制环境污染及健康教育等,需要由农业、工业、商业、城乡建设、环境保护及文教部门共同努力才能完成。各级政府的计委、经委及财政等部门是从计划、经济等方面起协调作用的重要机构。政府在执行初级卫生保健方面的基本职能之一,就是领导和组织社会、经济有关部门在初级卫生保健上的协调行动。

3. 社区参与 社区参与卫生保健是指社区组织及社区成员参与卫生保健的调研、决策、实施、评价以及卫生资源筹措等。开发社区资源,社区中的每个单位、每个家庭及每个人都对他自身健康承担责任,积极参与社区卫生活动,是人人享有卫生保健的一个重要条件。在我国,动员与组织社区参与卫生的组织,除了近年来各地陆续建立起来的初级卫生保健委员会外,主要有爱国卫生运动委员会、中国红十字会、农村卫生协会及企业保健协会。

4. 适宜技术和基本药物 适宜技术是指既合乎科学,适应当地实际需要,为初级卫生保健服务的提供者与利用者所欢迎,又为国家、社区及个人经济上能负担得起的卫生技术。首先,这些技术是合乎科学的,即有效的、可靠的;其次,这种技术是符合实际需要的,即为当地开展初级卫生保健所必需的;第三,这些技术是容易为广大初级卫生保健工作者所掌握和运用的;第四,价格合理,为当地经济水平所能承受。

第二节　我国的医疗卫生体系

医疗卫生服务体系(Hygienic service system)：以医疗、预防、保健、康复和医学教育和科研为功能，由不同层次的医疗卫生机构所组成的一个整体。

一、我国医疗卫生体系的组织结构与功能

我国医疗卫生体系(medical health system)是整个国民经济体系中的一个重要成分，为执行新时期卫生工作方针，实现卫生工作的总目标，提高广大人民群众的健康水平承担着组织保障作用。我国医疗卫生体系的组织设置包括三大类：

(一)卫生行政组织

卫生行政组织主要包括中华人民共和国卫生部及国家中医药管理局，省、直辖市、自治区卫生厅(局)，市(地区、自治州、盟)卫生局，县(县级市、旗)卫生局(科)等。

(二)卫生事业组织

卫生事业组织是承担医药、卫生、保健、医学教育及医学科学研究的卫生事业机构。按照工作性能可分为：医疗机构、疾病预防控制机构、妇幼保健机构、卫生监督机构、医学教育机构、医学科学研究机构。

(三)群众卫生组织

群众卫生组织是由专业或非专业人员在政府行政部门领导下，按不同任务设置的机构。其工作任务是发动群众参加，开展卫生工作和学术交流，提高学术水平和业务技术，促进卫生工作的发展。按其组织的性质和作用可以分为以下三种类型：

(1)爱国卫生运动委员会：爱国卫生运动委员会是各级政府的一个议事协调机构，常务机构是爱国卫生运动委员会办公室(Patriotic Health Campaign Committee Office，PHCCO)，负责统一领导、统筹协调公共环境卫生、防病治病、病媒生物防治(除"四害")、健康教育工作。它的主要职能：拟定、组织贯彻国家和地方公共卫生和防病治病等方针、政策和措施；统筹协调有关部门及社会各团体，发动广大群众，开展除四害、讲卫生、防病治病活动；广泛进行健康教育，普及卫生知识，提高卫生素质；开展群众性卫生监督，不断改善城乡生产、生活环境的卫生质量；检查和进行卫生评价，提高人民健康水平。

(2)社会团体组织：由卫生专业人员组成的学术性社会团体，如中华医学会，中华护理学会等。学术性团体的业务主管部门是中国科学技术协会，行政主管部门是国家卫生计生委。

(3)群众卫生组织：由广大群众卫生积极分子组成的基层群众卫生组织，主要有中国红十字会，中国卫生工作协会和中国农村卫生协会等。

(四)其他卫生组织

二、我国的城乡卫生保健体系

我国的城乡医疗保健网实行划区、分级的医疗制度。划区按照生活地域或区的原则划分，分级是将城乡医疗区域的医疗机构根据其功能各分为三级：

（一）城市医疗卫生网

大城市的医疗卫生机构一般分为市、区、基层三级，中小城市一般分为市、基层二级。市中心医院：全市医疗业务技术的指导中心。区中心医院：一个地区内医疗业务技术指导的中心，是市级医疗机构与基层医疗机构之间的纽带。城市基层医疗卫生机构：社区医疗卫生服务中心，为居民提供医疗、预防、卫生防疫、妇幼保健及计划生育等医疗卫生服务。

（二）农村医疗卫生网

我国约80％的人口在农村，加强农村卫生事业建设一直是国家卫生工作的重点。经过几十年的努力，我国农村已形成以县级医疗卫生机构为中心，乡卫生院为枢纽，村卫生室为基础的三级医疗卫生网。

（三）农村三级医疗卫生网

县级卫生机构：全县预防、妇幼保健、计划生育技术指导中心及卫生人员的培训基地。乡卫生院：农村的基层卫生组织，负责本地区的卫生行政管理，开展日常的预防、医疗、计划生育等工作，对村卫生室进行技术指导和业务培训。村卫生室是农村最基层的卫生组织，负责基层各项卫生工作，如爱国卫生运动、计划生育、健康教育等。

第三节　我国护理组织系统

为保证我国护理工作的高效运转和护理事业的稳定发展，我国护理组织系统已初步建立并逐步健全。

（一）国家卫生计生委医政司护理处

国家卫生计生委医政司护理处是我国护理行政管理的最高机构，它的职责是为全国医疗机构制定和组织实施有关护理工作的政策、法规、人员编制、规划、管理条例、工作制度、职责和技术质量标准等；配合教育、人事部门对护理教育、人事等工作进行管理。

（二）国家卫生计生委护理管理机构

各省、自治区、直辖市卫生厅设有一名厅（局）长分管护理工作，负责所辖范围内的护理管理机构和人员，主要负责制定本地区护理工作的具体方针、政策、法规和护理操作标准，制定发展规划和工作计划，听取工作汇报，组织检查执行情况，研究解决存在的问题。

（三）国家卫生计生委护理中心

1985年经卫生部正式批准成立护理中心，2000年国家机构改革期间，卫生部将护理中心并入卫生部医院管理研究所，是卫生部领导全国护理工作的参谋与咨询机构，主要任务是配合卫生部推动护理教育与临床护理工作的改革（医院、社区）。配合卫生部开展护理相关政策、法规、规划、标准和规范的基础研究。承担卫生部国际合作项目，开展护理方面的国际交流。参与本所医院管理研究项目中护理相关课题的研究。具体负责《中国护理管理》杂志的出刊工作。根据卫生部1984年关于"护理中心应为卫生部领导全国护理工作的主要参谋机构"的要求，还承担负责我国护理教育和临床护理质量控制和技术指导。开展护理科学研究。组织一定范围内的护理教学师资及在职护理骨干的培训工作。

第四节　医　　院

一、医院的性质

医院是对群众或特定人群进行防病治病的场所,备有一定数量的病床单位,相应的医务人员和必要的设备。它是通过医务人员的团队协作,运用医学和护理理论和技术,以实现对服务对象进行科学和正确预防、诊疗、护理为主要目的卫生事业机构。医院是治病防病、保障人民健康的社会主义卫生事业单位,必须贯彻国家的卫生工作方针政策,遵守政府法令,为社会主义现代化建设服务。

二、医院的任务

原卫生部颁发的《全国医院工作条例》指出,医院的任务是以医疗工作为中心,在提高医疗质量的基础上保证教学和科研任务的完成,并不断提高教学质量和科研水平。同时做好扩大预防、指导基层和计划生育的技术工作。

1. 医疗　医院的首要任务是就是医疗。以诊疗和护理工作为业务主体,并与医技部门密切配合形成医护整体。医院医疗工作一般分为门诊医疗、住院医疗、急救医疗和康复医疗。

2. 教学　医院是进行医学临床教育的重要场所,教学是医院的重要任务,各专业各层次卫生技术学生都必须将在学校所接受的理论知识及技能,通过临床实践,使理论知识与行业实践紧密结合,从而培养和提高自身的综合素质。同时,医院也是在职医务人员不断接受新知识、新技术、新业务的重要场所,通过进修学习与培训,不断提高医疗护理队伍的整体素质,以满足医学科学发展和社会对医疗保健的需求。

3. 科学研究　医院是开展进修医学科学研究的重要阵地,许多临床上的疑难问题是医学科学研究的课题。医院在承担医疗任务的同时,不断进行科学研究及创新,将更加充实教学内容促进医学科学发展,提高医疗水平和质量。

4. 预防和社区卫生服务　随着社会科技的进步和老龄化的进展,人们越来越重视提倡健康的生活方式和加强自我保健,因此预防保健工作和社区卫生服务已成为医院工作的又一重要任务。各级医院要充分利用卫生资源,为社区群众提供预防和卫生保健服务,通过开展社区健康教育,疾病普查、家庭医疗卫生服务、妇幼保健指导、社区老人生活指导与健康咨询等工作,进而改善生活质量和提高健康水平。

三、医院的类型与分级

按卫生部分级管理制度划分:
(1) 一级医院(甲、乙、丙等)。
(2) 二级医院(甲、乙、丙等)。
(3) 三级医院(特、甲、乙、丙等)。
按收治范围划分:综合医院、专科医院、职业病防治院、康复医院。

四、医院的组织结构

虽然不同级别的医院所承担的社会职能和服务功能有所不同,但医院的机构设置基本类同。

（一）医院行政管理组织机构

医院行政管理组织机构包括院长办公室、诊疗部门、预防保健部门和行政部门。

（二）医院业务组织机构

医院的业务组织机构主要由临床业务组织和医技组织两个机构组成。

第五节 社区卫生服务

社区是以某种经济的、文化的、种族的或某种社会凝聚力，使人们生活在一起的一种社会组织或团体。社区是一定地域内具有某些共同特征的人群在社会生活中所形成的共同体。

一、社区卫生服务

以健康为中心、以家庭为单位、以社区为范围、以需求为导向，以妇女、儿童、老年人、慢性病患者、残疾人为重点，以解决社区主要问题、满足基本卫生服务需求为目的，融预防、医疗、保健、康复、健康教育、计划生育技术服务为一体，提供有效、经济、方便、综合、连续的基层卫生服务。

二、社区卫生服务原则

（1）坚持以为人民服务为宗旨的原则。

（2）坚持把社会效益放在首位的原则。

（3）坚持以社会人群需求为导向的原则。

（4）坚持因地制宜、量力而行的原则。

（5）坚持执行结构调整政策的原则。

三、社区卫生服务的特点

社区卫生服务具有广泛性、综合性、持续性、可及性。

四、社区护理

社区护理（community health nursing）：综合运用护理学和公共卫生学的理论和技术，借助有组织的社会力量，以社区为基础，以人群为对象，以服务为中心，对个人、家庭及社区提供连续的动态和综合的服务。

社区护理目的：促进健康、预防疾病、维持健康、提高社区人群健康水平。

社区护理的特点：

（1）以健康为中心。

（2）面向社区人群。

（3）社区护士具有较高的自主性。

（4）具有多方协作性。

社区护理的主要内容：

（1）社区预防保健服务。

（2）社区慢性身心疾病患者的管理。

（3）社区急、重症患者的转诊服务。

（4）社区临终服务。

（5）社区康复服务。

第六节 护士的角色与素质

一、护士的角色

护士的角色是医疗保健领域中的重要角色之一,有其特定的社会行为模式、特定的权利和义务。在医疗护理及健康教育等活动中发挥重要的功能,是其他角色不能替代的。随着科技的发展,人民生活水平的提高及对健康的重视,护士的角色及功能范围不断扩大及延伸,对护士素质的要求也越来越高。要求护士受过专业教育,取得执业资格,并具有良好的专业知识及技能,高尚的职业道德和修养,为患者提供更好的优质护理服务。

（一）护理者

尽可能为患者提供全方位的护理服务,运用自己所学的专业知识及技能满足患者在生理、心理、社会文化、精神、信仰等各层次的需要。

（二）护理计划实施者

护士运用护理程序方法,收集患者的有关资料,提出护理问题,制订计划及措施,有效地解决患者的健康问题。另一方面,护士还承担医院及学校的教学任务。

（三）管理者

护士要对日常护理工作进行合理组织、协调与控制,保证良好的护理质量。同时,护士还要对病房内所负责的患者进行管理,以维持良好的工作秩序。

（四）协调者

护士需与相关医务人员及机构联系,维持一个有效的沟通网,使诊断、治疗及相关康复工作得以互相协调、配合,保证患者能够获得整个医护治疗的团体照顾。例如:护士需与医疗小组联络,讨论有关患者的身心护理,包括与医生讨论康复治疗计划,和治疗师讨论患者的康复效果,与营养师讨论饮食的安排,与相关辅助科室联络协助患者做检查等。

（五）健康教育及咨询者

护士根据患者的疾病种类、文化程度等,运用专业知识技能、新的护理理念为患者进行健康教育,同时通过良好的沟通技巧帮助患者解答疑问,为患者提供正确的相关疾病知识及预后,解决患者的后顾之忧。

（六）促进康复者

当患者由于疾病或意外伤害出现伤残或失去身体的某种功能时,护士应想方设法提供康复护理的专业知识及技能,以帮助患者最大限度地恢复身体健康,并能做到最大限度的独立及自理。

（七）代言人及保护者

护士是患者权益的维护者,有责任为患者提供一个安全的环境,采取各种措施维护患者的权益不受侵犯或损害。在患者自己没有能力分辨或不能表达自己的意图时,如老年人、病重病危者、心理疾病患者、无法与他人正常沟通者,护士应为患者辩护并提供帮助。

（八）护理研究者及著作者

护士,尤其是受过高等教育的护士,必须积极进行护理科研的研究工作,以检验成果,促进护理专业的发展,提高护理质量,并进一步丰富护理理论及专业基础知识。同时将自己的科研结果写成论文或专著,在会议上宣读交流或在专业杂志上发表。

（九）权威者

在护理领域中,护理人员具有丰富的专业知识及技能,能自主地实施各种护理活动,在护理领域具有权威性。因此,对有关护理相关事务,护士最具权威性发言。因为她知道何时、何地、如何应用其专业知识去满足患者的需求。

（十）安慰者

安慰者是护士角色的一个传统功能,护士有责任给予患者和家属积极的情感支持,促进患者身心各方面的康复。

二、护士角色的延伸

在护理实践中,大多数情况下,护士扮演了上述角色。随着护理学的不断发展,护士所受教育的机会增多,护士的专业角色在不断扩展,出现了开业护士、护士教师、临床护理专家、专科护理助产士、注册麻醉护理师、护理行政管理者、专科注册护士等不同角色。

（一）开业护士

开业护士是指在健康评估与促进、咨询、疾病预防和健康问题管理方面具有专业化技术和知识的护士。能对患者进行诊断和治疗是开业护士有别于床边护士的重要特征。开业护士可以在诊所或者医院工作,能为有多种医疗问题的全科患者看病,也可以在专科诊所为专科患者诊治如心脏病诊所或者糖尿病诊所。当开业护士在医院工作时,他们经常要查房、回复传呼、交流会诊、追踪和处理患者的实验室结果。医院为什么需要开业护士?因为开业护士能够带给患者额外照顾技能如疾病预防咨询、健康教育和健康促进活动,比医生花更多的时间与患者交流。到 2010 年 25%～50% 的世界人口还不能得到充足的卫生保健,要想得到预期的健康护理的目标,必须注意培养高素质的护理队伍,提供更多的护理服务。在这样的国际大环境下,结合我国现今医疗护理状况,为中国开业护士的发展提供了契机。

（二）护士教师

护理事业的延续必须有大批的教育工作者。护士教师主要工作在各护理学院（校）、护士继续教育培训部、患者健康教育中心等场所。这里指的护士教师主要由临床一线护士成长起来的师资,她们具备教师的素质,有着向新一代护士生传授实践经验、理论知识,对她们进行实习指导的责任。

（三）临床护理专家

临床护理专家是指在某专科或专病具有较高水平的护理人才,其主要角色功能包括临床实践、护理研究、护理教学、护理会诊以及护理管理五项基本职能,和社会心理治疗以及高级医疗、护理技能等方面的特殊职能适应患者、患者家属、医疗机构及社区需求的复杂性和变化性，临床护理专家与护理开业者的角色进行合并是未来发展的必然趋势。

（四）专科护理助产士

专科护理助产士是指同时接受过护理和助产士知识学习的护士，主要在医院、分娩中心为危险性较低的产妇提供助产服务，并在社区为家庭提供产前、产中和产后护理，包括对新生儿的护理。

（五）注册麻醉护理师

注册麻醉护理师是指受过专门麻醉及相关专业知识训练的注册护士。主要从事各种手术的麻醉及其他麻醉护理。美国每年有 65％以上的手术麻醉由护理麻醉师实施。

（六）护理行政管理者

护理行政管理者是指专门从事护理管理的人员。不仅拥有理论知识，而且要有丰富的临床实践经验。主要工作在高等医学院校，护理继续教育培训机构，各种健康教育服务部等场所。从事护理教育、科研及管理等工作。

（七）专科注册护士

专科注册护士是指在某一临床领域具有广博的经验，具有先进的专业知识和高超的临床能力，能为患者提供最高的护理服务的护士。除直接参与护理工作外，起指导、咨询作用，其权威地位得到认可。

三、护士的执业资格和要求

根据 2008 年 5 月 12 日起实施的"中华人民共和国护士管理条例"规定，为了维护护士的合法权益，规范护理行为促进护理事业发展，保障医疗安全和人体健康，凡申请护士执业者必须通过卫生部统一执业考试，取得护士执业证书（详见附录 1 护士执业资格考试办法），方可按照注册的执业地点从事护理工作。未经执业注册取得护士执业证书者，不得从事诊疗技术规范规定的护理活动。获得高等医学院校护理专业专科以上毕业文凭者，以及获得经省级以上卫生行政部门确认免考资格的普通中等卫生（护士）学校护理专业毕业文凭者，可以免于护士执业考试。获得其他普通中等卫生（护士）学校护理专业毕业文凭者，可以申请护士执业考试。未经护士执业注册者不得从事护士工作。未经护士执业注册从事护士工作的，由卫生行政部门予以取缔。非法取得护士执业证书的，由卫生行政部门予以缴销。护士执业违反医疗护理规章制度及技术规范的，由卫生行政部门视情节予以警告、责令改正、中止注册直至取消其注册（详见附录 2 护士执业注册管理办法）。护士在执业中应当正确执行医嘱，观察患者的身心状态，对患者进行科学的护理。遇紧急情况应及时通知医生并配合抢救，医生不在场时，护士应当采取力所能及的急救措施。护士有承担预防保健工作、宣传防病治病知识、进行康复指导、开展健康教育、提供卫生咨询的义务。护士执业必须遵守职业道德和医疗护理工作的规章制度及技术规范。护士在执业中得悉就医者的隐私，不得泄露，但法律另有规定的除外。遇有自然灾害、传染病流行、突发重大伤亡事故及其他严重威胁人群生命健康的紧急情况，护士必须服从卫生行政部门的调遣，参加医疗救护和预防保健工作。

四、护士的岗位能力

能力为胜任工作的必然要素与特性，包括工作所需的知识、技能、态度、个人特质、行为等,并由此而产生对组织和个人有益的工作成果,能力可经后天的训练、开发而得到有效的提升。教育部办公厅和卫生部办公厅 2003 年 12 月联合颁布的关于《三年制高等职业教育护理专业领域技能型紧缺人才培养指导方案》中首次提出了中国护士的核心能力。要求护理专业教育指导思想应遵循能力本位原则,"融传授知识、培养能力和提高素质为一体,贯穿于在校教育的全过程。加强实践性教学环节,鼓励理论与实践为一体的课程形式,加强专业实训基地的建设,以技术应用能力为支撑制定人才培养方案"。

（一）基本能力

方案对护士职业的岗位能力进行了战略分析,明确提出护士应具备的一般能力（基本能力）为:

1. 沟通交流的能力　进行护理工作时沟通交流能力非常重要。因为护士工作的大部分时间是在沟通与协调,如在操作的时候,我们要跟患者解释;在给患者做健康教育的时候,还要因人而异做健康指导。患者入院的时候,是我们第一个给患者做入院介绍;在患者出院的时候,我们要做出院指导。在整个住院的过程中,每一个细节,每一个环节,都要跟患者打交道,所以我们要为患者提供全方位服务,这就需要有协调能力。

2. 健康评估的能力　健康评估是健康管理的重要环节,是综合个人生活行为、生理、心理、社会环境诸多因素的前瞻性、个体化的定性与定量相结合的分析。健康评估涉及疾病危险因素评估、体质测评、心理评估、亚健康评估等,目的是为服务对象提供健康管理方案提供依据。因此,正确的健康评估是正确的护理诊断的基础和前提,是护理工作者必须具备的技能,健康评估的正确与否直接关系到患者的切身健康和安全。作为一名护士,本着对患者负责、对自己负责的原则,要认真学好健康评估的相关知识,为护理事业增添光彩。

3. 进行健康教育和卫生保健指导的能力　对患者进行健康教育计划的制订,教育内容、教育方法的选择和教学进度及控制都由护士来策划和决定。有目的、有计划、有评价的教育活动是通过护士的组织来实现的。护士组织教学能力的强弱对患者教育效果有直接影响。因此,护士必须掌握患者教育的基本原则和基本技能,要充分评估患者和家属的学习需求与能力,确定健康教育的学习内容,制订患者健康教学的计划,从而真正做好患者健康教育的组织工作。

4. 一定的英语应用能力和较熟练的计算机基本操作能力　具备一定的英语应用能力,提高护士涉外沟通能力,拓宽护理人员了解国外先进护理理念,是掌握先进护理技术的渠道。对日益国际化的护理学发展具有重要的意义。随着医院信息化发展,要求护士具备熟练的计算机操作能力,提高工作效率,适应时代的需求。

（二）核心能力

方案提出关于护士核心能力分为职业能力、人际关系能力、促进组织有效性能力及个人能力四个板块,具体内容如下。

1. 职业能力

（1）在护患关系方面与患者建立伙伴关系,重点是照顾患者、家属的情绪和教育的需要,帮助其减轻焦虑,促进患者自理能力。

（2）以系统的方式确保临床上有效的健康和疾病管理,重点是提供基本护理,应用良好临床判断,实施以人为本的护理方式。

（3）知识和技能的应用方面,重点是掌握特定知识和技能,应用于患者护理的全过程,采取实证为本的护理方式,执行标准的护理程序,识别不正常的症状体征,将正确的知识和技能应用于护理实践中。

（4）素质和风险的管理,重点是维护护理质量,留意患者潜在风险因素,参与质量持续改进,保持专业护理水准。

2．人际关系能力　人际关系能力是个人对群体内融洽的工作关系及帮助他人履行职责所做的贡献。它包括两个方面:对团队工作方面,重点是在护理团队有效运作中做出贡献,同时与其他专业人员有效合作;对培育人才方面,建立互相支持和参与的工作环境,积极参与护理教学,如示教和指导。

3．促进组织有效性的能力　促进组织有效性的能力是指协助确立及发展一个成功机构的能力,分两个方面:

（1）是统一标准,落实能提高整体效果的措施,积极贯彻机构的核心价值观和部门的目标。

（2）遵循法律和专业道德标准,确保患者获得救治,判断医疗护理方面的法律道德事宜,敢于向公众承担法律责任。

4．个人能力

（1）护士应具备的个人特质和专业特性。

（2）个人特质上应具备护士职业的诚信、自律品德特质,不论患者国籍、种族、社会地位,尊重生命、尊严和人的权利,发展自我,应对挑战;专业特性上提供整体护理服务,坚持追求卓越。

（3）表现为不断更新知识技能,负责、可靠地履行指定任务,掌握专业方面最新信息,促进护理专业形象。

五、护士的基本素质

护理学科的发展,关键在于护理人才的培养,而护士素质的高低决定着护士对待护理工作的态度,直接影响护理工作的质量与效果。由于护士工作的特殊性,要求护士不仅具备精湛的专业技能,还要有健康的身体及良好的心理素质和沟通能力,才能满足现在的护理工作的需要,适应各种复杂的护理环境。

（一）素质的概念

1．素质　素质是对人所具有的生物属性（包含身体素质及其细分）、社会属性（文化素质、科技素质、政治素质、音乐素质等及其细分）总的评价,它是对人被作为独立的生物体所进行的评价,以及对人与自然、人与社会（包含人的个体与各种群体）之间发生的所有联系的人文评价。

2．护士素质　护士素质是指护士在护理工作中应该具备的基本条件和能力。这种能力主要靠后天的勤奋学习和刻苦训练获得,包括思想道德、专业素质和心理素质。具备良好的护士素质是护士从事护理工作的基本要求。

（二）护士的基本素质

1．思想道德素质　思想道德素质是做好护理工作的前提和基础,护理工作的服务对象是人,健康所系、性命相托的职业特性决定了护士要有崇高的思想品质,无私的奉献精神。要有对工作强烈的责任感,要有真挚的同情心,尽量满足患者特殊心理需要和生理需求,使患者身心处于最佳状态。在危重患者抢救的紧急关头，要不怕脏、不怕累、不怕被传染，视患者生命和减轻患者痛苦为首要任务。

2. 科学文化素质 由于护理工作的对象是人，所以护士必须学会尊重人、理解人，进而才会真诚地关心患者，体谅患者，才能更好地为护理对象服务。因此，护士应学习心理学、伦理学、哲学、美学等人文、社会科学知识。

3. 专业素质

（1）护士在工作上要知识广博，技术精湛，要有较强的理论水平和业务操作能力。随着社会的进步，必然要求护理工作适应不断变化的新形势。这就要求护理人员要有一定的医学理论水平和对新知识、新技术的了解和掌握。护士在护理患者时，经常会遇到患者就自己的病情，提出一些有关问题，比如，"这病是怎么得的？""怎样能治好？""用什么药治疗效果最好？"等。如果护士有扎实的医学知识和用药常识，就能对答如流地一一做出解释，使患者感受到护士的不凡水平。这种互动，让患者产生了信任，增强了战胜疾病的信心。反之，护士因自己的医学知识浅薄，无法就患者提出的问题给予正确明了的理性解答或轻描淡写地、含糊地说些不着边际的话，这样往往会给患者带来不应产生的误解，以致给患者增加不应有的思想负担。在当代，做一个合格的护士不但要有广博的医学理论知识，还应对某些疾病病因、治疗方法、怎样用药、注意事项及应急措施等有所了解。如果自己能较好地掌握基础医学知识，做到心中有数，那么就能遇事不慌，遇险不惊。有了理论知识，关键在于护士必须有较强的护理操作能力，按照医嘱，及时完成对患者的治疗。比如用药、打针、输液，做到既快又准确无误。平时一点一滴一丝不苟地钻研业务，工作中才能得心应手，稳、准、快地完成护理工作任务。从护理学的角度去看，由单纯疾病护理到对患者身心整体护理，护士在技术上必须做到精益求精，才能立于不败之地。

（2）护士要有敏锐的观察力：观察力是护士运用视、听、触、嗅等感觉，直观地得到患者治疗中的第一手资料。通过观察，再判断患者病情，以及预料可能发生的病情变化等，都是非常重要的。护士应具备敏锐的观察力，而观察力是在长期的临床实践逐渐培养出来的。在临床护理中，护士与患者接触的时间最多，可以从患者微妙的外表行为、躯体动作或语调中，了解到患者内心活动及躯体内病情变化好与坏的情况。要科学性、系统性地观察患者的体温、脉搏、呼吸、血压、面部表情、举止行为、皮肤颜色、嘴唇干燥润湿情况等。护士每天接触不同年龄、不同性别、不同病种、不同工作岗位、不同生活环境的患者，主动做到四勤：腿勤、眼勤、手勤、脑勤，善于从患者的表情、语言、行为等方面，获得有价值的信息和资料，把信息反馈给医生，为诊断、治疗提供准确的参考值。护士的观察力，实际上是广泛知识，熟练地业务技巧和高尚情操的结合。

（3）护士要有独立的思维能力：在护理工作中，善于独立思考的护士，工作中就心中有数，忙而不乱，井井有条，有较强的应变能力和处理能力。护士要根据患者病情的变化，充分发挥独立思维能力，在病程的动态变化中发现问题，运用求异思维的方式去独立分析，然后提出自己的观点。传统的护理观念认为，护士就是执行医嘱，打针、送药，无需独立思考。一般说来医嘱是医生根据患者病情的需要，拟定的治疗护理方案，是合乎客观规律的，应当执行。如果护士机械地执行医嘱，缺乏思维的独立性，同样会在盲目执行中出现差错和事故。例如，一医生给一患者下的医嘱是肌内注射 1 g 氯化钙，而值班护士没有独立思考，就完全按医嘱执行，结果导致患者局部肌肉坏死的不良后果。如果这名护士具有独立思维的品质和能力，提醒医生氯化钙不能肌内注射，应改为静脉注射，就不会发生事故。目前，医院实行的是以患者为中心的护理模式,对患者实施责任制护理,护士对每位患者都应做出准确的护理判断,拟定全面的护理计划。因此,更要求护士具备独立的思维品质。

(4) 护士应有准确的记忆力:从思维逻辑讲,记忆是人脑对过去经验的反映,是信息的输入、加工、储存和提取的过程。记忆包括敏感性、持久性、准确性和准备性。这四种记忆品质,都是护士应当在护理工作中加强培养的。就护士职业性质的要求而言,更要具备记忆的准确性。第一,护士的职责是执行医嘱、打针、发药、查体温、测脉搏、测血压等。每项工作都必须量化,而且数量要求准确。如果一旦记忆不准确,数量出现差错,轻则延误病情,重则造成严重事故,第二,护士每天面对许多患者,而且病床周转率比较快,病情是不断变化的,护理措施也在变化,药品种类和数量也在经常改变,如果相互混淆,会酿成不堪设想的后果。所以,护士想要做到准确安全的护理,不出差错和事故,非下工夫培养自己记忆的准确性不可。

(5) 护士要有较强的沟通能力:护士的沟通能力,就是在护理工作中,充分运用语言这个社会交往的工具,比较艺术地用和谐的话语打动患者,达到患者早日康复的目的。护士在临床工作中,如能注意发挥语言的积极作用,必将有益于患者的康复,提高自身的护理水平。应多使用安慰的语言,给患者以安慰和快乐;护士还应多使用鼓励性语言,给患者以心理上的支持,它对调动患者与疾病作斗争是非常重要的;护士更要巧妙地多使用积极的暗示语言,使患者充满信心,更加积极地接受治疗。应当说语言是护士同患者交流沟通的法宝,护士的一句话可以致病,也能治病。

(6) 护士要有一定的心理护理能力:护理学中的心理护理,其意就是护士运用有效的方法解除患者的心理负担,了解患者病情,根据患者要求,从言谈举止上影响和鼓励患者同病魔作斗争。护士要以微笑对待就诊的每一位患者,不能把紧张的表情时时刻刻挂在脸上。特别是对待危重患者,护士更要给患者和家属轻松、愉快的感觉,不能让患者和家属从自己的脸上看到病情的严重性,增加心理负担。对于患者了解其病情时,护士应掌握尺度,就轻避重,切忌把本来不太严重的病情说得很重,使患者失去信心和勇气,影响治疗。但是,对家属要实事求是的交代病情。对患者来说,心理护理措施最方便、最安全、最实际,又是极重要的护理手段,给患者带来满足和希望,又能使护士不断改善服务态度,从而提高医疗护理的服务质量。

小 结

1. 我国医疗卫生体系是整个国民经济体系中的一个重要成分,为执行新时期卫生工作方针,实现卫生工作的总目标,提高广大人民群众的健康水平承担着组织保障作用。我国医疗卫生体系的组织设置包括三大类:卫生行政组织、卫生事业组织、群众卫生组织、其他卫生组织。

2. 为保证我国护理工作的高效运转和护理事业的稳定发展,我国护理组织系统已初步建立并逐步健全。包括:卫生部医政司护理处、卫生部护理管理机构、卫生部护理中心。

3. 护士的角色是医疗保健领域中的重要角色之一,有其特定的社会行为模式、特定的权利和义务。在医疗护理及健康教育等活动中发挥重要的功能,是其他角色不能替代的。兼具护理者、护理计划实施者、管理者、协调者、健康教育及咨询者、促进康复者、代言人及保护者、护理研究者及著作者、权威者、安慰者角色。

4. 护士素质是指护士在护理工作中应该具备的基本条件和能力。这种能力主要靠后天的勤奋学习和刻苦训练获得的。包括思想道德、专业素质和心理素质。具备良好的护士素质

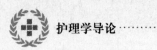

是护士从事护理工作的基本要求。

思考题

一、选择题

1. 不属于后天养成的护士素质是(　　)。

A. 知识技能　　B. 行为习惯　　C. 文化涵养　　D. 大脑结构　　E. 道德品质

二、简答题

1. 护士的角色有哪些?

2. 简述护士的基本素质和核心素质。

3. 简述我国医疗卫生保健体系方针与目标。

4. 简述护士的核心能力有哪些?

（周　波）

第三章　健康与疾病

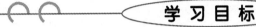

学习目标

识记：

1. 影响健康的因素和引起亚健康的因素。
2. 预防疾病的措施。
3. 患者角色的特征。
4. 常见的患者角色适应不良及心理原因。
5. 健康促进的策略。

理解：

1. 解释下列概念：健康、亚健康、疾病、健康促进、生存质量。
2. 疾病对患者、家庭和社会的影响。
3. 促进健康和危害健康的行为。

应用：

能运用现代健康观和疾病观，评述护士在健康促进等护理工作中的作用。

　　健康与疾病是人类生命活动本质、状态和质量的一种反映和自然表现，是医学科学中两个最基本的概念。健康与疾病不仅仅是重要的生物学和社会学问题，同时也是护理理论研究领域的核心问题。护理的宗旨是帮助人们减轻痛苦、预防疾病、恢复健康、维持和促进健康，从而使人们保持最佳的健康状态。因此，从护理学的角度深入探讨有关健康与疾病的相关问题，深入研究健康和疾病的问题，对于发展和完善护理理论体系，丰富护理实践、扩展护理研究领域具有重要的意义。

 案例

　　叶大娘，56岁，体重86kg，退休工人，初中文化。近日因多尿、多饮、多食和消瘦，并伴有视力下降。由其老伴和女儿陪同到医院就诊。护士小余热情接待并询问叶大娘："大娘，您现在感觉怎么样？哪里不舒服呀？"大娘说："其实也没有什么事，我已经患糖尿病10多年了，偶尔去社区门诊查一下血糖，血糖高点就吃几天药，只要血糖降下来就行了。糖尿病又不是什么大不了的病，血糖高点也没有什么嘛。"女儿说："医生早就让她打胰岛素了，但是我妈妈怕疼，说什么也不打针，一检查出来血糖高就吃点药。我们做儿女的，希望妈妈身体健康，可又不知道怎么做。"

第一节 健康与健康促进

健康是人类追求的永恒目标,是护理学四个基本概念之一。健康是一个包含生理、心理、社会及精神等不同层面的多维的概念。护理的目的是促进、维护和改善人类的自身健康。护士必须明确健康概念的含义和影响健康的相关因素,才能做好以健康为中心的各种护理。

一、健康的概念

(一)健康的概念

健康(health)是一个复杂、综合且不断变化的概念。随着社会的演变、科学技术的发展、医学模式的转变和人们生活水平的提高,健康的概念也在不断变化。在不同的历史条件和文化背景下,人们对健康有不同的理解和认识。

1. 古代健康观 在西方医学史上,以毕达哥拉斯(Pythagoras)及恩培多克勒(Empedocles)为代表的四元素学派认为,生命是由土、气、水、火四元素组成,这些元素平衡即为健康;著名的"医学之父"希波克拉底(Hippocrates)认为"健康是自然和谐的状态,如果一个人身体各部分与体液协调就是健康,反之则为疾病";中国古代医学也认为,人体组织结构可划分为阴阳两部分,阴阳协调平衡就是健康,否则会出现生理或心理的疾病。

2. 近代健康观 近代健康观念随着现代医学的发展而不断地完善与进步。

(1)生物个体健康观:随着近代医学的形成,人们对健康的概念也有了更全面的认识,健康被认为是人体各组织器官和系统发育良好、体质健壮、功能正常、精力充沛,并有良好的劳动效能的状态。因此,用人体测量、体格检查和生化检查等指标可以判断个体是否健康。人们从不同角度对健康进行了描述,如:"健康是无临床病症的状态","健康是身体的良好状态","健康是正常功能的活动","健康是生命统计学的正常状态","健康是宿主对环境中的致病因素具有抵抗状态"等。上述对健康的描述是生物医学模式的产物,它侧重于机体的生理病理机制,但忽视了人的心理和社会特征,有其局限性和片面性。

(2)社会学健康观:20世纪40年代后,西方学者开始从社会学角度运用流行病学的知识和技术,以非生物学的观点探索健康与疾病的内涵,从而产生了健康社会学(health sociology)。健康社会学认为"社会变量既表现为一种调节机制,又是可引发疾病的独立原因。"这对医学模式的转变产生了重要影响,使人类健康观发生了质的飞跃。同时也关注人体的体液、代谢等各种平衡,注重生物病原体、宿主、环境三者之间的动态平衡,认为健康是机体的各种平衡处于协调状态,平衡失调或被破坏则引发疾病。

3. 现代健康观 世界卫生组织(World Health Organization,WHO)在1946年将健康定义为:"健康不但是没有疾病和身体缺陷,而且还要有完整的生理、心理状态和良好的社会适应能力。"

1989年,WHO又提出了有关健康的新概念,即"健康不仅是没有疾病,而且包括躯体健康、心理健康、社会适应良好和道德健康。"

世界卫生组织的健康概念已由单纯生理概念转变到包括生理、心理、社会和道德四个方面内容的四维健康观。这个定义从现代医学模式出发,包含了微观及宏观的健康观,既考虑了人的自然属性,又兼顾了人的社会属性,认为人既是生物的人,又是心理、社会的人。并强调健康是人的基本需要和基本人权,达到尽可能高的健康水平是世界范围内的一项重要的社会性目标。WHO 的健康定义把健康的内涵扩展到了一个新的认识境界,这一概念揭示了健康的本质,对健康认识的深化起到了积极的指导作用,得到全世界的广泛接受。

对于个体健康,从微观的角度出发,躯体健康是生理基础,心理健康是促进和维持躯体健康的必要条件,而良好的社会适应性则可以有效地调整和平衡人与自然、社会环境之间复杂多变的关系,使人处于最理想的健康状态;从宏观角度出发,WHO 提出"道德健康"的概念,强调从社会公共道德出发,维护人类的健康,要求每个社会成员不仅要为自己的健康承担责任,而且也要对社会群体的健康承担社会责任。

1)现代健康观的特点

(1)体现了将个体视为其生理、心理和社会功能的完整人的思想,重视了人的精神心理活动过程对生理功能和社会环境适应状态的影响,是生物-心理-社会医学模式在健康概念中的体现,拓宽了护理实践的领域。

(2)将健康置于人类自然与社会的大环境中,充分认识到个体的健康状态受环境中一切与其相互作用的事物的影响。

(3)把健康看成是一个动态的、不断变化的过程,因此健康可以有不同水平。

(4)将健康与人类生产性和创造性的生活联系起来,揭示健康不仅是医务工作者的目标,而且是国家和社会的责任,是人类共同追求的目标。

2)现代健康观的内涵:从 WHO 提出健康新定义以来,生理、心理、社会的健康内涵得到进一步的明确和深化。

(1)生理健康(physical health):又称为躯体健康,是指机体结构完整和躯体功能良好的状态,没有疾病和残疾,具有良好的健康行为和习惯。生理健康是健康的基础和最重要特征之一。

(2)心理健康(mental health):可分为情绪、理智和心灵健康。情绪健康(emotional health)表现为情绪情感稳定和心情愉快;理智健康(intellectual health)表现为冷静、沉着、有效地认识、理解、思考和做出决策;心灵健康又称为精神健康(spiritual health),表现为心底坦荡、自然、有爱心、乐观、积极向上等。

(3)社会健康(social health):指能有效适应不同环境,愉快、有效地扮演自己承担的各种社会角色。

(4)道德健康(morals health):指能用社会规范的细则和要求支配自己的行为,能为人们的幸福做出贡献,表现为思想高尚、有理想、有道德、守纪律。强调通过提升社会公共道德来维护人类的健康,要求每个社会成员不仅要为自己的健康承担责任,更要对社会群体的健康承担社会责任。

(二)亚健康状态

亚健康状态(sub-health status)是近年来国内外医学界提出的一个新概念。WHO 将机体无器质性病变,但有一些功能改变的状态称为"第三状态"或"次健康",亦称为"亚健康状态"。

亚健康状态是处于健康和疾病之间的一种状态,主观上有不适感觉,但临床检查无明显疾病,机体各系统的生理功能和代谢活力降低。亚健康的表现错综复杂,较常见的是活力、反应能力、适应能力和免疫力降低,表现为躯体疲劳、易感冒、稍动即累、出虚汗、食欲下降、头痛、失眠、焦虑、人际关系不协调、家庭关系不和谐、性功能障碍等。

人体亚健康状态具有动态性和两重性,其结果是通过治疗回归健康或发展为疾病。个体可以通过强化营养、心理、伦理、家庭和社会等对人体健康的正面影响因素,积极促进个体向健康转化。此外,亚健康状态需要与疾病的无症状现象(sub-clinical disease)相鉴别。疾病的无症状现象虽然没有疾病的症状和体征,但存在病理改变及临床检测的异常,本质上为疾病,如无症状缺血性心脏病。从某种意义上说,人体亚健康状态可能是疾病无症状现象的更早期形式。

亚健康概念的提出是医学界的一大进步,但是亚健康尚属笼统的概念,若干问题还有待探索。

二、影响健康的因素

(一)影响健康的因素

人们生活在自然和社会环境中,其健康状态受到诸多复杂因素的影响,其中有些因素是可以控制的,有些因素是难以控制的甚至难以避免的。影响健康的主要因素包括:生物因素、心理因素、环境因素、行为与生活方式、医疗卫生服务体系。

1. 生物因素(biological factors) 人的生物学属性决定了生物因素是影响人类健康的主要因素。主要包括以下几个方面的因素:

(1)生物性致病因素:由病原微生物引起的传染病、寄生虫病和感染性疾病。人类的医学史是一部漫长的抗击各种病原微生物的斗争史,20世纪中期以前,人类疾病和死亡的主要原因之一是病原微生物引起的各种传染性疾病。目前,通过预防接种、合理使用抗生素等措施,现代医学技术已经能控制此类疾病的蔓延和传播,但病原微生物的危害依然存在,结核、肝炎、艾滋病等传染性疾病依然是危害我国人民健康的主要因素。

(2)遗传因素:指由某些遗传因素导致的人体发育畸形、代谢障碍、内分泌失调和免疫功能异常等。遗传结构不仅影响人的生物学特征、先天气质、活动水平和智力潜能,还是人类健康的重要决定因素。已有证据表明,越来越多的疾病与遗传基因有关。目前已知的人类遗传性疾病约有3000种,全世界每年大约有500万出生缺陷婴儿诞生,我国出生缺陷发生率为4%～6%。此外,血友病、白化病、糖尿病、高血压、冠心病、精神分裂症等疾病都与遗传有关。

(3)年龄:个体成长和发育水平是其健康状态的主要影响因素。不同疾病在不同年龄阶段人群中的分布是不同的,如婴儿由于尚未完全发育成熟,对疾病的抵抗力低,容易患病;婴幼儿发生跌倒和受伤的危险性增加;高血压、冠心病等疾病通常发生在40岁以上的成年人,但近几年研究数据表明发病有年轻化的趋势。

(4)种族:有些疾病在某些种族中更容易发生,如亚洲人骨质疏松症的发生率比欧洲人高。不同疾病在非洲人、亚洲人和欧洲人等不同种族人群中的发病率也不一样。如前列腺癌、乳腺癌、心脏病和高血压等疾病在黑人中的发病率要高于白人,而皮肤癌、老年痴呆症则多见于白人。

(5)性别:性别影响疾病的分布。例如,骨质疏松症、系统性红斑狼疮及自身免疫性甲状腺疾病(桥本甲状腺炎和Graves病)女性比男性更常见;胃溃疡、血栓闭塞性脉管炎则多见于男性;成年女性患抑郁症的概率是男性的两倍,男性更容易患上自闭症和精神分裂症。

2. 心理因素(psychological factors) 心理因素主要通过对情绪和情感发挥作用来影响人的健康。"喜伤心、怒伤肝、思伤脾、忧伤肺、恐伤肾",很好地总结了心理情绪反应对人体健康的影响。人的心理活动在生理活动的基础上产生,而人的情绪和情感又通过其对神经系统的影响而对人体组织器官产生影响。影响人体健康的心理因素包括人的身心交互作用和自我概念。

（1）身心交互作用：人的心理活动通常伴随生理活动而产生，而情感和情绪的改变反过来又会导致人体器官生理和生化的改变。个体身心的交互作用和情绪反应可对健康产生积极或消极的影响。长期或短期的应激反应会引起人的情绪反应，从而影响机体的功能。如长时间的忧伤可增加疾病的易感性，并可能影响免疫系统的功能，导致例如感染、癌症、自身免疫性疾病等发生。

（2）自我概念（self-concept）：指个体对自己的看法或认识，包括对自己躯体、需要、角色和能力的感知。自我概念会影响个体认识和处理各种情况的态度和方法。如有些体重并未超标的女性，因自认为肥胖而限制食量，导致机体的营养需求得不到满足而影响健康。

在心理刺激或情绪活动时，机体会出现或伴有一些生理反应，如血压的升高、心率和呼吸的加快、消化停滞等。良好的情绪有助于保持心态的平衡，提高机体的免疫力，促进健康；而受不良情绪和情感的长期作用会引发机体内激素分泌失调、免疫系统功能下降、各器官和组织的代谢功能降低，导致疾病或增加疾病发生的概率。

人的心理情绪反应可以致病，也可以治病。良好的心理情绪状态不仅有利于疾病的治疗和身体的康复，而且还可能发挥药物难以达到的治疗效果。因此，关注患者的心理健康状况，实施适宜的心理护理是帮助患者恢复健康、促进健康的重要措施之一。

3. 环境因素（environmental factors） 环境是人类赖以生存和发展的重要条件和基础。环境对人类健康至关重要，很多人类健康问题都与自然和社会环境中的某些因素密切相关。

（1）自然环境：自然环境因素主要指阳光、空气、水、气候、地理等，是人类赖以生存和发展的重要物质基础。水污染、食品污染、大气污染等自然环境中的危险因素都会直接或间接地造成对自然环境的污染和恶化，威胁人类的健康。存在于空气、水和土壤中的某些致病微生物或某些生物可直接导致人类患某种疾病，如大气中的烟尘、二氧化硫、硫酸雾、氯气、臭氧等会刺激上呼吸道黏膜表层的迷走神经末梢，引起支气管反射性收缩和痉挛、咳嗽、打喷嚏等。在低浓度毒物的慢性作用下，呼吸道的抵抗力逐渐减弱，会诱发慢性支气管炎等疾病。当人体摄入的饮用水和食物中含有高浓度的氟时，过量的氟就会给机体带来严重的健康损害，如氟骨症和氟斑牙，我国除上海市区外，其余各省、自治区均有该病的发生。

（2）社会环境：人类健康不仅受到自然环境的影响，社会环境也对人类的健康产生极大的影响。社会环境可涉及政治制度、法律、经济、文化、教育、人口状况、科技发展、风俗习惯等诸多因素。社会环境与健康呈正相关系，良好的社会环境无疑对人类的健康起到积极的促进和维护作用。

4. 行为与生活方式（behavior and lifestyles） 行为与生活方式是指人们受一定文化因素、社会经济、社会规范及家庭的影响，为满足生存和发展的需要而形成的生活意识和生活习惯的统称。研究表明，良好的行为与生活方式，如适当锻炼、科学饮食、控制体重、规律生活等，均有利于人处于良好的健康状态；而吸烟、吸毒、酗酒、不合理的饮食习惯、缺乏锻炼和生活节奏紧张等不良的行为和生活方式，已成为危害人们健康的主要因素。WHO指出"影响人类健康的因素，行为与生活方式占60%，遗传占15%，社会因素占10%，医学因素仅占8%，气候因素占7%。"这显示行为与生活方式已成为影响人们健康的重要因素。

5. 医疗卫生服务体系（medical and health service system） 医疗卫生服务体系是指社会医疗卫生机构和专业人员为达到防治疾病、促进健康的目的，运用卫生资源、采用医疗技术手段向个体、群体和社会提供医疗卫生服务的有机整体。医疗卫生服务的内容、范围和质量与人的健康密切相关。医疗卫生服务系统中若存在不利于健康的因素,如医疗资源布局不合理、初级卫生保健网络不健全、城乡卫生人力资源配置悬殊、重治疗而轻预防的倾向和医疗保健制度不完善等,都会直接危害人的健康。因此,深化医疗卫生体系改革,合理配置医疗卫生资源,健全医疗卫生服务体系,提升医疗卫生服务能力,是保障人们健康的根本性措施。

上述各影响因素之间相互关联,共同影响着人们的健康。要提高人们的健康水平,就必须全面系统科学地分析这些因素的综合影响,认识到健康的整体性,以及人的健康与自然和社会环境统一的重要性。

(二) 引起亚健康状态的因素

亚健康状态处于健康与疾病的中间阶段,受到多种因素的影响,主要有:

1. 脑力和体力超负荷　由于生活和工作节奏的加快,竞争的日趋激烈,使人们脑力及体力超负荷付出,身体的主要器官长期处于入不敷出的非正常负荷状态。

2. 心理失衡　因为工作任务繁重,人际关系紧张,婚姻问题和家庭冲突等,造成人的心理压力不断增加,精神过度紧张,情绪过度焦虑,进而影响神经、内分泌的调节,以及机体各系统的正常生理功能。

3. 人的自然衰老　随着年龄的增加,人体器官不断老化,表现出体力不支、精力不足、社会适应能力降低等现象。

4. 疾病前期　某些疾病如心脑血管疾病、肿瘤等发作前期,人体各器官系统虽然没有明显病变,但已经有某些功能性障碍,出现亚健康症状。

5. 人体生物周期中的低潮时期　人体的体力、智力、情绪都有一定的生物节律,有高潮也有低潮。高潮时,情绪高涨、体力充沛、精力充足;低潮时,会出现焦虑、情绪低落、注意力不集中、食欲下降等亚健康状态。

三、健康的测量与评价

健康测量是将健康概念及与健康有关的事物或现象,以各种指标量化后客观展现出来的过程。WHO的健康水平测量研究小组指出,理想的健康测量指标应当能准确反映其健康状况,具有科学性、客观性、特异性和敏感性等特点。

(一) 健康状况测量指标

1. 健康状态的个体和群体指标体系

(1) 个体指标主要有:①定性指标:描述个体生命活动的类型及实际情况,如儿童生长发育测量、老年人活动项目测量等。②定量指标:描述结构和功能达到的程度,如身高、体重等。

(2) 群体指标主要有:①定性指标:描述群体活动类型及实际情况,如婚姻、生育等。②定量指标:群体数量及各种活动在数量上的反映。③定质指标:群体的素质,包括生长发育程度、群体气质、特性、疾病比例等。

2. 健康状态的生物、心理和社会指标体系

(1) 生物学指标:主要反映人的生物学特性的指标,如年龄、性别、生长发育、遗传、代谢等。

(2) 心理学指标:主要反映人的心理学特征的指标,如气质、性格、情绪及心理年龄等。

(3) 社会学指标:主要指与健康有关的社会指标,如社会经历、人际关系、生活方式、生活满意度、社会经济地位等。

3. 健康状况的综合指标体系 在实际工作中,常常采用综合性指标体系把多种指标组合起来,测量、评价健康状况。

（1）行为和生活方式指标：消费方面指标、业余活动指标、职业方面指标。

（2）环境指标：自然环境方面指标、社会环境方面指标。

（3）生物学指标：生长发育方面指标、生理方面指标、心理方面指标。

（4）保健服务指标：医疗服务方面指标、预防服务方面指标。

（5）生活质量指标：生活质量指数、社会健康指标、生活质量量表。

（二）健康评价标准

1）WHO确定的衡量健康的10项标准 ①精力充沛,能从容不迫地应付日常生活和工作。②处事乐观,态度积极,乐于承担任务,不挑剔。③善于休息,睡眠良好。④身体应变能力强,能适应外界环境的各种变化。⑤对一般性感冒和传染病有一定的抵抗力。⑥体重适当,身体匀称,身体各部位比例协调。⑦眼睛明亮,反应敏锐,眼睑不发炎。⑧牙齿清洁、无龋齿、牙龈颜色正常、无出血现象。⑨头发有光泽、无头屑。⑩骨骼健康,皮肤、肌肉有弹性,走路轻松。

2）社会心理健康标准 国内外学者普遍认为心理健康的标准有11项：

（1）具有适度的安全感,有自尊心,对自我和个人成就有"有价值"的感觉。

（2）充分了解自己,不过分夸耀自己,也不过分苛责自己。

（3）在日常生活中,具有适度的自发性和感应性,不为环境所束缚。

（4）适当接受个人的需要,并且有满足此种需要的能力。

（5）有自知之明,了解自己的动机和目的,并能对自己的能力做适当的估计。

（6）与现实环境保持良好的接触,能容忍生活中的挫折和打击,无过度幻想。

（7）能保持人格的完整与和谐,个人的价值观能根据社会标准的不同而发生变化,对自己的工作能集中注意力。

（8）有切合实际的生活目的,个人所从事的事业多为实际的、可能完成的工作。

（9）具有从经验中学习的能力,能适应环境的需要而改变自己。

（10）在集体中能与他人建立和谐的关系,重视集体的需要。

（11）在不违背集体的原则下,能保持自己的个性,有个人独立的观点,有判断是非、善恶的能力,对人不做过分的谄媚,也不过分寻求社会的赞许。

第二节 疾 病

在人的生命历程中,疾病(disease)和健康同样是自然的、动态的过程,是不可避免的现象。需要人们通过提高健康水平和采取特殊措施来预防疾病或延缓疾病的发生。疾病是有别于健康的生命运动方式。而卫生保健服务的目的就是要促进人们的健康、预防疾病的发生、恢复人们最佳的健康或使人平静地离开人世。为此,除了正确诠释健康外,护理人员不仅应在个体、系统、器官、组织、细胞和分子等微观层面了解疾病的内涵,还应全方位地从家庭、社区和社会等层面认识疾病对人的生理、心理、社会及精神等方面的影响,以帮助人们预防及治疗疾病、减轻痛苦、恢复健康。

一、疾病的概念

人们对疾病概念的认识经历了一个漫长而又不断发展的过程,主要分成三个阶段。

(一)古代的疾病观

远古时代,由于生产力低下,人的认识能力落后,认为疾病是鬼神附体,是神灵对罪恶的惩罚,因而出现了一系列与鬼神作斗争以治疗疾病的方法。公元前 5 世纪,著名的医学家希波克拉底(Hippocrates)创立了"体液学说",学说指出人体体内有血液、黏液、黑胆汁和黄胆汁 4 个元素,当体内的 4 个元素失衡则会发生疾病;中国古代提出的阴阳五行学说,把人体组织结构划分为阴阳,阴阳协调则健康,阴阳失调则发生疾病,是原始朴素自然的疾病观。古代朴素的疾病观虽然带有相当的主观猜测性,但它把疾病的发生同人体的物质变化联系起来,对医学的形成和发展起到了重大的推动作用,产生了深远的影响。

(二)近代疾病观

18—19 世纪,西方医学中的组织学和微生物学得到了很大的发展,德国病理学家魏尔啸(Virchow)建立了"细胞病理学说",开创了现代疾病观的先河,指出疾病是致病因素损伤了机体特定细胞的结果,使疾病有了比较科学的定位。此后,随着医学的发展,人类对疾病的认识不断发展,并对疾病本质的认识渐趋深入和成熟。概括起来主要有以下几种:

1. 疾病是不适、痛苦与疼痛 把疾病与不适、痛苦与疼痛联系起来,反映了疾病某一方面的特征,对区分正常人与患者有一定帮助。但是疼痛与不适只是疾病的一种表现,并非疾病的本质,更不是疾病的全部。以疼痛、不适来定义疾病,显然是片面的,不利于疾病的早期诊断,更不利于疾病的预防。

2. 疾病是社会行为,特别表现为劳动能力丧失或改变的状态 这是从社会学的角度对疾病的定义,其特点为:不是从疾病本身固有的本质特点出发,而是以疾病带来的社会后果为依据,目的在于唤醒人们努力消除疾病,战胜疾病的意识。

3. 疾病是生物学的变量 此定义从近代生物医学观出发,将疾病视为生物学的变量,认为疾病是结构、形态及功能的异常,要求人们从身体结构、形态及功能的变化上来认识和确定疾病。这种观点把握了疾病的本质,但它过分强调患病部位的结构、形态及功能的改变,而忽视了全身整体的功能状态。

4. 疾病是机体内稳态的紊乱 内稳态是 20 世纪初法国生理学家伯纳德(Claude Bemard)提出的,他认为生理过程是维持内稳态的平衡,而疾病过程是内稳态破坏的状态,用整体观取代局部定位观点认识疾病。

(三)现代疾病观

现代疾病观对疾病的认识,不仅局限于身体器官的功能与组织结构的损害,还包括人体各器官、系统之间的动态平衡,人的心理因素与躯体因素的双重影响以及人体与外界社会环境之间的和谐。纵观各种现代疾病观,可以归纳出以下四个基本特征:

(1)疾病是发生在人体一定部位、一定层次、某个系统的整体反应过程,是生命现象中与健康相对立的一种特殊征象。

现代医学已经揭示,人体是一个包括组织、器官、细胞、分子在内的多层次的统一体,在各层次之间都存在着局部与整体之间的辩证关系。疾病常常是人体的整体反应过程,局部损伤一定会影响整体,同时也受到整体代谢水平和反馈调节等影响;而整体的损伤又是以局部损伤为基础,整体过程的反应程度常常取决于局部病变情况。

（2）疾病是人体正常活动的偏离或破坏,表现为功能、代谢、形态结构及其相互关系超出正常范围,以及由此而产生的机体内部各系统之间和机体与外界环境之间的协调发生障碍。

由于疾病是对人体正常生命活动的干扰和破坏,因而必然会出现人体的功能障碍、代谢紊乱和形态结构异常。任何功能变化都以一定的代谢形式和形态结构的改变为基础,而一定的功能变化又必然引起相应的代谢甚至形态结构的改变。因此,功能、代谢、形态结构三者偏离正常及其三者平衡关系和内稳态的破坏,是疾病过程的本质。

（3）疾病不仅是体内的病理过程,而且是机体对内外环境适应的失败,反映于人体在内外因作用下引起损伤的客观过程。

疾病表现出来的人体内部功能、代谢、形态结构的异常,一般是一定内外因素作用的结果。疾病不仅表现为内环境稳态的破坏,而且表现为人体与外环境的不协调。

（4）疾病不仅是躯体上的疾病,而且也包括精神、心理方面的疾病,完整的疾病过程常常是身心因素相互作用、相互影响的过程。

现代医学的大量研究证明,精神、心理因素是影响健康的重要因素,也是构成健康的重要部分。

综上所述,疾病是机体在一定的内外因素作用下而引起一定部位的功能、代谢、形态结构的变化,表现为损伤与抗损伤的病理过程,是内稳态调节紊乱而发生的生命活动障碍。在此过程中,机体组织、细胞产生病理变化,出现各种症状、体征和社会行为的异常,对环境的适应能力减弱,最终导致生命质量的降低。

二、患者角色

社会的发展必定促进某一角色的要求不断改变,以适应社会的不断进步。每个人在成长发展过程中扮演着多种角色,也存在着其他社会角色和患者角色之间的转换。护理人员为了更好地提供优质服务,应对了解有关角色理论和患者角色特点,并能运用角色理论指导护理执业全过程。

（一）角色与患者角色的概念

1. 角色 角色(role)一词源于戏剧舞台演出用的术语,指影视剧中的人物。现常用于社会学,作为社会心理学中的专门术语,角色是指对某特定位置的行为期待与行为要求,是个体在多层面、多方位的人际关系中的身份和地位。也可以说,角色是个体在某种特定场合下的权利、义务和行为准则。每个社会角色都代表着一定行为的社会标准。个体在不同的时间和空间里,会扮演着许多不同的角色,如一个中年女性在医院是医生,在家中对父母而言是女儿,对丈夫而言是妻子,对子女而言是母亲等。在这种一对一的关系中,会因其对象的不同,而扮演不同的角色,承担不同的责任。因此,角色具有多重性和互补性。

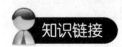

社会角色一词由来

角色,又称社会角色。1936年美国人类学家林顿(Linten R)在《人的研究》一书中提出社会角色这一词,后被广泛地运用于分析个体心理、行为与社会规范之间的相互关系,成为社会学、社会心理学、护理学中的专门术语。

角色是对一个人在特定社会系统中,一个特定位置的行为期望与行为要求,表明一个人在社会结构和社会制度中的特定位置、相应权利和担负责任。

社会角色所具有的行为规范要经过角色的学习过程来形成,并指导其行为。如护士角色是由护生在校接受护理教育和护理实践而获得,在护理职业岗位中应按护士的行为规范来约束自己的行为。

2. 患者角色 患者角色(patient role)最初由美国社会学家帕森斯(Parsons)于 1951 年在其所著《社会制度》一书中提出。患者角色是指社会对一个人患病时的权利、义务和行为所期望的行为模式。一般被认为是"由于某些原因引起生理、心理的变化或阳性体征出现而导致个体行为变化且得到社会承认的人"。帕森斯认为患者角色的概念应该包括以下几个特点:

(1)社会角色职责的免除或部分免除:患病的人可以免除或部分免除其正常生活中的社会角色所应承担的义务和责任,即可从正常的社会角色中解脱出来。免除的程度取决于疾病的性质、严重程度、患者的责任心,以及患者所得到的支持系统的帮助情况。

(2)患者对其陷入疾病状态没有责任:患者一般不需为其患病承担责任,患病是个体无法控制且不以人的意志为转移的,人对其自身生病的状态是无能为力的,患病不是患者的过错。因此,患者对其陷入疾病状态是没有责任的,他们需要受到照顾,也有权利获得帮助。

(3)患者具有恢复健康的义务性和主动性:疾病常使患者处于不适、痛苦、伤残,甚至死亡等极度紧张、恐惧状态中。社会期望每一个成员都健康,并承担应尽的责任。因此,患者有恢复健康的义务和责任。患者应该努力使自己康复,并为之主动做出各种努力。大多数患者患病后都期望早日康复,并为恢复健康接受治疗和各种康复训练。然而由于患者角色有一定的特权,可成为其继发性获益的来源。因此,一些人努力去寻求患者角色,安于患者角色,甚至出现角色依赖等。

(4)患者有寻求有效帮助,并在治疗中积极配合医疗和护理的责任:人处于患病状态时都应该寻求他人的帮助,包括可靠的技术帮助和感情帮助。患者患病后通常会主动寻求医护人员的专业知识、技术帮助和从亲属、朋友处获得情感上的支持,以促使恢复健康。在疾病治疗和护理过程中,患者不能凭自己的意愿行事,必须和有关的医务人员合作,严格遵守治疗和护理原则,积极协助治疗。如遵医嘱按时服药、休息、治疗、适当运动锻炼等。

患者是各式各样社会角色中的一种,有其特定的社会行为模式、特定的权利和义务。每个人患病后都会从不同的社会角色进入患者角色。在护理职业岗位中,护士应善于分析和判断患者角色,针对患者角色特征和角色适应情况,提供帮助和满足患者角色适应的各种需求,促进患者尽快完成角色转变,以利于其配合治疗,早日康复。

(二)常见的患者角色适应不良及心理原因

患者不能正常地行使其权利和义务,就会产生角色适应不良。一般常见的患者角色适应不良及主要的心理原因如下:

1. 角色行为冲突 角色行为冲突即患者角色与其他角色发生冲突。现实生活中,人们总是承担着多种社会角色,当患者从其他角色转变为患者角色时,其他角色则处于从属角色,若患者不能很好地由常态下的社会角色转向患者角色,则会对治疗和康复带来很大的不利。实际上,角色行为冲突是一种视疾病为挫折的心理表现。

2. 角色行为强化 角色行为强化即患者因为患病而导致自信心减弱,对家庭和社会的依赖性增强;当病情好转,由患者角色向常态角色转变时,仍然安于患者角色,产生退缩和依赖心理。表现为依赖性增强,害怕出院,害怕离开医务人员,对正常的生活缺乏信心等。角色行为强化主要是由于患病后体力和能力的下降,以及因病享受到额外的精神和经济待遇所致,是患者角色适应中的一种变态现象。

3. 角色行为缺如 角色行为缺如是指患者没有进入患者角色,不愿意承认自己是患者,这是一种心理防御的表现。常发生于由健康角色转向患者角色及疾病突然加重或恶化时。

4. 角色行为减退 角色行为减退是指患者已经适应了患者角色,但由于某种原因,使其又重新承担起原来扮演的其他角色,患者往往忽视了患者角色,而偏重其他角色。如一位心肌梗死的患者,住院后经治疗已经好转,但由于他年迈的母亲突发中风,他毅然离开医院承担起照顾自己母亲的责任,这是因为此时"儿子"的角色在他心中已经占据了主导地位,于是他放弃了患者角色而承担起"孝子"的角色。

5. 角色行为异常 角色行为异常即患者虽然知道自己患病,但因受疾病折磨而出现的失落、悲观、厌倦甚至自杀等行为表现。

患者在角色的转变过程中常会出现各种各样的问题,这些问题不解决或解决不当,将会对患者的康复造成严重的威胁。因此,护士在护理患者的过程中,应注意评估患者的角色适应情况,帮助其尽快适应患者角色。

（三）护士在帮助患者角色适应中的作用

为了使患者尽快适应患者角色,积极配合医疗和护理工作,以促进患者早日康复,护士有责任在患者的角色适应中起指导作用。指导的内容包括以下几个方面:

1. 常规指导 患者初次入院时,护士向患者介绍病区的环境、制度、注意事项等,同时做自我介绍,介绍有关的医务人员和同室的病友,以消除患者的陌生感和恐惧感,树立在医院环境中扮演患者角色的自信心。

2. 随时指导 患者住院后出现一些新情况,如即将面临痛苦的检查等,多数患者会表现出焦虑、恐惧和不安,护士应观察并掌握准确的信息,并对其进行及时的指导。

3. 情感指导 一些长期住院、伤残或失去工作能力的患者,容易对治疗失去信心,甚至产生轻生的念头,会出现角色缺如或角色减退现象;有些患者在疾病的恢复期出现患者角色强化现象,护士应经常与其沟通,了解患者的情感及情绪变化并给予适当的帮助,使其在心理上达到新的平衡。

三、疾病的影响

患病不仅会对患者本人造成影响,而且会使患者家庭乃至社会都面临着疾病及其治疗所带来的不同程度的变化和影响。

（一）疾病对个体的影响

1. 正性影响 患病对患者可以产生两方面的正性影响。首先,患者患病之后,进入患者角色,可暂时解除某些社会以及家庭责任,因而可以安心休养;其次,通过患病提高了其警觉性,在今后的生活中会尽量避免或减少致病因素,如改善生活方式,注意饮食、起居的合理安排,并且会参加一些促进健康的活动。

2. 负性影响

1) 生理改变:患病后,由于身体组织器官的病理生理改变,患者会出现各种症状和体征,如疼痛、呼吸困难、心慌、肢体活动障碍等,使患者产生不适感,影响其休息和睡眠,甚至影响患者的正常生活和工作。

2) 心理改变:患病后的心理改变与疾病的严重程度和持续时间有关,若病情比较轻,持续时间比较短,患者的反应会较平静;若病情重,持续时间长,患者会出现较激烈的心理反应,表现为焦虑、恐惧、失望和无助感等。

3) 体像改变:体像(body image)是个人对自己躯体外观的自我感受。一般认为是个人对于身体外观及其功能的主观感受,并随疾病严重程度及文化价值观的不同而发生变化。特别是身体残障,更容易造成患者体像的改变,表现为对身体的结构、功能、外观产生怀疑、退缩、消极及抑郁的态度。身体残障患者产生体像改变的原因有下列两种情况:

(1) 身体外观的改变:外伤、烫伤、烧伤、截肢及瘫痪等患者,其身体外观将有所改变,使体像的完整性遭到破坏,所影响的程度视受损部位、范围大小和重要性有所不同。

(2) 身体功能的丧失和障碍:身体功能部分或大部分发生障碍,使正常生活受到影响,体像受到威胁,例如,半身不遂的患者因一侧肢体无法正常活动,必须依赖他人的帮助才能完成活动,势必会产生挫折感。

4) 自我概念的改变:自我概念(self-concept)即一个人对自身存在的体验,通过各种特定习惯、能力、思想、观点等表现出来。患病后,由于身体部分功能的降低或缺失而依赖他人,经济困难、工作能力的缺乏等因素的影响,会使其家庭和社会角色弱化,自我概念发生较大改变。

(二) 疾病对家庭的影响

疾病不仅影响患者,还对患者的家庭及有重要关系的人产生影响。疾病对家庭的影响主要有以下几点:

1. 家庭经济负担加重　患者患病后需要去医院就诊或住院治疗,会增加家庭的经济负担。如果患者是家庭经济来源的主要承担者,会使家庭的经济收入减少,加重家庭的经济负担。

2. 家庭成员的心理压力增加　患者的家庭其他成员在其患病后需要投入很大的精力给予照顾,使家庭成员的负担增加,并产生相应的心理压力。患者的心理反应和行为变化,会对家庭成员的心理造成压力,同时患者的家庭角色功能需要其他的家庭成员来承担,会增加其家庭成员的精神和心理负担。另外,如果患者所患的是传染病或不治之症,对其家庭成员的影响更大,家庭成员会出现情绪低落、悲伤、气恼、失望和无助感等多种情绪反应。若出现这一情况,家庭成员需要专业性的咨询和指导,才能适应改变。

四、疾病与健康的关系

健康不是绝对存在的,患病也并非完全失去健康。20 世纪 70 年代,有人提出"健康与疾病是连续统一体"的观点,认为健康是相对的,是人们在不断地适应环境变化的过程中,维持生理、心理和社会适应等方面动态平衡的状态。疾病则是人的某方面功能偏离正常状态的一种现象。因此,人的状态是由健康与疾病构成的一种线形谱,一端是最佳健康状态,另一端是完全丧失功能及死亡状态(图 3-1)。

每个人的健康状况都处在这种健康与疾病所构成的线形谱的某一点上,而且处在不断动态变化之中。任何时期都包含着健康和疾病两种成分,哪一个成分占主导,就表现出哪一个成分的现象与特征。当个体向最佳健康一端移动时,健康的程度就增加;当个体向完全丧失

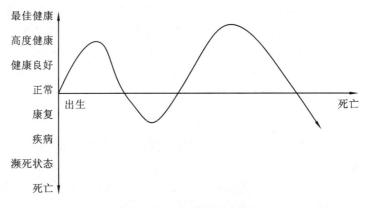

图 3-1　健康与疾病的连续性

能力或死亡一端移动时,疾病的程度就增加。个体从健康到疾病或从疾病到健康的过程中,并不存在一个明显的界线。所以健康与疾病是相对的,在生命过程中是动态变化的,并在一定条件下可以相互转化。而现在大多认为健康与疾病可在个体身上同时并存,即一个人可能在生理、心理、社会的某方面处于低水平的健康甚至疾病状态,但在其他方面却是健康的,如某些残疾人,经过康复治疗和护理,把残障降低至最低程度,使他们身体尚存的功能充分发挥作用,继续为社会做出贡献。因此,一个人的健康状况与人体本身的防御功能及有害因素对人体的影响密切相关,在医护人员共同努力下随时可以改变。

第三节　健康促进与疾病预防

一、健康促进的概念与策略

1979 年美国卫生总署关于健康促进和疾病预防的报告《健康的人民》的发布,标志着健康促进的开始。1986 年 11 月,在加拿大渥太华召开的第一届国际健康促进大会和由此而发表的《渥太华宪章》是健康促进发展史上的一个里程碑。

（一）概念

健康促进(health promotion)是健康教育的发展与延伸,随着人们生活方式和生活环境的不断改变以及全球卫生保健事业的不断发展,健康促进这一概念也在不断发展和深化之中。健康促进的定义较多,目前比较有影响的定义有以下几种:

1. 美国联邦办公署的定义　1979 年,美国联邦办公署提出:"健康促进包括健康教育及任何能促使行为和环境转变为有利于健康的有关组织、政策及经济干预的统一体。"

2. 劳伦斯・格林(Lawrence W. Green)对健康促进的定义　美国健康教育学家劳伦斯・格林提出:"健康促进是指一切能促使行为和生活条件向有益于健康改变的教育与环境支持的综合体。"

3. WHO 的定义　1986 年,WHO 提出:"健康促进是促使人们维护和提高其自身的过程,是协调人类与环境之间的战略,规定个人与社会对健康各自所负的责任。"

健康促进的核心是以健康教育为先导,以个人和社会对健康各自应有的责任感为动力,以行政、经济、政策、法规等手段为保证,以良好的自然和社会环境作为后盾,强调个人和社会对健康各自所负的责任。动员卫生部门、非卫生部门以及全体社会成员的总体力量,干预和改变危害人们健康的生活方式和生活环境,促使人们消除危及健康的各种主客观因素,形成有益于健康的生活方式和生活环境,不断提高社会群体的健康水平进而达到提高人类生命质量的目的。

(二)健康促进的策略

《渥太华宪章》明确提出了健康促进的策略,主要包括:

1. 制定促进健康的政策 WHO明确指出"健康问题已经提到了各个部门、各级领导的议事日程上,使他们了解他们的决策对健康产生的后果负有责任。"说明健康不仅是个人的责任,还应该是社会的责任。健康促进超越了保健范畴。健康促进的政策由多样且互补的政策、法规、财政、税收和组织改变等综合而成。

2. 营造良好的支持性环境 WHO指出"创造支持性环境与健康息息相关,两者相互依存,密不可分。创造对健康更为有利的环境,必须使自然环境、物质环境、经济环境和社会政治环境等都能有助于健康而不是有损健康。"环境因素在人类健康促进的过程中占有重要的地位,无论个人、群体还是社会要获得健康,均要积极参与到对环境的改善与良好环境的维护中来,并系统地评估快速变化的环境对健康的影响,使环境成为人类获得健康的支持力量。构建一个健康的社会,需要靠多部门对健康的投入,任何一个项目的实施都需要得到全社会的支持。因此,制定共同的行动计划,营造良好的支持性环境是十分必要的。

3. 扩大卫生服务职能 健康促进是卫生行业的一项重要任务,因此要求卫生管理部门和全体卫生工作者改变不适应现代卫生保健战略的观念和做法,树立大卫生观和大预防观,扩大其服务职能和服务范围,以自身的资源优势,特别是人力资源优势加强健康促进中的卫生服务。

4. 充分发挥社区力量 健康促进工作是通过具体和有效的社区行动,包括确定需要优先解决的健康问题,做出决策,设计策略及贯彻执行,以达到促进健康的目标。健康促进特别强调群众有效积极地参与,社区群众既有促进健康的权利,也有参与健康促进的义务。因此,充分发动社区群众,让他们直接参与卫生保健计划的制订和执行,是推动健康促进的有效途径之一。

5. 发挥个人的作用 健康促进通过提供信息、健康教育和提高生活技能以支持个人和社会的发展,使群众能更有效地维护自身的健康和他们的生存环境,并做出有利于健康的选择。

2007年,国际健康促进与健康教育联盟大会的主题是"迎接健康促进新纪元"。健康促进新纪元的特征是实现公平、平等、赋权、社区参与、部门合作、可持续发展和对健康承担责任,全面提高人民的生活质量。

 知识链接

健康素养是指个人获取和理解健康信息,并运用这些信息维护和促进自身健康的能力。居民健康素养评价指标已经纳入到国家卫生事业发展规划之中,作为综合反映国家卫生事业发展的评价指标。

目前国际上对健康素养给出的定义尚不统一,主要从临床和公共卫生两种视角对其进行了诠释。研究人员和政府机构最能接受的是美国国家医学图书馆和世界卫生组织提出的健康素养定义。美国国家医学图书馆认为："健康素养是个体获得、理解和处理基本的健康信息或服务并作出正确的与健康相关决策的能力。"世界卫生组织认为："健康素养代表着认知和社会技能。这些技能决定了个体具有动机和能力去获得、理解和利用信息,并通过这些途径能够促进和维持健康。"

健康素养本质上就是个体充分利用各种健康信息,维护和促进自身健康所具备的综合能力。提升这种能力,是健康促进的主要目标之一。可以说,一个国家的国民健康状况与他们的健康素养密切相关。

我国卫生部于 2008 年发布《中国公民健康素养基本知识与技能(试行)》,包括基本知识和理念、健康生活方式与行为和基本技能三部分内容,共 66 个相关条目,包括 25 条基本知识和理念,34 条健康生活方式与行为,7 条基本技能。

(三) 促进健康的相关护理活动

健康相关行为(health related behavior)是指人类个体和群体与健康和疾病有关的行为。健康相关行为可分为促进健康的行为和危害健康的行为,促进健康的行为简称健康行为(health behavior),危害健康的行为简称危险行为(risk behavior)。促进健康的相关护理活动是通过护士的努力使公众建立和发展促进健康的行为,减少危害健康的行为,从而维护和提高人类的健康水平。

1. 促进健康的行为 促进健康的行为是个体或群体表现出的客观上有利于自身和他人健康的一组行为。这些行为包括:

(1) 基本健康行为:指日常生活中一系列有利于健康的基本行为,如合理的营养、平衡膳食、适量的睡眠、积极锻炼等。

(2) 保健行为:指正确合理地利用卫生保健服务,以维护自身健康的行为,如定期体检、预防接种等。

(3) 预警行为:通常指预防事故发生和事故发生后正确处理的行为,如乘飞机或汽车时系安全带,发生溺水、车祸后的自救和他救行为等。

(4) 避免有害环境行为:有害环境包括人们生活和工作的自然环境以及心理社会环境中对健康有害的各种因素。主动避开环境中的危害也属于健康行为,避免有害环境行为包括调适、主动回避、积极应付等。

(5) 戒除不良嗜好行为:以积极主动的方式戒除日常生活中对健康有危害的个人偏好,如戒烟、不酗酒、不滥用药物等。

2. 危害健康的行为 危害健康行为是指偏离个人、他人和社会的健康期望,客观上不利于健康的行为。危险行为可分为四类。

(1) 不良生活方式与习惯:生活方式是指一系列日常活动的行为表现形式。不良生活方式则是一组习以为常的、对健康有害的行为习惯,如吸烟、酗酒、缺乏运动锻炼、高盐饮食、高脂饮食、不良进食习惯等。不良的生活方式与肥胖、心血管系统疾病、癌症等疾病的发生关系密切。

(2) 致病行为模式:导致特异性疾病发生的行为模式,国内外研究较多的是 A 型行为模式和 C 型行为模式。

A 型行为模式是一种与冠心病密切相关的行为模式,其特征表现为雄心勃勃,争强好胜,富有竞争性和进取心。一般对工作十分投入,工作节奏快,有时间紧迫感。这种人警戒性和敌对意识较强,对挑战往往是主动出击,而一旦受挫就容易恼怒。有研究表明,具有 A 型行为者冠心病的发生率、复发率和死亡率均显著地高于非 A 型行为者。C 型行为模式是一种与肿瘤发生有关的行为模式,其核心行为表现是情绪过分压抑和自我克制,爱生闷气。有研究表明,C 型行为者宫颈癌、胃癌、结肠癌、肝癌、恶性黑色素瘤的发生率高出其他人 3 倍左右。

(3) 不良疾病行为:疾病行为指个体从感知到自身患病再到身体康复全过程所表现出来的一系列行为。不良疾病行为可能发生在上述过程中任何阶段,常见的行为表现形式有:疑病、恐惧、讳疾忌医、不及时就诊、不遵从医嘱、迷信甚至自暴自弃等。

(4) 违反社会法律、道德的危害健康的行为:吸毒、性混乱等行为既直接危害行为者个人的健康,又严重影响社会健康和正常的社会秩序。如吸毒可直接产生成瘾行为,导致吸毒者身体极度衰竭,静脉注射毒品,还可能感染乙型肝炎和艾滋病等;混乱的性行为可能导致意外怀孕、性传播疾病和艾滋病等。

3. 促进健康的护理活动 实施促进健康的护理活动,有利于个体和群体促进健康行为的建立。护士在促进健康活动中的任务不仅仅是解除病痛,延长患者的生命,还要努力提高患者的生存质量。促进健康的护理活动包括:

1) 生理领域:为了促进健康、提高人们的生存质量,首先必须做好生活护理,避免不良刺激,保证患者有良好的生理舒适感。具体内容包括:

(1) 采取一定的措施减轻或消除患者的疼痛与不适,如保持患者舒适的体位、按医嘱适时应用止痛剂、松弛疗法、适量运动等。

(2) 保证周围环境的安静,使患者有足够的休息和睡眠。

(3) 根据患者的具体情况,满足其饮食、饮水、排泄等方面的需要。

2) 心理领域:护士应运用良好的沟通技巧,进行心理疏导,鼓励患者宣泄,帮助患者认识生存的价值,树立正确、豁达的健康观。

3) 社会领域:鼓励患者家属及与其有重要关系的人经常探望和陪伴患者,给予患者更多的温暖和支持,使其获得感情上的满足感。

二、疾病预防

在健康疾病过程的任何阶段,均可采取一些预防措施,以避免或延迟疾病的发生,从而阻止疾病的恶化,促进康复。这种覆盖了医疗护理服务中的预防、治疗和康复三个健康保健层面的措施,称为三级预防。

(一) 一级预防(primary prevention)

一级预防又称病因预防,是最有效的预防措施,是针对疾病易感期而采取的预防措施。主要目的是去除病因或针对病因采取直接措施,减少对人体有害的危险因素。主要措施包括以下几点:

(1) 实施健康教育,建立良好生活方式。

(2) 提倡合理饮食,加强体育锻炼。

(3) 特殊人群的重点预防。

(4) 针对病因的特异性预防。

(5) 环境保护和监测。

(6) 重视社会、心理、行为与健康的关系。

（二）二级预防（secondary prevention）

二级预防是指发病前期和发病早期的疾病预防措施，关键是早期发现、早期诊断和早期治疗，又称"三早"预防。二级预防不仅有利于终止疾病的进一步发展，而且有利于防止疾病在群体间蔓延。慢性病具有患者多、损害广、治愈率低等特点，而且病因机制不明者居多，完全做到一级预防比较困难，所以慢性病应以二级预防为重点。

（三）三级预防（tertiary prevention）

三级预防是对患者进行的积极有效的治疗、护理，加速其生理、心理和社会功能的康复，减少并发症和后遗症的发生，最大限度地使其恢复健康。通过三级预防，可以减轻伤残的程度，帮助其恢复部分或全部自理能力。

三、生存质量

社会的进步和医学的发展使传染病得到了有效的控制，人的寿命延长、老年人口比例增大、疾病的构成也发生了很大的变化，以往用来反映健康状况的指标已不能适应这种新的情况。同时，随着医学模式的转变，生活水平和知识水平的提高，人们的健康意识在不断地加强，对健康的本质也有了更进一步的认识，例如，对于肿瘤等严重威胁人类生命健康而目前现代医学还不能彻底治愈的疾病，许多人宁愿要一个高质量的短暂生命，而不愿意长期极端痛苦地活着。为此，人们开始寻求新的健康测量指标，生存质量正是在这种客观健康水平提高和主观健康观念更新的背景下应运而生的一套评价健康水平的指标体系。

（一）生存质量的概念

生存质量（quality of life，QOL），亦称生活质量或生命质量，最初是一个社会学概念，20世纪 50 年代由美国经济学家坎伯瑞斯（Calbraith）在其著作《富裕社会》一书中首先提出。后来，美国著名经济学家罗斯托（Rostow）在《经济增长的阶段》一书中也将"追求生存质量的阶段"作为经济增长的一个阶段。社会学意义上的 QOL 的研究主要在宏观和微观两个层次上进行。宏观层次指研究人口群体的生存质量，如世界、国家、地区人口的生存质量；微观层次指研究个体、家庭人口的生存质量。医学领域中，把 QOL 理论和医学实践结合起来，形成与健康相关的生存质量，它不仅能更全面地反映人们的健康状况，而且能充分体现积极的健康观。

对生存质量的概念，至今仍然没有公认的定义。多年来，不少学者从自己的专业或角度出发，对其内涵进行了探讨，但各自有不同的理解和认识，从而导致其多义性和复杂性。下面仅列出几个具有代表性的定义。

1. 沃尔特（Walker） 生存质量是一个包括生理、心理特征及其受限程度的广泛的概念，它描述个人执行功能并从中获得满足的能力。

2. 湃忒克（Patrick） 生存质量是指在疾病、意外损伤及医疗干预的影响下，个人生命条件和事件相联系的健康状态和主观满意度。

3. 莱文（Levi） 生存质量是对个人或群体所感受到的身体、心理、社会各方面良好的适应状态的一种综合测量，而测得的结果用幸福感、满意感或满足感等来表示。

4. 凯茨（Katz） 生存质量是完成日常工作、参与社会活动和追求个人爱好的能力，是患者对生活环境的满意程度和对生活的全面评价，包括认知、情感和行为方面。

5. WHO 的定义 1993 年在日内瓦召开的世界卫生组织生存质量研讨会上明确指出：

"生存质量是指个体在其所处的文化和风俗习惯的背景下,由生存的标准、理想、追求的目标所决定的对其目前社会地位及生存状况的认识和满意程度",它包括个体生理、心理、社会功能及物质状态四个方面。

尽管不同的人对生存质量有不同的认识,但有两点基本上得到了公认:①生存质量是一个多维度的概念,包括生理、心理、社会健康状况,主观满意度,疾病或与治疗有关的症状的广泛领域,每一个领域又可以进一步针对研究问题和被研究的特殊人群再分为更详尽的组成部分。②大多数研究者认为 QOL 测量必须包括主观健康指标,主观健康也可称为自我评价的健康,是健康测量和生存质量评价中广泛应用的指标。

（二）生存质量的判断标准及模式

生存质量测量方法是一种新的健康测量和评价技术,涉及客观和主观两方面的综合测量判断标准。生存质量的判断包括躯体健康、心理健康、社会适应能力,也包括其生存环境的状况,如经济收入情况、住房情况、邻里关系、工作情况、卫生服务的可及性、社会服务的利用情况。其测定的内容目前尚无统一的标准,但主要包括 6 个方面:①躯体状态;②心理状态;③社会关系;④环境;⑤独立程度;⑥精神、宗教、个人信仰等。

不同的测量对象,不同的疾病,其所处的状态不同,生存质量测量的方面和内容也不相同。目前,生存质量的测量包括两种测量途径:一般量表及特殊量表。

1. 一般量表 用于测量人群共同方面的一般量表,包括疾病影响量表(sickness impact profile,SIP)、健康量表(nottingham health profile,NHP)、社会功能-36(social functioning-36,SF-36)等。一般性量表综合范围广泛,可用于不同人群的比较,但不精确。

2. 特殊量表 用以测量某种特定疾病的人群所用的特异性量表,如糖尿病患者生存质量测量量表(DDCT)、癌症患者生存质量测定量表(FLIC)等。特殊量表只针对特定患者,内容狭窄,不利于患者组间比较,但灵敏度高。而用于临床生存质量研究的量表除了应具有一般生存质量共有的方面外,还应具有反映疾病特异方面的内容。

小 结

1. 健康不仅是没有疾病,而且包括躯体健康、心理健康、社会适应良好和道德健康。影响健康的主要因素包括:生物因素、心理因素、环境因素、行为生活方式和医疗卫生服务体系。

2. 疾病是机体在一定的内外因素作用下而引起一定部位的功能、代谢、形态结构的变化,表现为损伤与抗损伤的病理过程,是内稳态调节紊乱而发生的生命活动障碍。疾病会对患者、家庭和社会带来一定的影响,并引起患者角色的改变。常见的患者角色适应不良包括角色行为冲突、角色行为强化、角色行为缺如、角色行为减退和角色行为异常。

3. 健康和疾病是相对的过程,健康和疾病的关系和相互作用可通过健康-疾病连续体体现。在健康和疾病过程的任何阶段,均可采取一些预防措施,以避免或延迟疾病的发生,阻止疾病的恶化并促进康复。疾病的预防包括一级预防、二级预防和三级预防。

4. 健康促进是促使人们维护和提高他们自身的过程,是协调人类与环境之间的战略,规定个人与社会对健康各自所负的责任。

5. 生存质量是指个体在其所处的文化和风俗习惯的背景下,由生存的标准、理想、追求的目标所决定的对其目前社会地位及生存状况的认识和满意程度。

思考题

一、选择题

1. 对人体健康影响最为深远又最能被控制的因素是（　　）。

A. 自然环境因素　　　　　B. 生活方式　　　　　C. 生物遗传因素

D. 健康服务系统　　　　　E. 社会环境因素

2. 小王上班途中突遇车祸，护士上前对伤者进行了简单的包扎制动措施，此行为属于（　　）。

A. 日常健康行为　　　　　B. 避免有害环境行为　　　　C. 预警行为

D. 求医行为　　　　　　　E. 保健行为

3. 李某，女，52岁。因胃溃疡出血而住院治疗一周，今天儿子突发意外骨折住院，李某坚持出院到骨科照顾儿子。其角色适应不良是（　　）。

A. 患者角色行为缺如　　　　　　　B. 患者角色行为冲突

C. 患者角色行为强化　　　　　　　D. 患者角色行为减退

E. 患者角色行为矛盾

4. 有关疾病对患者和家庭的影响，下列说法正确的是（　　）。

A. 患者行为和情绪的改变主要受患者的角色改变的影响

B. 患者体像的改变是普遍存在的，改变的程度与个性相关

C. 疾病所致的家庭角色改变主要为角色重叠和角色缺失

D. 疾病常导致患者和家庭改变原有的生活方式和行为

E. 以上都不对

二、简答题

1. 列出影响健康的因素和引起亚健康的因素有哪些？

2. 简述健康促进的策略有哪些？

3. 简述促进健康的行为和危害健康的行为各有哪些？

三、案例题

1. 患者，女，48岁，以"急性心肌梗死"入院。入院后，给予一级护理，低盐饮食，并嘱患者绝对卧床休息。但患者认为自己虽然患病，仍可以下床活动，因此表现为烦躁、愤怒，不配合治疗护理。患者为某高校教师，已婚，育一女，18岁，为即将高考的学生。

请问：

（1）患者出现了哪种角色行为不良，并分析其心理原因。

（2）常见的患者角色适应不良有哪些？

（刘雅玲）

第四章　文化与护理

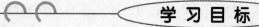

学习目标

识记：

1. 文化、跨文化护理的概念。
2. 护理文化的功能。
3. 文化对护理的影响。

理解：

1. 文化休克产生的原因以及预防措施。
2. 莱宁格跨文化护理理论在满足服务对象文化需要时的作用。

应用：

按护理程序方式，分析某一具体病例的文化护理诊断、护理措施及护理评价。

随着现代社会的发展日益激化，世界各国的政治、经济、文化等领域的交流达到了一个空前的高度和广度。政治的多极化、经济的全球化和信息技术的高速发展对多元文化产生了巨大影响。护理专业作为医疗卫生保健行业中的重要组成部分，学科定位早已转变成自然科学和社会科学相结合的领域，研究范畴已扩大到影响人类健康的生物、心理、社会、精神、文化等各个方面。在护理实践中，要注意了解服务对象的文化背景、对健康的观念、生活习惯及传统治疗疾病的方法等，提供既适合共性又能满足个体需要的护理服务，以最大限度满足服务对象的需要，并提供与文化一致的护理。

 案例

患者为乌兹别克斯坦人，42岁，信仰伊斯兰教，会讲英语和简单的中文，在驻华公司担任主管。因"胸前区阵发性疼痛反复发作1周，加重1 h"入院。患者一周来胸部闷痛不适，疼痛部位在心前区，每次持续2～3 min自行缓解。1 h前患者出现胸部闷痛不适，伴有出冷汗，无恶心、呕吐，门诊检查：心电图ST段压低明显，为进一步治疗入院。入院体格检查：患者神志清，一般状态尚可。体温37 ℃，脉搏72次/分，呼吸16次/分，血压139/75mmHg，双肺未闻及啰音，心律齐，未闻及病理性杂音，腹部无压痛、反跳痛，肝脾肋下未触及，双下肢无水肿。心电图检查：窦性心律，下壁V_4～V_6导联ST段压低。诊断为：冠状动脉硬化性心脏病，心绞痛。饮食上喜欢面食、牛肉、羊肉、马肉、奶油、酥油等，但忌食猪肉、狗肉、驴肉和一切动物的血。目前患者对冠心病、心绞痛的相关知识知之甚少，比较担心自己的病情发展，担心自己的工作与家庭生活，希望在住院期间能够继续自己的宗教活动。

第一节 文 化 概 述

一、文化

(一) 文化的概念

在中国的古籍中,"文"既指文字、文章、文采,又指礼乐制度、法律条文等。"化"是"教化"、"教行"的意思。从社会治理的角度而言,"文化"是指以礼乐制度教化百姓。而文化(culture)一词在中国最早出现在西汉著名学者刘向所撰的《说苑·指武》中的"圣人之治天下也,先文德而后武力。凡武之兴,为不服也。文化不改,然后加诛。"因此,在汉语系统中,"文化"的本义就是"以文教化",它表示对人的性情的陶冶,品德的教养,本属精神领域之范畴。随着时间的流变和空间的差异,"文化"逐渐成为一个内涵丰富、外延宽广的多维概念,成为众多学科探究、阐发、争鸣的对象。

"文化"一词在西方来源于拉丁文"cultura"和"colere",本义为"耕作"、"栽培"、"养育"等。自 15 世纪以后,逐渐引申使用,把对人的品德和能力的培养也称之为文化。1871 年,英国文化学家泰勒在《原始文化》一书中提出了对文化的早期经典学说,即文化是包括知识、信仰、艺术、道德、法律、习俗和任何人作为一名社会成员而获得的能力和习惯在内的复杂整体。

文化的定义有广义和狭义之分。广义的文化是指人类创造的一切物质产品和精神产品的总和;狭义的文化专指语言、文学、艺术及一切意识形态在内的精神产品。目前比较公认的文化的定义:文化是在某一特定群体或社会的生活中形成的,并为其成员所共有的生存方式的总和,包括价值观、语言、知识、信仰、艺术、法律、风俗习惯、风尚、生活态度及行为准则,以及相应的物质表现形式。

(二) 文化类型

1. 按照文化现象划分 人们活动的物质财富、精神产品以及活动方式本身。又可以称之为物质文化、精神文化和方式文化。物质文化是一个社会普遍存在的物质形态,如机器、工具、书籍、衣服、计算机等。精神文化指理论、观念、心理以及与之相联系的科学、宗教、符号、文学、艺术、法律、道德等。方式文化包括生产方式、组织方式、生存方式、生活方式、行为方式、思维方式、社会遗传方式等七个方面,是文化现象的核心和最基本的内容。

2. 按照文化的特点划分 按照文化的特点划分为硬文化和软文化。硬文化是指文化中看得见、摸得着的部分,如物质财富,是文化的物质外壳,即文化的表层结构。软文化是指活动方式与精神产品,是文化的深层结构。在文化的冲突中,硬文化较易随着冲突而改变自身,易被外来文化理解和接受;软文化则不易在冲突中改变,尤其是软文化中的"心理积淀"部分最难改变,且不易被理解和接受。"心理积淀"部分之所以不易改变,主要原因在于心理积淀是文化结构中最深层的文化层面,它不仅仅是个人长期形成的心理习惯,更主要的是一个民族数代人积淀而成的心理习惯。

3. 按照涉及人群和表现形式划分 按照涉及人群和表现形式划分为主流文化、亚文化和反文化。主流文化是指统治阶层和主流社会所倡导的文化,代表了社会的主要发展方向。

亚文化是指当一个社会的某一群体形成一种既包括主流文化的某些特征,又包括一些其他群体所不具备的文化要素的生活方式。亚文化仅为社会上一部分成员所接受的或为某一社会群体所特有的文化。亚文化一般不与主流文化相抵触或对抗。反文化是指对现存社会秩序的背离及否定,是直接对主流文化的中心因素如价值观、信仰、观念、风俗习惯等构成挑战的亚文化。

(三)文化的要素

1. 精神要素(即精神文化) 它主要指哲学和其他具体科学、宗教、艺术、伦理道德以及价值观念等,其中尤以价值观念最为重要,是精神文化的核心。精神文化是文化要素中最有活力的部分,是人类创造活动的动力。价值观念是一个社会的成员评价行为和事物以及从各种可能的目标中选择合意目标的标准。这个标准存在于人的内心,并通过态度和行为表现出来,它决定人们赞赏什么,追求什么,选择什么样的生活目标和生活方式。同时价值观念还体现在人类创造的一切物质和非物质产品之中。

2. 语言和符号 两者具有相同的性质即表意性,在人类的交往活动中,二者都起着沟通的作用。语言和符号还是文化积淀和储存的手段。人类只有借助语言和符号才能沟通,只有沟通和互动才能创造文化。而文化的各个方面也只有通过语言和符号才能反映和传授。能够使用语言和符号从事生产和社会活动,创造出丰富多彩的文化,是人类特有的属性。

3. 规范体系 规范是人们行为的准则,有约定俗成的,如风俗等;也有明文规定的,如法律条文、群体组织的规章制度等。各种规范之间互相联系,互相渗透,互为补充,共同调整着人们的各种社会关系。规范规定了人们活动的方向、方法和式样,规定语言和符号使用的对象和方法。规范是人类为了满足需要而设立或自然形成的,是价值观念的具体化。规范体系具有外显性,了解一个社会或群体的文化,往往是先从认识规范开始的。

4. 社会关系和社会组织 社会关系是上述各文化要素产生的基础。生产关系是各种社会关系的基础,在生产关系的基础上,又发生各种各样的社会关系。这些社会关系既是文化的一部分,又是创造文化的基础。社会关系的确定,要有组织保障,一个社会要建立诸多社会组织来保证各种社会关系的实现和运行。家庭、工厂、公司、学校、教会、政府、军队等都是保证各种社会关系运行的实体。社会组织包括目标、规章、一定数量的成员和相应物资设备在内,既包括物质因素又包括精神因素。社会关系和社会组织紧密相连,成为文化的一个重要组成部分。

5. 物质产品 经过人类改造的自然环境和由人创造出来的一切物品,如工具、器皿、服饰、建筑物等,都是文化的有形部分。物质产品凝聚着人的观念、需求和能力。

(四)文化的特性

1. 创造性 文化是人类社会在共同生活的过程中创造出来的,自然存在的东西及其运动变化不是文化,但人类社会在此基础上创造出来的其他物品却是文化。例如日月星辰本身不是文化,但人类据此创造出来的历法则是文化。

2. 象征性 一切具体文化现象都是一定文化类型的反映或象征。例如五星红旗就具有一定的象征性。自然环境是构成社会的硬件系统,而文化是构成社会的软件系统,它对于人类的特殊意义必须通过具体的事物或现象反映出来。

3. 共享性 文化是一个群体、一个社会乃至全人类共同享有的财富,例如语言、规范、制度、风俗习惯、价值观等。同一社会的人在共同生活中创造出了文化,并共同遵守和使用。其共享性与物质财富的共享性不同。物质财富的共享会减少其原本资源的拥有量,而文化的共享不会导致原有文化的减少。

4. 渗透性 由于文化的传播是两种或两种以上的文化特质相互接触、相互吸收、相互影响的现象,即文化的渗透。任何国家和民族都不可能长久地孤立于世界各国和民族之外,它必然要与其他国家或民族进行交往。在交往中自身文化与外部文化必然发生文化渗透,这是通过人与人的交往及学习实现的。在信息化程度日益提高的今天,文化的渗透越来越广泛、迅速和深入。

5. 复合性 复合性是指任何文化现象都是一系列具有内在联系的文化现象的组合。任何文化现象都不可能单独存在,它必然要与其他文化现象组合在一起,围绕着一种社会活动产生一系列相关的文化现象。例如由酒、酒具、酒令等一系列文化现象组合在一起的酒文化。

6. 多样性 文化都是具体的、特殊的。在世界范围内,各个国家、地域、民族、社会集团、社区的文化都是不同的,并且差异很大。国家文化有中国文化、美国文化等,地域文化有欧洲文化、美洲文化、亚洲文化等,民族文化有汉族文化、回族文化、藏族文化、苗族文化等,社会集团文化有企业文化、校园文化、医院文化等。

7. 超自然性 文化的第一要素是它对人的描述。文化只与人以及人的活动有关,它包括人类所创造的一切物质的和非物质的财富。也就是说,自然界本无文化,自从有了人类社会,人类便在适应自然、改造自然,适应社会、改造社会中创造和发展了文化。凡是经过人类"耕耘"的一切均在文化的研究之中。

8. 超个人性 文化的超个人性体现于个人虽然有接受文化及创造文化的能力,但是形成文化的力量却不是个人。文化是对一个群体或一类人的描述,体现的是人的群体本质、群体现象,而仅仅体现个人特征的现象不属于文化现象。

9. 地域性 文化是人类的历史产物,它伴随着人类的出现、发展而产生和发展。人类的出现首先是分地域的,而且是互相隔绝的。因此,各个人群便按照自己不同的方式来创造自己的文化。故文化一出现就带有鲜明的地域特征,使地域间的文化互相不同。

10. 超地域性 超地域性具有两层含义:其一,有些文化既可发生和存在于这个地域,也可发生和存在于其他地域,它不是某一特定地域的特定文化,而是诸多地域的共同性文化或全人类性文化,即文化的人类性;其二,有些文化首先只在某一特定的地域发生、发展和成熟,但这种文化又可以被其他地域所接受、吸收和同化。这种文化在被其他地域接受之前属于地域文化,后来便成为超地域文化或人类性文化。

11. 时代性 文化具有鲜明的时代特征。一个时代的文化与另一个时代的文化会有明显的差别。其划分的依据是生产方式,生产方式的时代差别也就是一种文化的时代差别,文化便由此留下了鲜明的"时代痕迹"。所以,文化有原始文化、中世纪文化、现代文化,或传统文化与现代文化等的文化时代性差异。

12. 超时代性 在同一民族文化中,各时代文化共同的东西可以被看作是超时代特征的文化,是这个民族的永恒性文化,与这个民族相随不离。文化的超时代性还表现在有些具有鲜明时代痕迹的文化能够超越其产生的时代,而在新的时代与新时代文化共存并构成新旧文化的冲突。新旧文化冲突时,如果人们掌握了新文化中某种制度或实践主体的意义,便会接受新文化。

13. 传递性 文化一经产生就会被世人模仿及利用。传递有两个方面:纵向传递和横向传递。纵向传递是将文化一代一代地传递下去;横向传递指在不同的地域、民族之间的传播。

（五）文化的功能

英国功能学派的人类学家马林诺斯基认为，文化以一个统一的不可分割的社会整体存在，在社会功能中发挥主要作用。具体表现在以下几个方面：

1. 文化是社会或民族相互区分的标志　文化是一个社会物质文明与精神文明的总和，内涵丰富。文化精髓是一个民族的精神信仰、道德取向、价值观念、思维方式等深层次的因素，是影响一个民族社会发展的内在动力。在不同国家、民族、群体之间，文化所表现出来的本质区别比肤色、地域、疆界更加深刻和明显。

2. 文化产生了社会的系统行为规范　文化集合解释着一个社会的价值观和规范体系，如风俗、道德、法律、价值观念等，使一个社会的行为规范更为系统化、规范化。各民族的文化在长期发展过程中，都形成了本民族不同的价值观念及是非标准。

3. 文化是社会团结的重要基础　文化使社会形成一个整体，即文化的整合功能，社会上的各种文化机构都从不同侧面维持着社会的团结安定。例如，政治机构实现着社会控制，协调着群体利益；教育机构培养着社会成员，使之更符合社会需要；军队保证着社会的安全等。

4. 文化塑造人的社会性　个体通过学习和接受文化掌握生活技能，培养完善自我观念、社会角色，传递社会文化。世界的历史进程和人类历史的全部文化并不完全被当时的社会形态所表现，也不可能完全由图书博物馆、历史遗迹等来保存，它们以文化的方式被个体保存和传承，个人则从整个人类历史和文化中汲取营养，塑造社会的人。人的社会性正是由于这种种文化因素交织的背景而呈现无限的本源生命力，没有人自身的历史成长，没有融入无限丰富的文化因素，就没有社会的人。

（六）文化模式

文化模式是一个社会所有文化内容组合在一起的特殊形式和结构，这种形式往往表现了一种社会文化的特殊性。文化模式一般包括以下几个方面：

（1）符号是人类行为的起源和基础，包括语言、文字、色彩等。

（2）物质是人类创造的各种物质产品，如食物、房屋等。

（3）艺术是经过系统加工、归纳整理的社会意识，如音乐、绘画等。

（4）习俗是人类在社会实践，尤其是在人际交往中约定俗成的习惯性定势，如各种礼仪、民俗等。

（5）科学包括自然科学和社会科学。

（6）家庭社会制度是由人类在社会实践中建立的各种社会规范构成，如社会经济制度、政治制度、家族制度、婚姻制度等。

（7）方式包括财产占有方式与交易方式等。

（8）政府如政体、司法。

（9）战争。

文化模式既有稳定性，又有变异性。稳定性是相对的，变异性是绝对的。但是若稳定时间持续过久，则古老文化积淀过多，于是排斥外来文化的吸收，阻碍新的文化模式的产生，所以文化模式的变异是文化演进的重要条件，促使文化模式的改变。

二、护理文化

（一）护理文化的定义

护理文化是护理事业中所反映的一定历史时期的文化特质，是文化在护理服务系统中的具体体现；护理文化是在一定的社会文化基础上形成的具有护理专业自身特征的一种群体文化。护理文化作为社会文化在护理领域中的表现形式，对提高护理人员的凝聚力和综合素质，提高护理质量，促进护理事业发展有着重要的意义。

目前多数护理研究者将护理文化定义为：护理文化即护理组织在特定的护理环境下，逐渐形成的共同价值观、基本信念、行为准则、自身形象以及与之相对应的制度载体的总和。它是被全体护理人员接受的价值观念和行为准则，也是全体护理人员在实践中创造出来的物质成果和精神成果的集中表现。

（二）护理文化的功能

护理文化的功能不仅体现在其外传的文化形象上，更重要的是对全体护理人员具有内在的导向、凝聚、激励及规范等作用。

1. 导向作用 护理文化具有统一护理人员思想和意识的功能。一个护理环境具有一种特有的文化之后，能使护理人员形成共同的价值观和护理理念，并将价值观和护理理念的内涵转化到实际护理工作中。

2. 凝聚作用 护理文化可使护理人员产生认同感和归属感，同时可提高护理人员的团队精神，形成利益共同体与命运共同体，推动护理服务水平的提高。

3. 激励作用 护理文化建设能够肯定人的主观能动性，以文化引导为手段，激发护理人员的自觉行为。在具备自觉性的基础上，护理人员的工作积极性就能够被调动，潜能也能充分发挥。

4. 规范作用 护理文化所凝集的价值标准、管理原则及共同理念，具有理顺人心，引导行为的规范作用和约束作用。护理文化这种柔性作用和护理环境中的某些硬性制度比较起来，更加行之有效。

（三）护理文化的特性

1. 普同性 护理文化具有各种文化的共有特性。文化是人类的共同财富，体现于历史的传承中，并相互渗透、相互影响，护理文化的普同性更甚于其他文化的影响。

2. 多元性 护理是国际性的专业，服务对象可能是来自不同国家、不同民族的人，他们的语言、习俗、文化背景、教育程度、个人经历及宗教信仰等均不尽相同，因此护理文化具有多元文化的特色。

3. 时代性 一定时期的护理文化，应该是这一时期护理职业或护理人员文化观念、服务理念、价值观念、护理水平和整体素质的集中体现，同时也是这一时期护理经验的科学总结和行动指南，因此护理文化具有时代性。

4. 与医疗环境的一致性 在医疗环境中，护理文化是医院文化的子文化，应与医院文化相一致，表达和体现医院文化，医院文化也会通过护理加以表达，因此它又具有与医院文化的相对一致性。

三、文化休克

人们在试图理解和适应不同文化群体时，因固有的文化价值观、信念、信仰、习惯与不同文化环境而体验到不适、无助和茫然的感觉，这种现象被称为文化休克。

（一）文化休克的概念

文化休克（cultural shock）由美国人类学家奥伯格（Kalvenro Oberg）于 1958 年首次提

出。它是指一个人进入到不熟悉的文化环境时,因失去自己熟悉的所有社会交流的符号与手段而产生的一种迷失、疑惑、排斥甚至恐惧的感觉。它是指一个人处于一种社会性隔离,而产生焦虑、抑郁的心理状态,这种心理状态的产生常常是由于突然处于异己文化生活环境或者是在长期脱离原有的文化生活环境,后来又回到自己原有文化生活环境;也可以是由于同时分别忠诚于两种或多种文化心理时产生的。

（二）文化休克的原因

产生文化休克的因素从宏观上讲主要是文化差异和个人差异。文化差异是引发文化休克的主要原因,世界上没有完全相同的两种文化,当一个对母文化的思维方式、价值观念、传统习俗、生活习惯和交际方式等早已根深蒂固的人进入到一种全新的文化后,会觉得有众多的不适,所有这些"不适应"就会形成心理和文化上的"休克"。个人差异,不同的文化培育了不同的风土人情、行为取向和生活方式,加之每个人都有着不同的生长经历和生活境遇等,这些就形成了每个人独特的背景和个性。对待新的文化,每个人有每个人的处理方式,需要认识到的是从一种文化到另一种文化的过渡既不是测试,也不是交易,而是一种简单的、循序渐进的过程。产生文化休克的原因具体有以下几个方面:

1. 失去了熟悉的行为习性　这些习性包括生活方式、日常活动、社交习惯以及熟悉的物质环境。

2. 人际交往失灵　由于人们的言语交际行为和非言语交际行为都具有极强的文化特性,在文化交际中人们往往会发现自己的行为举止不知如何把握,信息的传递和反馈经常堵塞或者失败,造成极大的心理挫折和惶恐。同样,人际交往失灵也表现在对事物的态度及信仰的差异上。

3. 文化身份危机　要适应一种新的文化就必须要改变早已养成的母语文化的个性特征,包括行为方式、语言习惯、交际规则、思维方式等各方面,以便适应新的文化环境。如不能很好地应对,则出现由文化身份危机而引起的文化休克。

（三）文化休克的表现

文化休克现象主要表现在四个方面:

1. 紧张和焦虑　在生理上表现为:坐立不安、失眠、疲乏、声音发颤、手颤抖、出汗、面部紧张、瞳孔散大、眼神接触差、尿频、恶心和呕吐,心率增加、呼吸频率增加、血压升高。特别动作增加,如反复洗手、喝水、进食、抽烟等。

情感表现:自诉不安,缺乏自信、警惕性增强、忧虑、持续增加的无助感、悔恨、过度兴奋、容易激动、爱发脾气、哭泣、自责、谴责他人,常注意过去而不关心现在和未来,害怕出现意料不到的后果。

认知表现:心神不定,注意力不能集中,对周围环境缺乏注意,健忘或思维中断。

2. 恐惧　文化休克时,恐惧主要表现为躲避、注意力和控制缺陷。生理上表现为:疲乏、失眠、出汗、晕厥、夜间噩梦,面色苍白,呼吸急促、血压升高、口干、尿频、尿急、腹泻,个体自述心神不安、恐慌,有哭泣、警惕、逃避等行为。

3. 沮丧　生理上主要表现为胃肠功能衰退,出现食欲差、体重下降、便秘等。心理上表现为:忧愁、哭泣、退缩、偏见或敌对等。

4. 绝望　绝望指个体认为没有选择或选择有限,万念俱灰,以致不能发挥主观能动性。文化休克时,绝望的主要表现是生理功能低下、表情淡漠、言语减少、感情冷漠、被动参加活动或拒绝参与活动,对以往的价值观失去评判能力。

（四）文化休克的过程(图 4-1)

1. 蜜月阶段(honeymoon phase)　蜜月阶段指人们刚到一个新的环境,由于有新鲜感,心理上兴奋,情绪上亢奋和高涨。这个阶段一般持续几个星期到半年的时间。人们常常是在到其他国家以前对异邦生活、工作充满美好的憧憬。来到异国文化环境中后,刚开始,对所见所闻都感到新鲜,对看到的人、景色、食物一切都感到满意,处于乐观的、兴奋的"蜜月"阶段。

2. 沮丧阶段(dejection phase)　"蜜月"期过后,由于生活方式、生活习惯等方面与自己文化不一样,尤其价值观的矛盾和冲突。在国外生活的兴奋的感觉渐渐被失望、失落、烦恼和焦虑所代替。这个阶段一般持续几个星期到数月的时间。在这个阶段,处于异邦文化中的人由于文化的不同,加上孤独少援和种种生活不便,原来认为是规范的良好生活方式在异邦文化中频频碰壁,还有可能由于不了解本土文化和习惯被本地人嘲弄、伤害,很容易感到迷惑和挫折。

3. 恢复调整阶段(regression and adjustment phase)　在经历了一段时间的沮丧和迷惑之后,逐渐适应新的生活,找到了应对新文化环境的办法,熟悉了本地人的语言、饮食;了解了当地的风俗习惯,逐渐调整自己,理解和适应新环境文化。

4. 适应阶段(adaptation phase)　在这一阶段,处于新环境文化中人的沮丧、烦恼和焦虑消失了。他们基本上适应了新的文化环境,适应了当地的风俗习惯,能与当地人和平相处。

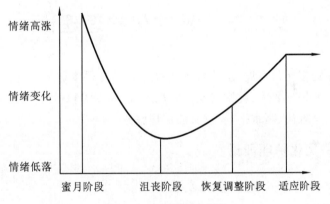

图 4-1　文化休克过程图

（五）文化休克的预防

1. 了解新环境的基本情况　在进入新的文化环境之前,要充分了解新环境的文化模式,如语言、风土人情、规则规章等,预防文化冲突时突然产生强烈的文化休克。

2. 模拟新文化环境的情景　在进入新的文化环境之前,有目的地在日常生活中模拟新环境人群的生活方式,如在语言的交流、饮食习惯等方面进行训练;同时要模拟训练生存技能。

3. 主动融入新文化环境　进入新文化环境之后,主动理解新的文化模式的主体;积极参与新的文化环境中有益的活动;主动与新环境中的人进行交流,建立良好的人际关系。

4. 寻求有力的支持系统　在文化冲突中产生文化休克时,个人应积极寻求可靠、有力的支持系统。正式的支持系统有相关政府组织或团体,非正式的支持系统包括亲属、朋友、宗教团体等。文化休克不是一种疾病,而是一个学习的过程。当充分认识了文化休克存在的客观性和可应对性时,保持个人的自尊、真诚与信心,保持健康的自我概念和塑造个人文化需求的良好愿望,积极学习异文化的价值体系、传统习俗、生活方式、礼节与禁忌等多方面知识;主动与人沟通交流,便可减轻文化休克的症状,适应新的文化环境,使文化休克现象成为一种新的文化体验。

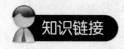

文化冲突和文化融合

文化冲突是指不同文化在相互接触和影响的过程中,各种文化特质之间相互矛盾且不具有逻辑上的一致性。文化冲突可分为两类:第一类是理想文化与现实文化的冲突。各种文化在逻辑上可能不一致,从而使人的行为与其观念之间产生背离和冲突。第二类是外来文化与本土文化的冲突。当冲突发生时,接受一方的成员往往对变化中的价值观等持有一种矛盾的心理。

文化融合是指不同文化在相互接触、影响及接受以后产生的一种文化现象。任何文化都是一种融合的文化,因为任何文化都会受外来文化的影响。文化融合是部分地接受他种文化的影响,并将这种影响融进自身的文化之中,成为本身文化的有机组成部分。

第二节　跨文化护理理论

社会经济文化的多元化发展,意味着现代护理人才必须掌握跨文化护理知识,即研究和分析不同文化背景的护理要求、健康与疾病的观念、信仰方式和行为方式,以便向服务对象提供多层次、多体系、全方位、高水平、有意义的护理服务。

一、莱宁格跨文化护理理论

(一)跨文化护理理论的背景及发展

跨文化护理理论(transculture nursing theory)是由美国著名的护理理论学家莱宁格(Madeleine Leininger)于20世纪50年代中期发展的。其产生是基于莱宁格对文化和护理的相关性研究。莱宁格在美国的一个"儿童指导之家"工作期间,通过与患病儿童及其双亲的接触,发现儿童反复出现的行为异常是由于不同的文化背景造成的。莱宁格在华盛顿大学攻读博士学位期间,潜心研究心理学和文化人类学方面的知识,她运用文化人类学的研究方法,以尼加拉瓜东部高原地区的两个土著村落的居民为对象,进行了人种学和人种护理学领域的研究。通过研究,莱宁格不仅观察到当地特有的文化内涵,还注意到西方文化和非西方文化在健康关怀实践方面的差异。正是这些经历与系统研究,为莱宁格构建跨文化护理理论奠定了坚实的基础。

莱宁格认为护理学和人类学之间存在着许多理论的共同点和交汇点,她撰写了世界第一部跨文化护理专著《护理与人类学:两个交织的世界》,该书的出版为莱宁格跨文化护理理论奠定了基础。随后她在《跨文化护理:概念、理论和实践》一书中详细阐述了跨文化护理的主要概念和观点,认为跨文化护理是人类学知识在护理学中的应用,是二者有机的、科学的结合,是对现代护理学理论的发展与补充。

近年来,莱宁格运用人类学的定性研究方法,继续对不同文化进行深入研究,发展和丰富了跨文化护理理论,认为文化对人生观和生活行为有塑型作用,并影响人的认知和行为。护理人员需要熟练运用所掌握的护理专业知识,对服务对象实施与文化相匹配的专业文化护理,针对服务对象不同的文化背景做出护理决策,提供个性化的、躯体的、心理的和文化的护理服务。

(二)跨文化护理的概念

莱宁格的跨文化护理理论重点是"文化"。她围绕"文化"和护理关怀提出了一些新的概念。主要概念有文化、关怀、文化关怀、跨文化护理四个方面内容。

(1) 文化(culture):指不同个体、群体或机构通过学习、共享和传播等方式塑造的,并随时间代代相传形成模式化的生活方式、价值观、信仰、行为标准、个体特征和实践活动的总称。

(2) 关怀(care):指对丧失某种能力或有某种需求的人提供支持性的、有效的和方便的帮助,从而满足自己或他人需要,促进健康,改善机体状况或生活方式,更好地面对伤残或平静地面对死亡的一种行为相关现象。莱宁格认为,关怀在护理学中占统治地位,是护理的中心思想。关怀分为一般关怀及专业关怀。①一般关怀:指在文化中通过模仿、学习并传播的传统的、民间的和固有的文化关怀知识与技能。②专业关怀:通过大学、学院或临床机构传授的、经过规范学习获得的专业关怀知识和技能,即护理。

(3) 文化关怀(culture caring):指为了维持自己或他人现有的或潜在的完好健康,应对伤残、死亡或其他状况的需要,用一些符合文化、能被接受和认可的价值观、信念和定势的表达方式,为自己和他人提供文化相适应的综合性帮助和支持,开展促进性的关怀行为。

(4) 跨文化护理(transcultural caring):莱宁格认为跨文化护理通过文化环境和文化来影响服务对象的心理,使其能处于一种良好的心理状态,以利于疾病康复。

(三)跨文化护理理论及护理模式

莱宁格用了"日出模式"(sunrise model)来表达、解释和支撑其跨文化护理理论以及理论各部分之间全面的概念框架,目的是帮助护理人员研究和理解不同文化背景下理论的组成部分是如何影响个体、家庭、群体和社会机构的健康及对他们所提供的关怀。

莱宁格理论框架即"日出模式"分为四个层次:世界观、文化和社会结构层,文化关怀与健康层,保健系统层,护理关怀的决策和行动层。在这四个层次中,第一层表达最抽象,第四层表达最具体,前三层为实施与文化一致的护理关怀提供了知识基础(图 4-2)。

1. 世界观、文化和社会结构层 此层是日出模式的最顶层。莱宁格认为不同的世界观、文化和社会结构在护理关怀的形式、观念和意义方面也不同。该层的构成因素有以下几个方面:

(1) 技术因素:指用于为人类提供服务的电动的、机械的或物理的物体。

(2) 宗教和哲学因素:指能指导个体或群体的思想和行动向更好的方面发展,或改善其生活方式的信仰和实践。

(3) 亲属关系和社会因素:指基于文化信念、价值观和长期生活方式基础上的家庭血缘关系和社会相互作用因素。

(4) 文化价值观和生活方式:指基于一定的文化和社会结构基础上形成的对各种文化现象和文化行为的看法和态度,以及日常生活所遵循的、稳定的活动方式。

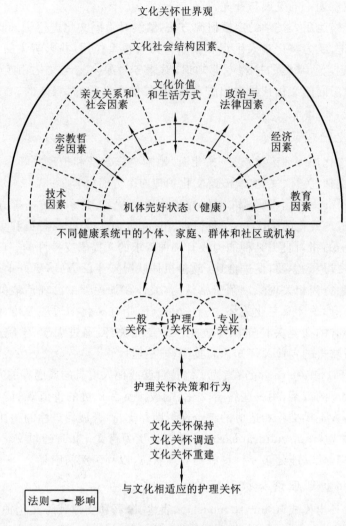

图 4-2　日出模式图

(5) 政治和法律因素:指规范或影响个体或群体的行动、决策和行为的权威和权力。

(6) 经济因素:指对人有价值的或为人所需要的产品、配给物和可用于流通的材料和消费品等。

(7) 教育因素:指通过正规或非正规形式学习或获得的关于特定或不同主题领域的知识。

以上因素是形成具有文化意义关怀的价值观、关怀的信念和关怀的实践基础,可影响关怀的实践形式与表达,进而影响个体和群体的健康。莱宁格指出世界观、文化和社会结构层将引导人们从三个角度探讨和研究关怀的本质、意义和属性:①宏观角度主要研究跨文化的世界观、社会结构因素和关怀现象;②亚宏观角度研究特定文化下的价值观、社会结构和这一文化的人群关怀的复杂因素;③微观角度研究某种文化内的特定个性的价值观、社会结构因素和关怀方面的特征。

"日出模式"的第一层内容表明,人类关怀与他们的背景、信仰、价值观和实践方式息息相关。关怀者应当重视服务对象的观点、经验及主诉,而不是将自己的观点强加于服务对象,既要注意避免"文化加强"。虽然"日出模式"没有将服饰、外貌、身体状况等特点罗列出来,也没有直接描述性别、民族、年龄、社会地位等人口因素,但莱宁格认为这些因素均包含在文化和社会结构因素之内。所有这些因素均可影响护理关怀的表达、关怀的信念和实践方式。

2. 文化关怀与健康层 该层次提供了特定文化的人们(包括各种不同保健系统中的个人、家庭、群体、社区及其机构等)有关关怀和健康的形态、特定意义及表达方式。

3. 保健系统层 此层包括三个保健系统,即一般关怀系统、专业关怀系统和护理关怀系统。该层的信息包括每一系统的特征以及每一系统独具的关怀特色。这些信息有利于鉴别文化护理关怀的不同点和共同点。莱宁格认为某些服务对象可能会隐瞒一些文化和社会结构因素的信息,不愿与护理人员共同分享,而文化关怀的观点往往会隐含于一般关怀系统中。护理人员要注意捕捉这些信息并将一般关怀系统、专业关怀系统和护理关怀系统有机结合起来,才能为服务对象提供高质量的护理。

4. 护理关怀的决策和行动层 该层包括保存(或维持)、调整(或协商)和重塑(或重建)三种关怀模式。根据"日出模式",护理关怀在这一层得以实施,基于服务对象的护理行动和决策要在此层展开,以最大限度满足服务对象的需要,提供与文化一致的、有利于完好健康的、积极面对病残或死亡的护理关怀。

莱宁格的"日出模式"不是理论,而是对其理论构成成分的一种描述,是建立在"让太阳进入研究者的心灵"以发现与文化价值观和文化关怀有关的未知的关怀因素观点上的,她希望随着"日出模式"的应用,一些宝贵的、意想不到的、在传统护理中未被护理人员和医疗服务人员应用的,以及目前护理人员还未知的护理知识被挖掘出来。

(四)跨文化护理对护理学基本概念的认识

莱宁格在跨文化护理理论中对健康的概念给予了明确的界定,但没有直接描述人、环境和护理的基本概念,可以从跨文化护理理论的内容中推论出上述概念。

1. 人 人有关怀的能力,能够关心他人的需要、安适和生存。人类关怀普遍存在于各种文化中。人之所以能在各种文化背景下生存和繁衍,是因为人能够在不同的环境下以不同的方式关怀婴儿、儿童和老年人。人能够通过自己的能力,根据不同文化、需要和场合,以不同的方式提供跨文化关怀,因此,人是生存于不同文化背景下普遍关怀的生物。

2. 健康 健康是指个体或群体按照其特定的文化进行日常活动时,所处的安适、完好的或恢复原有完好的状态。健康反映了个体或群体以文化所诠释的方式履行日常角色功能的能力。健康在跨文化护理中是一个重要的概念,包括保健系统、健康方式、健康关怀实践、健康关怀和维持等。健康是普遍存在的和多种多样的,但在不同文化中,健康的定义有所不同,它反映了该文化的特定价值观、信念和实践方式。

3. 护理 护理学是一门研究人类关怀现象和关怀活动的学科。护理的目的是帮助、支持、促进个体或群体能够以符合其文化取向和利益的方式保持或恢复健康、安适,面对病残和死亡。莱宁格认为,护理人员要为不同文化背景的人提供与之文化相适应的专业关怀。只有最适于服务对象文化的护理关怀,才能减少文化应激,提供良好的健康环境,形成和谐的护患关系。

4. 环境 环境可以是整体环境,包括物理环境、地理环境和社会文化环境等,也可以是某种处境状况和经历过的某一件事的具体环境。世界观、社会文化结构、文化状况及背景等都属于环境。在一定环境中,群体经过模仿、学习、分享、传播和塑造形成思想、行为和决策等方面的定式。莱宁格理论中的环境在一定意义上就是指文化。

（五）莱宁格跨文化护理理论与护理程序

莱宁格跨文化护理理论的"日出模式"与护理程序基本一致，两者都描述解决问题的程序，服务对象也都是护理关怀的接收者，只是"日出模式"强调要理解服务对象的文化，并具备有关文化的知识。

在临床实践方面，可根据莱宁格"日出模式"的相关联系来执行护理程序，从评估开始，收集与文化有关的资料，了解服务对象有关文化的差异或共性，并据此选择性地进行文化关怀定性，并在执行过程中不断调整和保留，从而为服务对象提供有效的、促进性的相关文化护理照顾。此方法相对简单易行，对护理实践也能起到改善和指导的作用。

1. 评估 在"日出模式"中，在护理服务对象之前，护理人员要了解与服务对象有关的文化方面的知识。

评估分两步进行：首先评估"日出模式"的最外层，评估和收集关于服务对象所处文化的社会结构和世界观方面的知识和信息，然后将这些资料应用于对象的具体情境，并且评估服务对象的普遍照顾、专业照顾和护理照顾的价值观、信仰和行为。

2. 护理诊断 通过评估、鉴别和明确跨文化护理中的共性及差异，做出护理诊断。虽然同一疾病的服务对象在病理特征上具有相似性，但由于其民族传统、社会地位、从事职业、文化修养等所处的社会环境不同，因而对疾病的自我认识、对症状的陈述和体征表现具有一定的差异，表现出不同的心理。因此，应根据服务对象的文化背景，动态地了解服务对象的健康问题，并密切注意服务对象对健康的表达和陈述方式。

3. 护理计划和实施 在护理关怀的决策和行动层进行计划和实施，除对共性问题进行护理关怀外，应考虑用其文化上能接受的方式进行护理。护理行动包括文化照顾保存或维持、文化照顾调适及文化照顾重建。对与健康状况不相冲突，甚至有利的文化成分，应鼓励和监督服务对象继续保持；对部分与现有健康不协调的文化成分，取其有利方面而调整不协调部分，使其适应健康的需要；对与现有健康相冲突的文化成分，要从健康角度出发，改变其文化习惯，建立新的、有利于健康的、有效的、促进的文化生活。

4. 评价 对护理关怀进行系统的评价，以明确何种关怀行为符合服务对象的生活方式和文化习俗，提供有利于服务对象疾病恢复和心理健康的行为模式。

（六）跨文化护理理论的应用

1. 跨文化护理理论在护理实践中的应用 护理是一门跨文化照顾的专业，护理人员为各种不同文化的人或人群提供健康照顾。在护理实践中，要注意了解服务对象的文化模式、对健康的观念、生活习惯及传统的就医模式等，提供既适合共性又能满足个体需要的护理服务，提供与服务对象文化一致的护理，是整体护理的延续与深化。

2. 跨文化护理理论在护理教育中的应用 1972 年，莱宁格在华盛顿大学任护理学院院长时，建立了跨文化护理系，开设了跨文化护理的课程并积极从事跨文化护理的教学工作。20 世纪 80 年代美国国家护理联盟、美国护理人员协会、美国护理院校联合会等建议在课程中加入跨文化护理内容。随着人们健康意识的增强、对健康服务质量的要求增高，了解文化照顾的共性和差异，是护理专业学生所必需的能力。同时为了满足不同护理学生的需求，护理教师的文化能力也成为关注的重点。许多护理院校开设了跨文化护理课程，教学方法也日渐增多，同时各种培训项目也应运而生。

3. 跨文化护理理论在护理研究中的应用 莱宁格对护理研究方面的重要贡献在于开创

了将人种学方法应用于护理研究的先河。人种学研究方法有利于发现关怀知识和与文化有关的关怀现象。越来越多的护理科研者将莱宁格的跨文化护理理论应用于对不同国家或种族的人群健康行为、护理模式等研究中。

二、其他文化护理理论

(一)文化关怀理论

美国的简·怀森(Jean Watson)提出了文化关怀理论。

1. 理论简介 怀森认为,关怀是一种道德法则,是两个个体之间的一种人际关系的体验,这种体验表现为关怀活动的双方都能进入对方的内心世界,从而使关怀者和被关怀者双方彼此在人格上得到升华、认知上得到认同、文化上得到同化,形成超越语言的超越式文化关系,并通过精神的体验、心灵的感悟、非语言的交流、超越文化间的关怀行为等特有的方式表达出来,即超越式文化关怀理论。

2. 主要内容 在上述假设和观点的基础上,怀森对其超越式文化关怀模式进行了进一步探讨,使其与护理实践有机地结合,在跨文化护理工作中,怀森提出要以 10 个因素为基础,展开超越文化的思维和认识,才可能实施超越文化的护理关怀。这 10 个因素为:

(1)形成人文利他主义的价值系统:人性关怀以人文观和利他行为为基础。护理人员通过对自我价值观、信念、文化互动以及个人成长经历的反省,而使其人性关怀观得以发展。

(2)灌输信念和希望:护理人员通过强化对服务对象而言有意义的信念和希望,为服务对象带来一种安适感。正向的鼓动支持和有效的护患互动关系,帮助个体不仅接受现代西方医学,同时能够理解和接受其他替代方式(例如:专注、沉思、瑜伽、深入大自然、强化自我信念、强化精神信仰等方法的治疗力量),协助服务对象促进个体康复和寻求健康行为。信念和希望要素结合人文利他主义观,促进了整体护理和积极的健康观的实现。

(3)培养对自我和对他人的敏感性:个体的思想和情感是心理的窗户。护理活动在一般情况下可以是身体性的、程序性的、可观性的、以事实为根据的,但在最高层次的护理活动中,护理人员的人性化反应、互动性关怀可超越物质世界、超越时间和空间界限,与个体的情感世界和主观世界接触,触及个体的内部自我。如果护理人员具有了这种敏感性和感应性,就会更真诚、更可靠、更敏锐,护理人员与服务对象之间就能形成真诚的人际关系而非操作性关系,从而帮助服务对象促进健康,达到最佳功能状态。

形成人文利他主义的价值系统、灌输信念和希望、培养对自我和对他人的敏感性,这 3 个相互独立的概念被怀森称为"人性关怀学的哲学基础"。

(4)建立帮助-信任的关系:帮助-信任关系的特征,即和谐性、同理心、非占有性、热忱、有效的沟通。

(5)促进并接受表达正性和负性的感受:语言和非语言的专注沟通以及同理心倾听,护理人员把握沟通的主题和潜在的核心,接受服务对象正性及负性情感的表达,给予服务对象理智上的理解和情感上的理解。

(6)在决策中系统应用科学的解决问题的方法:对开展研究、界定学科范畴、构建学科的科学基础等宏观问题的思考,需要科学地解决问题的方法。在护理实践过程中,护理程序为解决护理问题提供了科学的程序和方法。

(7)促进人际间的教与学:护理人员根据服务对象的认知水平,通过教与学的过程使服务对象明确自己的需求,促进服务对象学会自理,提高自我照顾能力,增强对自身健康的控制感。

（8）提供支持性、保护性、矫正性的生理、心理社会文化和精神的环境：护理人员为服务对象提供清洁、美的环境，提供安慰、安全感并尊重其隐私，增强服务对象的适应能力，以支持、保护和增进身心健康，提高生活满意度。这是护理人员在促进健康、恢复健康、预防疾病方面的主要功能。

（9）帮助服务对象满足人性的需求：护理人员应认识到自身及服务对象的生理、心理、社会需求，动态地、整体地看待人性的需求层次，首先满足服务对象最低层次的需求，再逐渐满足高一层次的需求，为服务对象提供高质量的关怀。

（10）允许存在主义现象学力量的影响：应用现象学方法，分析并认识人性，帮助护理人员理解个体对生活的认识，或帮助个体从艰难的生活事件中发现生活的意义，或两者兼有。

（二）文化能力护理

不同学者对文化能力的定义有不同的论述。若瓦认为，文化能力是文化认知、灵敏性、知识和技能 4 个方面的有机组合，分别对应情感、态度、认知和行为 4 种维度。卡姆匹哈认为，文化能力是护理人员经过不断努力后在不同的文化背景下与服务对象及其家庭、社区有效工作的过程。包含五大成分：①文化渴望；②文化认知；③文化知识；④文化技能；⑤文化交往。

综上所述，文化能力是在跨文化环境下工作的系统、组织、职业和有效工作中的一种综合的行为、态度和制度，是指健康提供者个人或组织理解及有效应对来自服务对象的语言和文化需求，语言的训练、文化相关知识与技能的不断积累可提高文化能力。那么，文化能力护理，就是护理人员对服务对象的文化、人种、性别和性观念等保持敏感性，给这些不同文化背景或处境的服务对象，提供系列的、适当的、有效的和合适的健康关怀。

文化能力护理通过建立文化能力健康关怀系统来实现，文化能力健康关怀是一种综合性和质量控制性干预措施，其目的是确保为不同文化背景的服务对象提供适合的关怀，减少文化冲突产生的医疗护理失误，减少不必要的诊断检查或不适当的服务，提高健康关怀的有效性。文化能力健康关怀系统旨在提供系列的、有效的和合适的健康关怀，其执行者不仅是健康提供者，还有健康机构或团体；面向的不仅是服务对象个体，还有健康关怀相关的群体或社区。

文化能力健康关怀内容包括：①在护患沟通中，语言含义的解释或翻译；②工作人员文化培训；③对健康提供者进行语言及文化相关的健康教育；④为服务对象提供和创造相应的文化环境等。通过文化能力健康关怀可使服务对象在就诊初期产生信任感和自信心，从此减少了接触和交往中的文化语言差异，有利于护患双方在以后关怀提供的过程中对引起差异的原因进行有效沟通，如健康问题理解方面的差异或者感知或行为方面的偏见等，增加其诊断的准确性和提供治疗的适应性、有效性、可行性等，来提供最佳的护理服务，使服务对象减轻病痛并早日康复。

随着护理理论的发展，护理的概念已不单纯表现在对护理对象身心的照顾和关怀，而是更广义地体现为具有文化特色照顾和关怀，这种跨越文化所表现出来的护理更具人性特点，更有利于服务对象的康复。这就要求护理人员在护理活动过程中，面对不同民族与国度，不同语言与风格和不同宗教信仰等具有多文化因素的服务对象，既要为其提供适合他们需要的共性护理服务，又要保证适应个体文化背景需要的特殊性护理服务；既要提供与其文化和健康相适应的关怀，又要提供有利于健康水平提高的有效关怀。

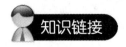知识链接

多元文化教育与跨文化教育的区别

多元文化教育主张使所有学生,不论其性别、种族、宗教、语言、社会经济地位的差别,认识和理解社会中的各种文化,其中包括学生自身所属的文化、国家的主流文化以及其他非主流文化。多元文化教育以承认多元文化为前提,提倡在认同、尊重文化差异的基础上相互学习、平等共处。

跨文化教育超越了多元文化观,主要关注多种文化之间的相互关系、相互作用,是促进各种文化在社会中平等交融的一种动态过程。与多元文化教育的被动性共存不同,跨文化教育是一种主动的互动式教育,也就是要在教育中关注不同文化的差异,研究不同文化对学生的影响,使来自不同文化的学生能够相互交流、相互理解、相互学习。跨文化教育是要在多元社会中通过教育达成在不同文化团体之间相互理解、尊重和对话,发展和维持一种能够平等共处的生活方式。跨文化教育的核心价值是接受并欣赏文化差异;尊重人的尊严和人的权利,各种文化均有其特性,应当相互尊重、相互学习;非主流文化也应受到应有的重视。

第三节　患者文化需求和护理的关系

生物-心理-社会医学模式及以人的健康为中心的整体护理理念要求护理人员在实践中充分考虑文化对人的影响。护理人员在对服务对象实施护理的服务过程中,应综合评估其生理、心理、社会、精神和文化等因素,理解不同文化背景服务对象的健康行为,满足服务对象需求,以适应多元文化环境下的护理模式。

一、文化背景对健康的影响

(一)文化背景影响疾病发生原因

某些疾病可直接或间接地受到文化中的价值观念、态度或生活方式的影响,虽然现在世界已经大同化,但还是会受社会、历史、交通、自然条件等因素的制约,不同地区经济、科技、医药等发展水平不同,疾病的发生原因也不尽相同。中国人常吃熏烤、腌制和过热的食品,易致癌;摄盐量过多是高血压病的直接致病因素。西餐中过多摄入红肉,容易导致前列腺癌和结肠癌,脂肪过多会导致心血管疾病。

(二)文化背景影响疾病的临床表现

不同文化背景的服务对象对疾病的临床表现方式亦可不同。例如,个性长期受到压抑的人尽量减少与节制自己的欲望和行为,不锋芒毕露,不标新立异,出现心理问题时往往不以心理症状表现,而是通过躯体症状来表现,并且否认自己的心理或情绪问题。例如"头疼、头晕、失眠、精神不振"是这类人出现心理问题时最常见的求医主诉,其最明显的生理特点是感觉过敏和容易疲劳,而且常常自行使用索米痛片、复方阿司匹林、麻黄碱等药物作为消除疼痛的主要方法,继而出现药物滥用的现象。

（三）文化背景影响服务对象对疾病的反应

不同文化背景的服务对象对同一种疾病、病程发展的不同阶段反应不同。性别、教育程度、家庭支持等文化背景都会影响服务对象对疾病的反应。例如确诊癌症后，女性服务对象比男性服务对象的反应更加积极。因为中国文化要求女性贤惠、宽容，所以当女性遭受癌症的打击时，能够承受由此产生的痛苦和压力，表现出情绪稳定和积极态度；而社会要求男性挑起家庭和社会的重担，面临癌症时男性认为自己没有能力为家庭和社会工作，产生内疚和无用感，感到悲观和失望。教育程度也会影响服务对象对疾病的反应。一般情况下，教育程度高的人患病后能够积极主动地寻找相关信息，了解疾病的原因、治疗和护理效果；教育程度低的人认为治疗和护理是医务人员的事情，与己无关，病情恶化时，抱怨医务人员，更换求医途径，开始寻找民间的偏方。有时还会由于认知错误导致情绪障碍，如子宫切除后的妇女，认为自己失去了女性的特征和价值，担心发胖，担心失去吸引力而被丈夫抛弃，或认为不再能够进行性生活，导致性欲降低和性冷淡。有时不仅是服务对象出现错误认识，服务对象的丈夫、周围的亲戚、朋友也出现同样的认知错误。

（四）文化背景影响就医方式

文化背景和就医方式有密切关系。当个人遭遇生理上、心理上或精神上的问题时，面对如何就医，寻找何种医疗系统，以何种方式诉说困难和问题，如何依靠家人或他人来获取支持、关心、帮助等一系列就医行为，常常受社会与文化的影响。譬如，我国某些少数民族信奉的宗教认为疾病是神鬼附身或被人诅咒，宗教观念影响着人们的求医行为，所以对服务对象的治疗首先请宗教领袖或巫医"念经""驱鬼"，乞求真主保佑使服务对象免除灾祸。当"念经"无效，病情严重时才送到医院求治，即使住院治疗期间也常常借故回家继续"念经""驱鬼"。另外，在中国传统文化背景影响下，中国人有"混合"或"综合"的习惯，就医方式是混合就医。如同时求医于几个医院，用药则是中药、西药、补药同时服用，药物治疗和气功治疗等同时应用。服务对象的就医还受到经济条件的影响，经济条件好的人出现健康问题后会立即就医，而经济条件较差的人则会忍受疾病的痛苦而不去就医。

（五）文化背景影响健康观

文化背景影响人的价值观形成，价值观是个体对生活方式与生活目标价值的看法或思想体系。不同的人、不同的社会、不同的民族有不同的价值观，价值观与健康观密切相关，它影响人们对健康的认识，对治疗、护理方法及医疗保密措施的选择。中国文化在注重生命质量的同时，更重视生命的长度，"好死不如赖活着"。而西方人注重未来、注重生活质量，"生得好，活得长，病得晚，死得快"。

（六）文化背景影响死亡观

中国的传统文化是儒家、道家、佛家思想的长期历史沉淀，人们对死亡的看法也是受这些思想的影响，对死亡始终采取否定、蒙蔽的负面态度，甚至不可在言语中对死亡有所提及，它是不幸和恐惧的象征；而西方文化主要受基督教的影响，基督徒由耶稣之死来升华对永生的信念，他们认为死亡就是皈依天父。他们这种对死亡的看法较传统的中国人的看法积极得多。中国人对死亡的忌讳，使人们无法在日常生活中接受死亡，"善待"死亡，面对死亡较多表现出的是恐惧，而非面对现实地接受。

二、满足服务对象文化需求的护理策略

由于价值观、语言和传统习俗等文化因素可直接影响健康。而我们护理的服务对象是来自不同文化背景的人群。当人群出现生理、心理或精神问题寻求帮助时,护理人员要理解服务对象对健康、疾病的文化信仰和价值观念。因此在多元文化的护理中,需特别注意避免发生文化强迫,应从服务对象的文化立场出发理解其文化背景和思想行为,尊重服务对象不同的文化要求,提供符合其文化需要的个性化的整体护理。

(一)正确评估服务对象的文化背景

护理人员应正确评估服务对象的文化背景,了解与其健康相关的文化信息,包括对疾病的解释、对疾病及预防的认知、生活方式、民族习俗等等。只有在正确评估服务对象的文化背景的前提下,护理人员才能提供符合服务对象文化需求的个性化护理。

(二)明确护理人员在满足服务对象文化需求中的角色

在健康服务系统里,护理人员既是帮助服务对象减轻、解除文化休克的重要成员,也是帮助服务对象尽快适应医院文化环境的专业人员。随着护理理论体系不断成熟,护理人员角色向复合角色发展,在多元文化护理环境中,护理人员的作用主要有:

1. 综合管理者 护理人员有责任管理及组织对服务对象护理的全过程。对于住院的服务对象,护理过程中可采取多方面的护理措施如饮食护理、心理护理、支持护理等综合方法,更好地满足服务对象的文化需求,使服务对象尽快适应医院的文化环境。

2. 教育咨询者 服务对象在住院期间往往有获得有关疾病信息知识的需求,护理人员可沟通了解服务对象的文化背景,如接受能力、知识水平,然后针对服务对象现存的和潜在的健康问题,有目的、有计划、有步骤地对其进行健康教育,使服务对象正确认识疾病,积极参与疾病的治疗和护理过程。

3. 健康促进者 文化护理的目的之一就是调动服务对象的主观能动性和潜在能力,并配合服务对象的文化需求,鼓励服务对象参与健康管理,提供与服务对象文化背景相适应的护理措施,提高其对治疗、护理的依从性。

4. 心理疏导者 在文化护理的过程中,如出现服务对象的文化背景与医院文化发生冲突时,应对服务对象进行心理疏导,在尊重服务对象文化特质的基础上,使其领悟、接受在新的文化环境中的护理。

5. 整体协调者 实施文化护理时,不仅要考虑到服务对象本人的因素,还应评估其他健康专业人员、服务对象家庭、社会等因素,争取得到各方面的合作、支持和帮助。注意协调护理过程中所涉及的各种人员之间的关系,帮助服务对象适应医院的文化环境,保证高质量的护理。

三、帮助服务对象适应医院文化环境的策略

随着现代社会的进步、科技的发展、交通工具的发达及经济的全球化趋势,不同国家、不同地区的人与人之间的接触和交往日益增多,形成了多元文化。因此,跨文化护理是社会多元化发展所向,是全世界各族人民健康所需。因此,护理人员在护理过程中应尊重不同文化背景下服务对象的文化要求、健康与疾病的观念、信仰和行为方式,向服务对象提供多层次、多体系、全方位、高水平、有意义、有效的护理服务,满足服务对象身心、社会、文化及发展的健

康需要。

（一）帮助服务对象尽快熟悉医院环境

医疗环境和医院环境也会使来自医疗界外的服务对象及其家属产生迷惑及恐惧，护理人员在服务对象入院时应热情、礼貌地接待服务对象，通过入院介绍使服务对象尽快熟悉和了解医院、病区、病室的环境、设备、工作人员、医院的规章制度等医院的文化环境。

（二）使用通俗易懂的语言

在医院的环境中，医护人员使用的医学术语，如医学诊断的名称、化验检查报告、治疗和护理过程的简称等，可以造成服务对象与医护人员之间沟通交流的障碍。如备皮、灌肠、导尿、胃肠减压、闭式引流、空肠造瘘、房缺、胆囊造影等医学名词常使服务对象对自己疾病的诊断及检查的结果迷惑不解，感到恐慌，甚至产生误解，加重服务对象的文化休克，因此护理人员应尽量少用医学术语。

（三）采取与护理对象文化背景一致的护患沟通技巧

因为不同文化经历者对沟通交流的期待和方式不同，而有效的护患沟通需要双方分享他们的想法与感觉。所以护理人员掌握和理解护理对象及其家庭的文化背景、语言、互动方式、对角色及关系的期望、对健康和疾病的态度。来自不同文化背景的个人或群体，由于各自文化中的语言符号、认知体系、规范体系等的不同，存在不同的交流表达方式，所以护理人员应熟悉不同文化中人们的语言及非语言表达方式，才能与护理对象进行有效的沟通，达到了解护理对象的健康状况、心理感受，建立良好的护患关系的目的。

（四）安排合适的个人空间

不同文化背景的人们对空间的概念是不完全一致的，因人而异，空间的概念与个人平时生活或工作习惯适应的空间大小有关，对于一个适应了较宽敞办公或居住的环境的人来说，搬迁到窄小、拥挤的空间肯定会感到难以适应。因此，对于不同文化背景的护理对象，在病房的安置上应有所区别。

（五）提供适合服务对象文化环境的护理

人们所处的社会环境和文化背景不同，生活方式、信仰、道德、价值观和价值取向也不同。护理人员在护理过程中应尊重不同文化背景下服务对象的文化需求，向服务对象提供适合其文化环境的全方位、高水平的护理。

1. 理解护理服务对象的求医行为　首先了解服务对象对医院、医生、护理人员的看法与态度，结合服务对象对治疗和护理的期待进行护理。例如有些服务对象因缺乏医学知识，认为只要舍得花钱吃药、治病即可，却轻视护理效果。但临床上有许多身心疾病单靠吃药往往不能完全解决健康问题，也改善不了服务对象情绪和人际关系。因此护士应根据具体情况进行健康教育、辅导和指导，以取得服务对象的同意和合作。

2. 明确服务对象对疾病的反应　护理人员在实施护理的过程中，应动态性地了解服务对象的健康问题，以及服务对象对健康问题的表达和申述方式。东方文化强调人与人、人与自然之间的和谐。当人们的心理挫折无法表露时，往往把它压抑下来，以"否认"、"合理化"、"投射"等防卫机制来应对，或以身体的不适如头疼、胃口不好、胸闷等作为求医的原因。但如果进一步地询问，大多数服务对象会描述自己的内心困扰、人际关系和文化冲突。此时护理人员不应直接指出服务对象存在的是心理问题而不是生理问题，以免触犯服务对象对心理疾病的社会否认。护理人员应能够通过对服务对象的临床护理与服务对象建立良好的护患关系,进一步明确服务对象的社会心理问题,制订相应的护理措施,与服务对象及其家属共同完成护理活动。

3. 尊重服务对象的风俗习惯 首先在饮食方面充分尊重服务对象的风俗习惯。不同民族的人在饮食上的生理反应不同,各民族的饮食习惯各具特色。如西方国家好食生、冷食物,认为可以增进健康,而东方国家则可能认为生、冷食物是致病的原因。护理人员应尊重不同民族饮食习惯,提供适合不同民族习惯的饮食护理。还应注意不要触犯服务对象的特殊忌讳和民族习俗。如南方人认为数字"4"与"死"谐音,不吉利,所以在安排床位上应尽量避开服务对象所忌讳的数字;有的民族的术前准备不宜剃阴毛,有的民族手术前要进行祈祷。此外,在病情观察、疼痛护理、临终护理、尸体料理和悲伤表达方式等方面要尊重服务对象的文化模式,例如应对信仰伊斯兰教服务对象的尸体进行特殊的沐浴。不同性别的人表现悲伤的方式不相同,男人多保持沉默来怀念死者,妇女哭泣并需要别人安慰和支持。

4. 寻找支持系统 家庭是服务对象的一个重要支持系统,因此护理人员应了解服务对象的家庭结构、家庭功能、亲子关系、教育方式等情况,利用家庭的力量预防文化休克。如对住院儿童的护理中,可充分利用父母的爱心和责任心,依靠他们帮助住院儿童克服孤独、恐惧感,提高其治疗的依从性。

5. 注意价值观念的差异 不同民族和文化(亚文化)背景下,产生不同的生活方式、信仰、价值观念,护理人员应注意不同文化背景的服务对象的价值观念差异。在价值观念上东、西方存在许多差异,东方人主张"孝道",对老年人的照顾往往是一切生活护理全部包揽,使得老年人产生依赖思想,丧失了自我、自理和自立。作为护理人员仍应顺应老年服务对象、服务对象家属的价值观念,满足他们的自尊心和愿望。西方人则在成长的过程中很注重自理能力、独立自主意识的培养。所以,护理人员对于依赖性很强的服务对象,在服务对象病情允许下,应鼓励和培养服务对象的自理能力,同时应加强巡视,善于主动观察和尽早发现问题。

6. 重视服务对象的心理体验和感受 不同文化背景的人对同一个问题有不同的解释模式,护理人员不能因为服务对象使用了与护理人员不同的文化模式来解释事情的发生及健康问题就认为服务对象荒唐、可笑,而取笑服务对象,甚至认为服务对象不可理喻而不予理睬。例如一个人身体不适,他认为是死亡的亲人的灵魂附身,此时护理人员要根据服务对象的年龄、知识结构等文化背景与服务对象沟通,了解服务对象的心理与行为。

综上所述,文化是一定历史、地域、经济、社会和政治的综合反映。不同民族、不同文化背景产生不同的行为规范,形成不同的社会形态。因此不同文化背景的人有不同的照顾体验,因而会形成该文化所特有的照顾模式,每一种文化照顾的表达方式差别很大,因此要求护理人员具备多学科、多层次的知识,了解不同文化背景下的宗教信仰、饮食习惯、伦理道德、价值观等,与护理对象共同制订护理照顾决策,开展文化照顾保持、维护,文化照顾调整、协调或文化照顾重建,从多元文化角度为服务对象提供与其文化背景相符的护理,减缓文化冲击,缓解文化休克。

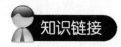
知识链接

文化背景评估

1. 服务对象的健康问题是否为某特定区域的人们的典型问题?

2. 服务对象使用哪一种语言？

3. 服务对象的宗教信仰是什么？

4. 服务对象拥有哪种文化特质？

5. 服务对象对有关健康与疾病的解释是什么？

6. 服务对象所属文化中的医疗模式是什么？

7. 服务对象对医疗服务持何种态度？

8. 服务对象的社会支持系统有哪些？

9. 服务对象在家庭中的角色及作用是什么？

10. 服务对象获取营养的方式及饮食习惯是什么？

11. 服务对象的日常活动方式是什么？

12. 服务对象作决策的方式及依据是什么？

13. 服务对象的认知方式是什么？

14. 服务对象的教育背景是什么？

15. 服务对象的沟通方式是什么？

小 结

1. 文化是在某一特定群体或社会的生活中形成的，并为其成员所共有的生存方式的总和，包括价值观、语言、知识、信仰、艺术、法律、风俗习惯、风尚、生活态度及行为准则，以及相应的物质表现形式。

2. 文化休克是指一个人进入到不熟悉的文化环境时，因失去自己熟悉的所有社会交流的符号与手段而产生的一种迷失、疑惑、排斥甚至恐惧的感觉。文化休克一般会经历蜜月阶段、沮丧阶段、恢复调整阶段、适应阶段。可通过了解新环境的基本情况，模拟新文化环境的情境，主动融入新文化环境和寻求有力的支持系统进行文化休克的预防。

3. 跨文化理论以莱宁格的跨文化理论"日出模式"为主。莱宁格指出护理的核心是文化关怀，通过文化关怀保持、文化关怀调适、文化关怀重建，提供护理关怀，包括护理的一般关怀和专业关怀。

思考题

一、选择题

护士正与一名亚裔美国人刘女士讨论术后出院健康教育。在讨论期间，刘女士看着地板，不时微笑、点头。护士认为刘女士的非语言行为是（　　）。

A. 对出院指导的接受 　　　　　　B. 对健康教育的理解

C. 一种文化价值的反应 　　　　　D. 一种能够遵循指导的能力

E. 对护理工作表示满意

二、简答题

莱宁格的跨文化护理理论中的"日出模式"包含几个层次？各是什么？

三、案例题

李先生,35 岁,某公司高管,平素身体健康,从未上过医院。突发急性心肌梗死入住冠心病监护病房(CCU)治疗,医生诊断为急性广泛前壁心肌梗死。现入院第二天,遵医嘱护士给予李先生吸氧、心电监测、半流质饮食,嘱其严格卧床休息,谢绝探视。李先生情绪非常焦虑,不习惯床上大小便,不接受治疗饮食,自觉孤独无助。

请问:

(1) 李先生是否存在文化休克? 如存在,导致其文化休克的原因是什么?

(2) 作为护理人员如何帮助李先生减轻焦虑、孤独的症状?

(程晓琳)

第五章　护理学中常用的相关理论和学说

学习目标

识记：

1. 马斯洛的人类需要层次论。

2. 成长与发展的基本概念；成长与发展的基本内容。

3. 弗洛伊德、艾瑞克森、皮亚杰、科尔伯格各理论的发展阶段。

4. 压力源的分类；常见的压力反应；压力适应的层次。

5. 希望的特性。

理解：

1. 马斯洛的人类需要层次论对护理实践的意义。

2. 成长与发展的规律及影响成长与发展的因素。

3. 弗洛伊德、皮亚杰、科尔伯格的理论的各个发展阶段的特点。

4. 与压力有关的常用学说。

5. 希望与失望学说在护理实践中的应用。

应用：

1. 根据马斯洛的人类需要层次论，分析住院患者可能尚未满足的需要。

2. 应用艾瑞克森的心理社会发展理论，根据各个发展阶段的特点，为不同阶段的服务对象提供护理。

3. 应用压力与适应相关理论，分析患者的压力源并提出预防及应对的策略；分析护士工作的压力源并提出应对的策略。

4. 应用丧失与悲哀学说为临终患者及家属提供护理。

现代护理学的迅速发展得益于护理理论的研究和应用，20世纪二三十年代，一些理论学家在取得心理学、社会学等领域的研究成果后，相继建立了有着深远影响的人文社会学理论。这些理论，不仅促进了护理理论的形成和发展，而且帮助护理人员更好地认识和理解护理问题，指导护理实践，促进人类健康。本章节将重点介绍对护理学影响极大的相关学科理论和学说。

 案例

李靖，女，25岁，舞蹈演员，曾多次在在全国舞蹈比赛中获奖，三天前在巡回演出途中遭遇车祸，患者右下肢严重碾挫伤，急诊入院后行右下肢截肢清创术。术后体温36.5℃，脉搏100

次/分,呼吸 20 次/分,血压 110/80 mmHg,患者清醒后得知伤情,情绪反应强烈,不愿见任何人,而且拒绝一切治疗。

第一节　需要理论和学说

一、需要的基本概念

需要又称需求,是一切生物体的本能。它是个体对事物的欲望或要求未得到满足时而力求获得满足的一种内部状态,是人脑对生理需求和社会需求的反映。

人具有自然属性和社会属性,对其自身与外部生活条件有各种各样的要求,如对空气、食物、水、阳光等自然条件的依赖,以及对交往、劳动、学习、创造、运动等社会条件的要求。当这些必需的事物反映在人脑中,就成为人的需要。

需要是个人的心理活动与行为的基本动力,它与人的行为密切相关。人的活动总是受某种需要所驱使,需要一旦被意识到并驱使人去行动时,就以活动动机的形式表现出来。需要激发人去行动,并使人朝着一定的方向去追求,以求得到自身的满足。同时人的需要在活动中不断产生与发展,当人通过活动满足了原有的需要时,人和周围现实的关系就发生了变化,又会产生新的需要。

二、需要的分类及特征

(一) 需要的分类

1. 生理需要　生理需要是人维持正常生理功能方面的需要,如呼吸、饮食、排泄、睡眠、活动等。

2. 社会需要　社会需要是人与人之间的相互联系、相互作用方面的需要,如沟通、友谊、尊重、归属感等。

3. 情绪需要　情绪需要是人对外界刺激形成心理体验方面的需要,如遇到高兴的事情产生愉快、满意等正性情绪反应;反之,产生焦虑、恐惧、憎恶、愤怒、悲哀等负性情绪反应。

4. 知识需要　知识需要是人在认知和思考方面的需要,如学习、判断、推理、解决问题等。

5. 精神需要　精神需要是人在精神寄托与精神信仰方面的需要,如宗教信仰等。

(二) 需要的特征

1. 对象性　任何需要都是指向一定对象的,这种对象可以是物质的,如食物;也可以是精神的,如认知、审美,但必须有一定的外部物质条件才能获得满足。

2. 共同性与独特性　人的基本需要是人类所共有的。一方面无论性别、年龄、社会文化背景等,都拥有共同的基本需求;另一方面每个人由于所处的社会背景、信仰、价值观等有显著的个体差异,因此需要又具有个人的独特性,其需要的内容、水平满足方式都有差异。

3. 发展性　需要是个体发展的必要条件,是个体进行各种活动的动力,人的需要是随着年龄、时期的不同而发展变化,在不同成长发展阶段有不同的需要。

4. 社会历史制约性 人虽然有各种需要,但需要的产生与满足会受到一定社会历史条件的制约和影响,如所处的社会、经济、文化背景等的制约,因此个体必须根据自身所处的环境及社会条件,合理地提出及调整自己的需要并满足自身的需要。

5. 无限性 个体的需要不会因为暂时的满足而终止,当一些需要被满足后,又会产生新的需要,正是这种不断产生需要与满足需要的活动,促进了个体的不断发展和社会的进步。

三、人类基本需要理论和学说

(一)马斯洛的人类基本需要层次论

马斯洛(Abraham Harold Maslow,1908—1970 年)是美国人本主义心理学家。他在1943 年发表的"人类动机理论"一文及 1954 年发表的《动机与人格》一书中,将人的基本需要按其重要性及发生的先后顺序排成了五个层次,并形象地用"金字塔"形状来进行描述,形成了最著名的人类需要层次论(hierarchy of basic human needs theory),并在许多领域广泛应用(图 5-1)。

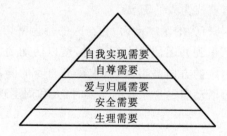

图 5-1 马斯洛的人类基本需要层次论示意图

1. 需要层次理论的主要内容

(1)生理需要(physiological needs):人类最原始、最基本的维持生命与生存的需要,包括空气、水分、温度、食物、排泄、性、活动、休息等。它是最基本的、最低层次的需要,也是其他需要产生的基础,是推动人类行动的强大动力。

(2)安全需要(safety needs):包括生理上的安全需要和心理上的安全需要。前者是指个体需要处于一种生理上的安全状态,从而防止身体上的伤害或生活受到威胁。后者是指个体需要一种心理上的安全感,避免恐惧、焦虑、害怕等心理感受。

(3)爱与归属需要(love and belongingness needs):包括给予和得到两个方面,即个体需要去爱和接纳别人,同时也需要得到他人或群体的关爱和接纳,从而建立良好的人际关系,产生归属感。爱与归属的需要若得不到满足,个体会感到孤独、空虚。

(4)自尊需要(esteem needs):自尊具有双重含义,即自尊与受他人尊重。自尊即个体自我感觉良好,拥有自尊心,视自己是一个有价值的人。受他人尊重是指个体希望受到他人的尊重,得到认同、重视和欣赏。自尊需要若得不到满足,就会产生自卑、无助、无能等情绪体验。

(5)自我实现需要(needs of self-actualization):在其他需要基本得到满足后才会出现的最高层次需要。它是指个人的潜能得到充分的发挥,实现自我价值,并从中得到满足。

2. 需要层次理论的一般规律

(1)人类的基本需要是普遍存在的,从低到高,具有层次性。

(2)通常情况下,生理需要是最重要的,只有生理需要得到满足后,人类才得以生存,才会追求更高层次的需要。

（3）在人的基本需要里有些需要是必须立即满足的，如对氧气的需求，而有些需要可以暂缓，如食物、休息等，但它们最终是需要得到满足的。

（4）各层次的需要是相互依赖和彼此重叠的。一般而言，较低层次的需要得到满足后，更高层次的需要才会出现，并逐渐强烈。层次较高的需要发展后，层次较低的需要并不消失，只是暂时对人的行为的影响降低。

（5）各需要之间的层次顺序并非固定不变的。同一时期内，个体可存在多种需要，但只有一种需要占支配地位，支配个体产生相应满足需要的行为，这种需要称为优势需要。个体的优势需要是在不断变化的。

（6）层次越高的需要，其满足的方式和程度差异越大。因为个体的性格、教育水平、社会文化背景及价值观等具有显著差异。

（7）基本需要满足的程度与健康密切相关。在其他因素不变的情况下，任何需要的满足都有助于维持健康和促进健康。

（二）卡利什的人类基本需要层次论

在马斯洛提出人的基本需要层次论数年后，美国护理学家理查德·卡利什（Richard Kalish）将这一理论加以修改和补充，认为人类对知识的获取是好奇心和探索所致。因此，在生理需要和安全需要之间增加一个层次的需要，即刺激的需要，包括性、活动、探险、操纵、好奇心（图 5-2）。性和活动的需要虽属于生理需要，但卡利什认为它们必须在食物、水分、空气、排泄、休息及避免疼痛等生理需要满足之后，才会寻求此需要，因此将其列于生理需要之后。另外，人们为了满足好奇心，在探险和操纵某项事物时往往忽略自身的安全，因此有些刺激的需要会优先于安全的需要，但是任何一个时期总有一种需要占支配地位。

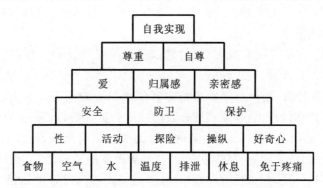

图 5-2　卡利什的人类基本需要层次论示意图

四、需要理论和学说在护理实践中的应用

（一）需要理论和学说对护理工作的意义

1. 识别患者未满足的需要　人在健康状态下，能够依靠自身能力满足各种需求，但在患病时，有些基本需要无法通过自己的能力来满足。因此，护士可按照人类基本需要的不同层次，从整体的角度系统收集资料，评估患者未满足的需要，发现护理问题，及时帮助解决。

2. 更好地领悟和理解患者的行为和情感　需要理论可以帮助护士领悟和理解患者的行为和情感。例如，患者思念亲人，表明其有爱与归属的需要；在某些特殊检查和治疗前，流露出疑虑和担心,则表明安全的需要未得到满足。

3. 预测患者尚未明确表达的需要 根据患者的情况,预测可能出现的问题,采取预防性措施,防止问题的发生。例如护士在为患者进行某些治疗前,做出必要的解释和承诺,让患者对护士充满信任感,能减轻其紧张和焦虑等不良情绪。

4. 识别患者护理问题的轻重缓急 需要层次理论有助于护士识别患者护理问题的轻重缓急,并加以分类和排序,科学地制订护理计划,合理安排护理工作。

(二)应用需要理论满足患者的基本需要

患者在疾病状态下不能正确识别自身的特殊需要,并且有许多需要不能自行满足,必须依靠护理人员来协助。因此护理人员应具备全面评估患者需要的能力,实施有效的护理措施,设法满足患者的需要。住院患者可能出现的未满足的需要包括:

1. 生理需要

(1)氧气:氧气是最先应被满足的生理需要,特别是危重患者,必须立即满足,否则危及生命。对因呼吸困难、呼吸道阻塞等所致缺氧的患者,护士在迅速做出评估后,应及时采取措施,满足患者对氧气的需要。

(2)水:常见的问题有脱水、水肿、电解质紊乱、酸碱平衡失调等。护士应全面评估患者的症状,及时补充水、电解质,满足患者机体的需要。

(3)温度:常见的问题有体温过高或过低、环境温度的不适。护士应注意评估患者体温的变化,提供温度适宜的环境,使患者舒适。

(4)营养:常见的问题有营养不良及各种疾病的特殊饮食需要。护士应评估患者的营养状况,及时确定引起营养不良的原因,加强饮食护理,满足患者营养的需要。

(5)排泄:常见问题有便秘、腹泻、尿潴留、大小便失禁、多尿、少尿、无尿等。护士需要正确评估影响排泄的因素,及时发现患者排泄的需要及异常排泄的护理问题,采取相应的护理措施,满足患者排泄的需要。

(6)休息与睡眠:常见问题有疲劳、各种睡眠型态紊乱等。护士应评估影响休息与睡眠的因素,创造良好的休息环境,促进睡眠。

(7)避免疼痛:各种急、慢性疼痛都会给患者带来身心的痛苦。护士应及时评估疼痛状况,减少或消除引起疼痛的原因,采取积极有效的预防和护理措施,避免和减轻疼痛。

2. 刺激需要 患者住院期间长期单调的生活易引起情绪低落、精神沮丧,长期卧床会导致皮肤受损、肌肉萎缩、关节僵硬等,因此护士应根据患者的不同情况,给予满足刺激需要的活动,如美化病室环境,增加患者社交和娱乐活动,对长期卧床患者增加翻身次数、按摩皮肤、进行全范围的关节活动等。

3. 安全需要 患者在住院期间由于居住的环境改变,对医护人员的不熟悉,对各种检查和治疗产生恐惧和疑虑,对自身疾病及预后的不了解,安全感明显降低。护士应加强和患者的沟通,及时解答患者的疑问,避免各种损伤因素,提高护理质量,增强患者的自信心和安全感。

4. 爱与归属需要 患者在患病期间,由于与亲人分离及生活方式的改变,爱与归属的需要变得更为强烈,希望得到亲人、朋友及周围人的关怀、理解和支持。因此,在不影响治疗的前提下,护士应允许家属探视和陪伴,和患者及其家属建立良好的护患关系,使患者感受到医护人员及其家属、亲友的关爱,满足患者爱与归属的需要。

5. 自尊需要 疾病可导致患者某些方面的能力下降甚至丧失,影响其对自身价值的判断,担心成为别人的负担,特别是截肢、烧伤等患者身体形象的改变。因此,护士在和患者的交往过程中,应注意尊重患者,认真听取患者的意见,使患者感到自己被重视和接受,注意保护患者的隐私,尊重患者的个人习惯、价值观及宗教信仰等。同时,鼓励患者参与一些与自身相关的护理活动以增强其自尊感。

6. 自我实现需要 由于疾病影响患者能力的发挥,特别是患有严重的躯体疾病和功能障碍时,如偏瘫、失明、截肢等,不得不离开自己的学习和工作,患者会陷于沮丧、失落甚至悲观、绝望的情绪中,这种不良情绪不利于患者健康的恢复。因此,护士应鼓励患者积极接受治疗,表达自身感受,根据自身的身体状况,重新建立人生目标,并通过积极康复和学习,为完成自我实现而努力。

第二节 成长与发展理论

成长与发展贯穿于人的生命全过程,人在每一个成长发展阶段都有不同的特点和特殊问题需要解决。我们的服务对象是人,包括各个年龄阶段的人,而且人处于不同的成长发展水平时会表现出不同的身心特征。因此,了解生命过程中各个阶段的特点及特征,可以帮助护士明确不同年龄阶段护理对象的心理特点、行为特征及基本的需要,为护理对象提供全面的整体护理。

一、成长与发展概述

(一)成长与发展的基本概念

1. 成长(growth) 成长又称生长,是指由于细胞增殖而产生的生理方面的改变,包括各器官、系统的体积和形态改变,是个体在生理方面的量性增长。成长是可测量和可观察到的,如身高、体重、骨密度等。

2. 发展(development) 发展又称发育,是生命过程中的一种有序的、可预测的功能和技巧的演变过程,是个体随年龄增长以及与环境间的互动而产生的身心变化过程,是质的改变,表现为细胞、组织、器官功能的成熟和机体功能的演进,如行为改变、技能增强等。它包括生理、认知、心理及社会适应方面的改变。

3. 成熟(maturation) 成熟是成长和发展的结果,有广义和狭义之分。狭义的成熟是生理上的生长发育,广义的成熟包括心理、社会的发展。成熟是由遗传基因所决定的,通过个体内部生长因素与环境相互作用,从而获得生理、心理、功能与能力的比较完备的状态。

(二)成长与发展的基本内容

1. 生理方面 主要包括身体的生长和功能的发展、成熟。如体重增加、肌力增强、动作协调、器官功能完善等。

2. 认知方面 主要指与大脑生长发育和获得知识、技能有关的发展方面。包括感觉、知觉、思维、语言等个体认识能力的发展变化。

3. 社会方面 主要指个体在与外界其他个体的相互作用过程中,有关社会态度和社会角色的形成、社会行为规范的确立等方面的变化。

4. 情感方面 主要指个体的喜、怒、哀、乐、爱、悲、恐、惊等各种情绪体验的发展。

5. 精神方面 主要指个体在成长发展过程中所产生的对生命意义及生存价值的认识。

6. 道德方面 主要指个体的道德认识、道德情感、道德意志、道德行为等方面的发展。不同的社会文化背景对人们道德价值观念的形成有着重要影响。

(三)成长与发展的规律

人的成长与发展过程非常复杂,受多方面因素的影响。每个人所表现的成熟方式具有差异性,同时又具有一些共同规律和特征。成长与发展所遵循的规律如下:

1. 可预测性 因为每个人都要经历相同的发展阶段和过程,所以人的成长与发展过程是可以预测的,例如每个孩子行走之前,都先学会爬行和站立。

2. 顺序性 人体各器官功能的生长发育遵循由上到下、由近到远、由粗到细、由简单到复杂、由低级到高级的顺序。

(1)由上到下:指身体和动作技能的发展具有沿着从上(头)至下(脚)的方向进行的规律。如婴儿先会抬头、后抬胸、再会坐、立和行走。

(2)由近到远:指身体和动作技能的发展沿着从身体中心部位向身体远端方向进行的规律。如婴儿先学会控制肩和臂,再控制手的活动。

(3)由粗到细:指身体和动作技能的发展先从会用全手抓握物品,再发展到以手指捏取物品。

(4)由简单到复杂:指幼儿最初的动作常为全身性、不精确性,以后逐步发展为局部、精细、准确的动作。如儿童先会画点、画线,进而能画一些复杂的图形。

(5)由低级到高级:指儿童先会观察、感觉和认识事物,再发展到记忆、分析和判断等高级思维过程。

3. 连续性和阶段性 人的成长与发展是一个连续的过程,但又具有阶段性。如1周岁以内生长非常迅速,周岁后基本稳定成长,至青春期又是迅速加快的时期,成年后则处于相对稳定的阶段。

4. 不平衡性 在人的体格生长方面,各器官系统的发育各有先后,发育速度快慢不一。如神经系统发育较早,出生到1岁神经系统发育速度最快;生殖系统发育较晚,在青春期时发育速度最快。心理社会发展同样存在不平衡性,如3~5岁语言发展最快。

5. 个体差异性 虽然个体都经历相同的发展阶段,但受到遗传、环境等因素的影响,个体发展的速度、水平会出现差异,表现出同一年龄阶段的个体有不同发展水平和不同的个性特征。

6. 关键期 人的成长与发展过程中存在一些较关键时期,这些时期是个体发展某些能力的最佳时期。如胚胎的前3个月是胎儿生长发育的关键时期;婴幼儿期和儿童期是情感、生活态度、健康行为等基本人格形成的关键时期;青春期则是人的体格与心理发展的另一关键时期。这些关键时期对今后个体的发展和成熟有着重要影响。

(四)影响成长与发展的因素

遗传特性和环境影响是确定成长和发展进程的两个最基本因素。遗传决定机体发育的可能范围,环境则决定发展的速度及最终达到的程度。内在遗传因素与外界环境因素相互作用决定了个体的成长与发展水平。

1. 遗传因素 人的成长与发展受父母双方遗传因素的影响,包括对体格特征和心理社会方面的影响。如遗传对个体的面部特征、身高、肤色、性格、气质、智力等方面都有较大影响。

2. 环境因素

（1）孕母状况：孕母的年龄、健康状况、营养、情绪及生活环境等直接影响胎儿的生长发育。

（2）营养：充足、合理的营养是个体成长与发展的基础，如果长期营养不良会导致个体体格发育迟缓，并影响各器官功能的完善及智力、心理、社会能力的发展。

（3）家庭环境：良好的家庭环境和氛围有利于儿童的健康成长和发展，包括父母的文化程度、父母的角色示范作用、家庭成员的生活方式、教养方式、居住环境、卫生状况、家庭的经济水平等均对儿童的成长发展起着重要作用。

（4）学校教育：学校是有目的、有计划地向学生施加影响的教育场所，学校教育是由专职人员和专门机构承担的，系统地对个体以影响身心发展为直接目标的社会活动。学校教育不仅使个体能接受知识、技能的学习，使个体获得终身学习和终身发展的动力，而且使个体具有正确的价值判断能力、独立健全的人格及明确的社会责任感。因此，学校是人格社会化的重要场所，学校教育对个体的成长与发展至关重要。

（5）社会文化习俗：不同的社会文化环境对人在不同的成长与发展阶段的任务有着不同的要求，不同文化背景下的生活习俗、文化习俗、宗教信仰等都会导致个体的交往方式、认知和实践活动、价值观等有所差异，因此对个体的成长与发展有着一定程度的影响。

3. 个人因素 个人因素包括个体的身体生长发育水平、健康状况、心理能力的发展水平，学习及知识积累过程、社会实践活动等，这些因素也会影响个体的成长与发展。

二、心理社会发展理论及其在护理实践中的应用

（一）弗洛伊德的性心理发展理论

西格蒙德·弗洛伊德（Sigmund Freud，1856—1939 年）是奥地利著名的精神病学家，被誉为"现代心理学之父"，是精神分析学派创始人。他以多年对精神病患者的观察和治疗为依据，创立了性心理发展理论（theory of psychosexual development），其理论包括意识的层次、人格结构和人格发展三大理论要点。

1. 理论的主要内容

1）意识的层次理论：弗洛伊德的意识层次理论阐述了人的精神活动，包括欲望、冲动、思维幻想、判断、决定、情感等，会在不同的意识层次里发生和进行。他把人的心理活动分为意识、潜意识、前意识三个层次，并形象地比喻为一座漂浮在海平面上的冰山。

（1）意识（consciousness）：人对自己身心状态及环境中的人及事物变化的综合察觉与认识，是直接感知的心理活动部分。意识是能随意想到、清楚觉察到的主观经验，被形容为冰山之巅部分。

（2）潜意识（unconsciousness）：人们没有意识到的深层的心理活动部分，是原始的冲动、本能和欲望，或通过遗传得到的人类早期经验以及个人遗忘了的童年时期的经验和创伤性经验等。潜意识虽然是不被意识所知觉，但它是整个心理活动的原动力，被形容为隐藏在海平面以下的部分，对人的行为产生重要影响。潜意识中潜伏的心理矛盾、心理冲突等往往导致个体出现焦虑甚至心理障碍。

（3）前意识（pre-consciousness）：又称为无意识，介于意识和潜意识之间，是人们无法感知的那一部分心理活动，主要包括目前未被注意或者不在意识之中，但通过自己关注或经他

人提醒而出现在意识区域的心理活动,被形容为介于海平面上下的部分。

2)人格结构理论:弗洛伊德在对人的心理活动分析的基础上,提出人格结构由三部分组成,即本我、自我和超我。

(1)本我(id):人格结构中最基本、最原始的部分,是潜意识欲望的根源,它与生俱来,本我由遗传本能、欲望所组成,如饥、渴、性三者均属之。本我遵循享乐原则,目的在于争取最大的快乐和最小的痛苦。

(2)自我(ego):在现实环境中由本我中分化发展而产生,由本我而来的各种需求,如不能在现实中立即获得满足,自我就必须调节外界与本我的关系,用社会允许的行为来满足本我的需求,因此自我遵循现实原则,另外它介于本我与超我之间,是人格结构的中枢系统,对本我的冲动与超我的控制具有缓冲与调节的功能。

(3)超我(superego):人格结构中的道德部分,它是个体在成长过程中通过内化道德规范,内化社会及文化环境的价值观念而形成,其机能主要在监督、批判及管束自己的行为。超我主要包括两个方面:一方面是平常人们所说的良心,代表着社会道德对个人的惩罚和规范作用;另一方面是自我理想,确定道德行为的标准。超我的主要职责是指导自我以道德良心自居,去限制、压抑本我的本能冲动,遵循完美原则。

弗洛伊德认为,本我、自我和超我三者之间相互联系、相互制约。本我不顾现实,只要求满足欲望,寻求快乐;超我按照道德准则对人的欲望和行为加以限制,而自我则活动于本我和超我之间,一方面设法满足本我对快乐的追求;另一方面必须使行为符合超我的要求。所以,自我的力量必须强大,能够协调它们之间的冲突和矛盾,否则,人格结构就处于失衡状态,导致不健全人格的形成。

3)人格发展理论:弗洛伊德认为,个体发展的内动力以身体不同部位获得性冲动的满足为标准,将人格发展划分为五个阶段,即口腔期、肛门期、性蕾期、潜伏期和生殖期,其中前三个阶段是人格发展的关键期。

(1)口腔期(oral stage):0~1岁。此期原欲集中在口部,快乐感和安全感通过吸吮、吞咽、咀嚼等与口有关的活动获得,并对能满足口的需要的东西,如乳头、手指等,产生依恋。如果口部的欲望得到满足,则有利于情绪及人格的正常发展。此期口部成为快感来源的中心,是人格发展的基础。但口欲过分满足或满足过少,就会形成依赖、紧张、猜疑等人格特征。

(2)肛门期(anal stage):1~3岁。此期原欲集中在肛门区,愉快感来自排泄所带来的快感和自己对排泄的控制。此期是父母对幼儿控制大小便进行训练的时期,训练得当,有利于幼儿养成良好习惯,是形成以后良好人际关系的基础。如果训练过早或过严,易形成吝啬、固执、冷酷等人格特征;如果训练过松,则易形成自以为是、攻击性的人格特征。

(3)性蕾期(phallic stage):3~6岁。此期原欲集中在生殖器,儿童性生理的分化导致心理的分化,表现出对生殖器的极大兴趣,性需求集中于性器官本身。他们不仅通过玩弄性器官获得满足,而且会产生性别差异,恋慕异性父母,出现恋父(母)情结,此期能与同性别父母建立性别认同感,有利于儿童形成正确的性别行为和道德观念。否则,可能出现各种性偏离行为和以自我为中心的自私、缺乏对他人真诚等人格特征。

(4)潜伏期(latency stage):6~12岁。此期儿童早期的性冲动被压抑到潜意识中,把精力投入到学习、游戏等各种智力和体育活动上。快感来自于对外界环境的体验,喜欢与同性别的伙伴进行娱乐、运动,发展同性的友谊。此期顺利发展,可以获得许多人际交往经验,促进自我发展。否则,会形成压抑、强迫性人格。

（5）生殖期（genital stage）：12 岁以后。此期原欲重新回到生殖器,注意力转向年龄相仿的异性伴侣,性需求从两性关系中获得满足,并逐渐培养独立性和自我决策的能力,成为较现实的和社会化的成人,最终建立正常的两性关系,性心理的发展趋向成熟。否则,会形成病态人格。

2. 弗洛伊德的性心理发展理论在护理实践中的应用 弗洛伊德的性心理发展理论提出了潜意识及其在影响人类情绪和支配人类行为中所起的作用,特别强调了儿童早期经验对人格发展的决定性影响。该理论有助于护士了解性心理发展规律,观察护理对象潜在的心理需要,正确理解和评估不同发展阶段的护理对象的一些异常情绪和反常行为,从而采取预见性的干预、针对性的护理措施及健康教育,促进健康人格的发展。

1）指导护士为家长提供健康教育：通过对家长进行健康教育,帮助他们理解儿童在健康人格形成过程中的心理需求,根据不同年龄阶段性心理发展的特点,科学地养育和训练儿童。同时,指导家长正确理解儿童外在的焦虑、愤怒等不良情绪和反常行为所反映出来的潜在需求,重视早期生活经验对儿童健康人格形成的重要作用,采取有效的措施,避免不健康人格的形成。

2）指导护士在护理中满足护理对象不同发展阶段的需求。

（1）口腔期：重视满足婴幼儿口部的欲望,通过恰当的喂养和爱抚给婴幼儿带来舒适和安全感,以满足婴儿的这种性心理,以利于正常情绪及人格的发展。

（2）肛门期：对幼儿进行恰当地大小便训练,培养自我控制能力,并给予适当地鼓励和表扬,给幼儿愉快的体验,但避免训练过早或过严。

（3）性蕾期：引导儿童对性别的认同,帮助其解决恋母情结或恋父情结的矛盾冲突,促进孩子建立正确的道德观与良好的两性关系。

（4）潜伏期：此期应为儿童提供各种活动的机会,创造与同龄人交往的机会,建立初步交往的意识,包括游戏、身体活动、学习文化知识等。注意鼓励儿童追求新知识,认真学习与积极锻炼,以此获得人际交往经验,促进自我发展。

（5）生殖期：尊重青少年的自主意识,提供他们自己作决定的机会,鼓励自立、自强,培养自我决策能力,正确引导青少年与异性的交往。

（二）艾瑞克森的心理社会发展理论

艾瑞克森（Erikson,1902—1994 年）是美国哈佛大学的心理分析学家,他根据自己的人生经历及多年从事心理治疗的经验,在弗洛伊德性心理发展理论的基础上,于 1950 年提出了心理社会发展理论（theory of psychosocial development）。

1. 理论的主要内容 艾瑞克森的理论强调文化及社会环境对人格或情感发展的重要作用,认为人的发展是一个随着生物、心理及社会三个方面的变化而不断塑造的过程,此过程由八个发展阶段组成,所有人都按顺序经过这些阶段,不能颠倒或跨越,每个阶段都有一个发展的危机（developmental crisis）或中心任务必须解决。成功地完成每一阶段的任务,可以促进人格的顺利发展；否则有可能影响正常人格的形成,导致人格缺陷或行为异常。

（1）婴儿期（infancy）：0~18 个月。此期发展的危机是信任对不信任（trust vs mistrust）。信任感是发展健全人格最初而且最重要的因素,婴儿期的发展任务就是与被照顾者（父母）建立信任感,学习爱与被爱。婴儿刚来到一个陌生的环境,必须依赖他人满足自己的需要。如果其各种需要能得到持续和有规律地满足,并得到关爱和良好的照料,则会产生基本的信任感,成为以后对外界和他人产生信任感的基础；反之,如果其需要得不到满足,缺乏关爱或者经常感受到痛苦、危险,则会产生不安全感和不信任感,并将这种恐惧、怀疑及不安全的情绪带入以后的人生发展阶段。

对婴儿期的信任感建立有重要影响作用的人是母亲。母婴之间具有一种身体移情作用(physical empathy),即婴儿能敏感地感受到母亲的情绪状态,如果母亲焦虑不安,则婴儿会产生相应的体验。母婴之间的这种早期互动也会影响婴儿基本信任感的建立,并影响婴儿基本人格的形成及完善。同时,艾瑞克森认为信任和不信任是相对的,应该让婴儿体验这两种经历,因为当婴儿有不信任体验时,才能识别信任的体验,重要的是信任与不信任的比例。

婴儿期顺利发展的结果是建立信任感,形成对他人信赖、乐观、有安全感、愿意与他人交往以及对环境和将来有信心等人格特征。如果发展障碍,将导致对他人的不信任、焦虑不安和退缩等行为和人格特征的形成。

(2) 幼儿期(early childhood):18 个月~3 岁。此期发展的危机是自主对羞愧或疑虑(autonomy vs shame or doubt)。

幼儿期的发展任务是建立自主感。此期儿童开始学习自己吃饭、穿衣及大小便等基本的自理活动,运用自己最初获取的运动和语言技能探索、认识周围的世界,若得到适当的鼓励,可形成自主性;若受到过分的限制或否定,则会产生羞愧感和疑虑,怀疑自己的能力,并停止各种尝试和努力。

对幼儿期的发展有重要影响的人是父母。如果父母在保证安全的情况下,鼓励和支持儿童主动完成自己的事情,如吃饭、穿衣等,可促使儿童自主感的建立。反之,如果父母过度保护、过分苛求或过分干涉其自理活动,对其独立行为进行否定、嘲笑、斥责和限制等,则会使儿童产生羞愧感和疑虑。

幼儿期顺利发展的结果是获得自主感,形成自我控制感,自信的人格特征;反之,会出现缺乏自信,怀疑自己的能力、过度自我约束和依从他人等行为和人格特征。

(3) 学龄前期(late childhood):3~6 岁。此期发展的危机是主动对内疚(initiative vs guilt)。

学龄前期的发展任务是建立主动感。此期儿童的活动和语言能力增强,对周围世界充满好奇和探索的欲望,探究的范围扩大,游戏成为儿童生活的中心,通过游戏,儿童积极地探索世界,学习一定的社会规范,开始设定目标和制订计划,并努力去实现目标。

对学龄前期的发展有重要影响的人是家庭成员。如果父母对儿童的好奇和探索性活动给予鼓励和正确引导,给儿童更多的创造和实践的自由和机会,有助于儿童主动性发展。反之,如果父母经常对儿童的行为进行干涉、批评,或要求儿童完成其力所不能及的任务,会将导致儿童产生内疚感。

学龄前期顺利发展的结果是获得主动感,形成主动进取,有创造力,不怕挫折等人格特征;反之,会表现为缺乏自信、悲观、退缩、害怕做错事及无自我价值感等人格特征。

(4) 学龄期(school age):6~12 岁。此期发展的危机是勤奋对自卑(industry vs inferiority)。

学龄期的发展任务是获得勤奋感。此期儿童的活动场所扩大,包括家庭、学校和社区等,开始学习文化知识和各种技能,学习与他人合作、竞争和遵守规则。学龄期是儿童学习各种社会规范的最佳时期,因此也是个体在成长与发展过程中一个决定性阶段。

对学龄期的发展有重要影响的人是父母、老师、同学等。如果儿童在此阶段能出色完成任务,并得到鼓励和赞赏,获得成功的体验,则可发展竞争意识和勤奋感;若遭受过多的挫折或指责,就会产生自卑感。

学龄期顺利发展的结果是获得勤奋感,学会与他人竞争、合作、守规则,获得基本的学习和社会交往能力。反之,会出现自卑,缺乏自信,充满失败感等人格特征。

(5)青春期（adolescence）:12～18 岁。此期发展的危机是自我认同对角色混乱（ego identity vs role confusion）。

青春期的主要发展任务是建立自我认同感。此期是人生最为关键的阶段,青少年需要从周围世界中明确自己的社会角色,选择人生目标,他们关注自我,极为专注别人对自己的看法,探究自我,经常在思考"我是谁"、"我将来向哪个方向发展"等问题。

对青春期的发展有重要影响的人是同龄伙伴及崇拜的偶像。青少年更喜欢与同伴探讨未来的发展方向,希望得到同伴的认可与赞扬,从而获得自我认同感和自我发展方向。

此期顺利发展的结果是获得自我认同感,接受自我,有明确的生活目标,并为设定的目标而努力;反之,会导致角色混乱,迷失生活方向,彷徨,甚至可能出现堕落或反社会的行为。

(6)青年期（young adulthood）:18～35 岁。此期发展的危机是亲密对孤独（intimacy vs isolation）。

此期的主要发展任务是建立与他人的亲密关系,承担对他人应负的责任和义务,建立与他人的友谊或亲密伴侣关系。艾瑞克森认为真正的亲密感是指两个人都愿意共同分享和相互调节他们生活中的各方面。人们只有在确立稳定的自我认同感基础上,才能在与别人的共享中忘却自我,相互理解,相互支持和帮助,否则很难达到真正的感情共鸣,导致孤独的情感体验,不能与他人建立亲密关系。

对青年期的发展有重要影响的人是朋友和同龄的异性。此期需要选择现实的生活目标,选择伴侣和朋友,建立相互信任、相互理解的友谊或伴侣关系。

青年期顺利发展的结果是有美满的感情生活、有亲密的人际关系、具有良好的协作精神,并为将来的事业奠定稳固的基础。反之,则可能出现缺乏人际交往,逃避工作或家庭责任,性格孤僻等行为和人格特征。

(7)中年期（adulthood）:35～65 岁。此期发展的危机是创造对停滞（generativity vs stagnation）。

中年期的主要发展任务是养育下一代,获得成就感。成年人在成功建立与他人的亲密关系基础上,关注的重点扩展为整个家庭、工作、社会以及生育和培养下一代,为社会创造财富。

对中年期的发展有重要影响的人是同事和配偶。此期顺利发展的结果是用心培养下一代,热爱家庭,生活充实,关爱他人,在工作和生活上有所创造和成就。反之,则可能出现发展的停滞,表现出自私、人际关系不良、自我放纵和缺乏责任感等人格特征。

(8)老年期（old age）:65 岁以上。此期发展的危机是完善对失望（integrity vs despair）。

老年期的主要发展任务是建立完善感。此期老年人机体的各器官逐渐老化,功能下降,许多老年人丧失了体力和健康,丧失了工作、配偶和朋友,因而容易出现抑郁、悲观以及失望等情绪。另一方面此期老年人开始回顾一生,评价自己的人生是否有价值,对自己没能力实现的理想感到遗憾。因此,老年人要调整心态,积极面对现实,发挥自身的潜能,体验满足感和自我完善感。

老年期发展顺利的结果是获得完善感,表现为乐观、满足、随遇而安、能平静对待死亡、安享晚年。反之,则会陷入整日追悔往事的消极情感中,产生失望、悲观和对死亡充满恐惧、绝望的消极心理。

2. 艾瑞克森的心理社会发展理论在护理实践中的应用 艾瑞克森的心理社会发展理论有助于护士了解个体人格发展的规律和不同阶段个体所面临的发展危机,更好地理解不同年龄阶段的人格和行为特点,从而采取不同的护理方式,帮助患者顺利解决各发展阶段的危机,促进人格的健康发展,预防人格发展障碍。

(1) 婴儿期:护理人员应及时满足婴儿的各种需求,帮助婴儿建立信任感和安全感,拥抱、抚摸婴儿,与之轻柔地交谈,提供各种视觉刺激。在患儿经历痛苦的治疗或护理过程中,尽量减轻其疼痛,并给予抚慰。同时减轻父母的焦虑,鼓励家长参与护理活动,促进母婴之间信任感的建立。

(2) 幼儿期:护理人员应鼓励儿童进行力所能及的自理活动,如吃饭、穿衣及大小便等,为其提供自己作决定的机会,并对其能力表示赞赏、鼓励。如果治疗或护理过程需要约束患儿,应向其做出适当的解释,尽量缩短约束时间,并对患儿给予抚慰和赞赏。

(3) 学龄前期:护理人员应鼓励和表扬儿童有益的主动行为,耐心回答他们提出的问题,重视游戏的意义,并为孩子提供创造新活动的机会,满足其合理的要求。

(4) 学龄期:护理人员应帮助患儿尽快适应医院环境,鼓励患儿在医院继续发展他的业余爱好,并帮助患儿在住院期间继续完成学习任务。在治疗或护理过程前后允许患儿帮助准备或整理一些用物,使其体验到成就感,增强自信心。

(5) 青春期:护理人员应多创造机会让青少年参与讨论所关心的问题,谈论自己的感受,并在其做出决定时给予支持和赞赏。帮助青少年维持良好的自身形象,尊重其隐私,尽可能安排青少年与同年龄组的患者在一起交流、娱乐。

(6) 青年期:护理人员应帮助患者保持与亲友的联系,尽可能为处于恋爱期的患者提供相处的机会。另外护士还应作为咨询者,帮助患者设定较为现实的生活目标。

(7) 中年期:成年人在家庭、社会中承担着多种角色,生活压力较大,是家庭的重要支柱,其健康状况的好坏对家庭的影响较大,因此护理人员要注意给予中年人更多的感情支持,帮助调整和适应角色,并对其个人成就给予适当赞扬。

(8) 老年期:护理人员应耐心倾听老人对往事的叙述,对他们曾取得的成就给予肯定,发掘其潜能;鼓励老年人多与他人交往,并参加所喜爱的活动;及时发现患者的不良情绪,采取相应的预防措施,避免发生意外。

三、认知和道德发展理论及其在护理实践中的应用

(一) 皮亚杰的认知发展理论

皮亚杰(Jean Piaget,1896—1980 年)是瑞士当代杰出的心理学家和哲学家、认知学派的创始人。他在对儿童数十年的观察和研究的基础上,形成了一套关于儿童思维、推理和解决问题的理论,即认知发展理论(theory of cognitive development)。

1. 理论的主要内容 皮亚杰认为儿童思维的发展并不是父母或教师传授给他们的,而是通过儿童与环境相互作用,经同化和顺应两个基本认知过程而形成。每个个体都有一个原有的认知结构,称为基模或图式。当个体面临一个刺激情境或困难情境时,个体企图利用原有的认知结构去解决,这种认知过程称为同化(assimilation)。如果原有的认知结构不能对新的情境产生认知,个体只能通过改变或扩大原有的认知结构,以适应新的情况,这种认知过程称为顺应(accommodation)。通过顺应,个体的智能得到发展,同时与环境间的平衡更稳定。皮亚杰将儿童的认知发展划分为以下四个阶段:

（1）感觉运动期（sensor motor stage）：0～2岁。这个阶段的婴幼儿主要通过他们的感觉和动作技能来探索周围世界，是认知发展的第一阶段。此阶段婴幼儿的认知发展局限在其接触感应到的经验范围内，能区分自我及周围环境，将事物具体化，对空间有一定概念，开始协调感觉、知觉及动作间的活动，客体永久性（object permanence）概念逐渐形成，即认识到物体是客观存在的，即使它不在眼前。通过这一阶段，婴幼儿从一个仅仅具有反射行为的个体逐渐发展成为对其日常生活环境有初步了解的问题解决者。

（2）前运思期（preoperational stage）：2～7岁。此阶段儿童将感知动作内化为表象，建立了符号功能，开始用语言来表达自己的需求，但感知局限，思维缺乏系统性和逻辑性，以自我为中心，只注意事物的一个方面或只从自己的观点来看问题，思维只朝一个方向进行。

（3）具体运思期（concrete operations stage）：7～11岁。此阶段儿童脱离以自我为中心的思维方式，开始考虑问题的多个方面，获取逻辑思维能力，在分类、数字、时间、空间概念上有很大进步，形成了量和数的守恒，对实物能够进行排序和分类，但不具备抽象思维的能力。

（4）形式运思期（formal operations stage）：11岁起。这个阶段儿童从具体思维发展到抽象逻辑推理水平，能独立地整理自己的思想，根据假设进行推理，并能按所有的可能性做出推测和判断。

2. 皮亚杰的认知发展理论在护理实践中的应用　皮亚杰的认知发展理论详尽地阐述了儿童认知发展的基本阶段和机制，强调了个体的主动性和能动性作用，它有助于护士了解不同发展阶段患儿的认知方式和行为方式，并能对他们实施有针对性的、适合他们认知水平的健康教育。例如根据在具体运思期的儿童依赖具体形象进行逻辑思维的特点，护士和患儿沟通时可以利用图片、模型等解释治疗和护理过程，帮助他们理解护理要求，能够积极配合及参与护理活动，从而提高护理质量，也促进了儿童认知的发展。

（二）科尔伯格的道德发展理论

科尔伯格（Lawrence Kohlberg，1927—1987年）是美国当代教育心理学家。他致力于儿童道德判断力发展的研究，在皮亚杰的认知发展理论的基础上，提出了道德发展理论（theory of moral development）。

1. 理论的主要内容　科尔伯格主要是从发展心理学的角度来论述道德发展的，他强调道德发展是认知发展的一部分；强调道德判断同逻辑思维能力有关；强调社会环境对道德发展有着巨大的刺激作用。科尔伯格认为，人的道德判断可分为三种水平，每种水平各有两个阶段。

（1）前习俗道德期（pre-conventional stage）：2～9岁。这一水平上的儿童已具备关于是非善恶的社会准则和道德要求，但他们是从行动的结果及与自身的利害关系来判断是非。这一水平按照道德发展的心理取向分为以下两个阶段：

①惩罚与服从取向：2～6岁。这个阶段的儿童认为凡是受到家长、老师等权威人物赞扬的就是好的，遭到他们批评的就是坏的。他们道德判断的理由是根据是否受到惩罚或服从权力。他们为了避免惩罚而服从规则或权威，而不考虑惩罚或权威背后的道德准则。

②相对功利取向：6～9岁。这一阶段儿童首先考虑的是，道德准则是否符合自己的需要，对自己有利的就是好的，好坏以是否符合自身的要求和利益为准则，而非社会规范。

（2）习俗道德期（conventional stage）：9～12岁。这一水平上的儿童有了满足社会要求的愿望，比较关心别人的需要，行动的动机是为了符合家长、老师及社会的期待。这一水平按照道德发展的心理取向分为以下两个阶段：

①好孩子取向:9～10岁。这个阶段的儿童认为一个人的行为正确与否,主要看他是否为别人所喜爱,是否对别人有帮助或受别人称赞。

②法律和规则取向:10～12岁。这一阶段的儿童已经意识到了普遍的社会秩序,强调服从法律,遵守社会秩序和尊重权威,并要求别人也遵守。

(3) 后习俗道德期(post-conventional stage):12岁以上。这一水平上的人们力求对正当而合适的道德规范做出自己的解释,而不受权威或社会规范的限制,履行自己选择的道德准则,形成个人的道德标准和价值观。这一水平按照道德发展的心理取向分为以下两个阶段:

①社会契约取向:在本阶段,个人认识道德法则仅是一种社会契约,是可以改变的,而不是固定不变的,不用单一的规则来衡量一个人的行为,道德判断较灵活,能从法律上、道德上辩证地看待各种行为的是非及善恶。

②普遍的道德原则取向:这个阶段个人对某些抽象的、超越法律的普遍规则有了较明确的概念,如公平、正义等。判断道德行为时,不仅考虑到适合法律的道德准则,同时也考虑到未成文的有普遍意义的道德准则。道德判断已超越了某些规章制度,更多地考虑道德的本质,而非具体的准则。

2. 科尔伯格的道德发展理论在护理实践中的应用 科尔伯格的道德发展理论有助于护士了解儿童道德观念的发展规律,在护理工作中教育儿童,指导家长,促进儿童良好道德观念的形成和发展。

(1) 前习俗道德期:此阶段儿童处于道德他律期,护士在护理患儿过程中可以适当利用自身的权威,并给予适当的物质和精神奖励,对患儿给予适当的承诺,使他们能遵守医院的规则,配合治疗和护理。

(2) 习俗道德期:此阶段儿童处于道德循规期,护士可以向患儿说明医院必要的规章制度,促使患儿按医院的规章制度指导自身的行为,并对患儿的良好行为给予鼓励和赞赏。

(3) 后习俗道德期:此阶段儿童处于道德自律期,已经形成了是非标准和价值观,护士应给予患儿更多的信任及选择、决策的机会。

第三节 压力与适应理论

随着生活节奏的加快,目前压力已成为人们生活中的一部分,正确认识压力并有效应对压力成为现代社会人们生存和生活的必备能力。作为护理人员,学习有关压力的理论和知识,有助于全面评估护理对象及自身的压力,积极应对,促进身心健康的发展。

一、压力的概述

(一) 压力的概念

"压力(stress)"一词来源于拉丁文"stringere",意思是"紧紧捆扎或用力提取",在现代汉语中被翻译为"压力"、"应激"、"紧张"。压力是一个复杂的概念,在不同时期和不同学科,从不同角度解释的含义不同,但目前普遍认为,压力是指个体对作用于自身的内外环境刺激做出认知评价后引起的一系列非特异性的生理及心理紧张性反应状态的过程。

(二) 压力源的概念

压力源又称应激源或者紧张源,指任何能使机体产生压力反应的内外环境中的刺激,即能引起机体生理及心理状态发生异常的因素。一般根据性质可分为以下四种类型。

1. 躯体性压力源

（1）生物性压力源：如各种细菌、病毒、寄生虫等。

（2）物理性压力源：如温度、湿度、噪音、放射线、暴力等。

（3）化学性压力源：如酸、碱、化学药品等。

（4）病理生理性压力源：正常生理功能变化，如月经期、妊娠期、更年期的变化或基本需求（如饮食、性欲、排泄等）未得到满足；病理性因素引起的改变，如创伤、手术、脱水、缺氧、内分泌失调等。

2. 心理性压力源 主要是大脑中的能产生刺激作用的各种紧张信息。如考试成绩不理想、就业不顺等造成的挫折感和心理冲突等。

3. 社会性压力源 主要指各种社会现象和人际关系对个体产生的刺激，如战争、地震这些灾难性事件的发生、人际关系紧张、角色变化、亲人丧失、家庭冲突、失业等。

4. 文化性压力源 由于社会文化环境改变而产生的压力源，如因移居国外、迁居他乡导致生活习惯、语言、信仰、生活方式、社会价值观等的不适应。

（三）压力的意义

人的一生会受到各种压力的影响，压力具有积极和消极的双重作用，与个体的生存、发展及健康有着密切的联系。适度的压力是维持正常人体活动的必要条件，有利于提高个体的适应能力，促进个体不断学习，适应社会需要。但是压力会降低个体的抵抗力、判断力和决策力，如果机体长期处于强烈的压力状态下而无法应对时，不仅影响人的社会功能，甚至会导致躯体或心理疾病。

二、压力与适应的相关学说

压力作为人类全面认识健康与疾病的一个重要概念，人类从专业的角度对它进行研究已经历了一百多年的历史，并且已成为医学、护理学、社会学、心理学等学科的研究重点，由此也相继出现了许多与压力相关的理论和学说，这些理论学说对护理实践有着重要的指导意义。

（一）塞里的压力与适应学说

汉斯·塞里（Hans Selye，1907—1982 年）是加拿大著名的生理心理学家，是最早研究压力的学者之一。1950 年塞里在《压力》一书中阐述了压力的一般理论，他被称为"压力理论之父"。从 20 世纪 40 年代开始，塞里通过大量动物实验和科学研究，探讨在压力下生物体的反应，形成了著名的压力与适应学说（stress and adaptation theory）。其理论主要观点包括：

1. 关于压力 塞里认为，压力源是引起机体全身系统反应的各种刺激。压力源可分为积极压力源和消极压力源。压力是人体应对环境刺激而产生的非特异性反应。

2. 关于压力的反应 塞里主要从生理角度描述了机体面对压力的反应，他认为压力反应是指机体在受到各种内外环境因素刺激时所出现的紧张性、非特异性反应。这种反应包括全身适应综合征（general adaptation syndrome，GAS）和局部适应综合征（local adaptation syndrome，LAS）。GAS 是指机体面临长期不断的压力源而产生的一些共同的症状和体征，如全身不适、体重下降、疲乏、倦怠、疼痛、失眠、肠胃功能紊乱等，这些症状是通过神经内分泌途径产生的，其中下丘脑、垂体、肾上腺在压力反应中起重要的作用（图 5-3）。LAS 是机体在对压力源出现全身反应的同时，在身体某一器官或区域内的反应，如身体局部炎症而出现的

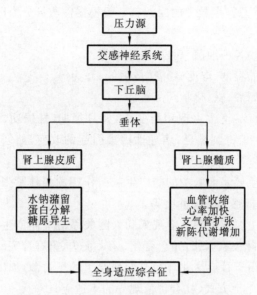

图 5-3　全身适应综合征的神经内分泌途径

红、肿、热、痛与功能障碍等。

3. 关于压力反应的过程　塞里认为 GAS 和 LAS 的反应过程分为三个阶段:警告期、抵抗期和衰竭期。

(1) 警告期(alarm stage):这是压力源作用于机体的直接反应。压力源刺激机体,通过神经内分泌途径,引起机体各系统的改变,表现为肾上腺皮质激素分泌的增加,出现一系列以交感神经兴奋为主的改变,如血糖、血压升高、心率加快、肌肉紧张度增加等。这种生理反应的主要目的就是动用机体的能量克服压力。

(2) 抵抗期(resistance stage):若压力源持续存在,机体进入抵抗期。此期,所有警告期反应的特征已消失,但机体的抵抗力处于高于正常水平的状态,使机体与压力源形成对峙。对峙的结果有两种:一是机体成功抵御了压力,内环境重建稳定,激素水平恢复正常,心率、血压也恢复正常,机体对外界刺激的敏感性下降;二是压力持续存在,进入第三个阶段。

(3) 衰竭期(exhaustion stage):由于压力源过强或过长时间侵袭机体,使机体的适应性资源被耗尽,故机体已没有能量来抵御压力源,不良的生理反应就会出现,最终导致机体抵抗力下降、全身衰竭、死亡。

塞里的压力与适应学说由于受到生物医学模式的局限性,过分强调了压力状态下机体的生理反应,而忽视了心理及其他方面的反应。

(二) 拉扎勒斯的压力与应对学说

理查德·拉扎勒斯(Richard Stanley Lazarus,1922—2002 年)是美国杰出的心理学家,压力理论的现代代表人物之一。他从 20 世纪 60 年代开始对压力进行心理认知方面的研究,提出了压力与应对学说(stress and coping theory)。

1. 关于压力的概念　拉扎勒斯认为,压力是人与环境相互作用的产物。如果个体认为内外环境的刺激超过自身的应对能力及应对资源时,就会产生压力。压力是个体为了满足内外需求而消耗资源时所发生的情况。

2. 压力与应对学说的中心思想　压力源作用于个体后,能否产生压力,主要取决于认知评价及应对这两个重要过程。

（1）认知评价（cognitive appraisal）：拉扎勒斯认为，认知评价是指个体觉察到情境对自身是否有影响的认知过程，包括对压力源的确定、思考及期待，以及对自身应对能力的评价，主要的心理活动包括感知、思考、推理及决策等。认知评价包含三种方式：初级评价、次级评价及重新评价（图5-4）。

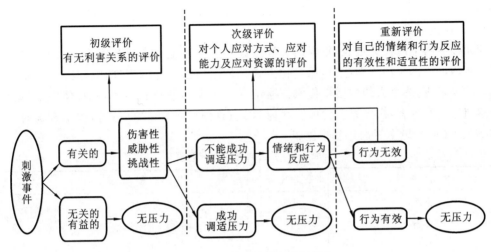

图 5-4 拉扎勒斯的三级认知评价

①初级评价（primary appraisal）：个体察觉到某种事件或情境时，判断与自己是否有利害关系及与这种关系的程度，评价的结果有三种：无关的、有益的、有压力的。当生活中遇到的一些事件可能与个体无关或对个体有益时，一般无需很高的应对技巧。而个体感觉到环境中的事件可能对自身生理或心理产生伤害时，压力就会产生。有压力性的事件包括三种情况：伤害性或损失性、威胁性、挑战性。伤害性或损失性评价的性质一般与真实或预期的损伤有关。威胁性评价指某一情景所要求的能力超过个人的应对能力时，该事件被评价为威胁性，是预感伤害事件将要发生，而事实上没有发生的。挑战性评价是将某一事件评价为具有风险性的。

②次级评价（secondary appraisal）：当初始评价的结果是有压力的，将产生次级评价，即对个人应对方式、应对能力及应对资源的评价，主要判定个人的应对技巧与情景事件之间的匹配程度。它主要回答的问题是"在这种情景下我应该做什么"。次级评价后会产生相应的情绪反应，如果评价结果为有利，会出现愉悦、骄傲、满足等正性的情绪。如果评价结果不利，则会出现愤怒、焦虑、悲伤、害怕、恐惧等负性的情绪。

③重新评价（reappraisal）：个体在进行应对后得到了反馈，在反馈的基础上对自己的情绪和行为反应的有效性和适宜性做出进一步评价。如果重新评价结果表明行为无效或不适宜，人们就会调整自己对刺激事件的次级评价甚至初级评价，并相应地调整自己的情绪和行为反应。

（2）应对（coping）：为对付机体内外部需求及需求之间的冲突所进行的认知和行为方面的努力。应对方式包括采取积极行动、回避、任其自然、寻求信息和帮助、应用心理防御机制等。积极的应对方式可以帮助个体解决问题或缓解情绪，有利于适应压力，使个体得到成长与发展。

（三）霍姆斯和拉赫的生活事件与疾病关系学说

美国精神病学家霍姆斯（Thomas Holmes）和拉赫（Richard Rahe）在20世纪60年代研究

生活变化与疾病的关系中发现,个体的生活变化是一种需要生理和心理双方面都进行适应的压力,个体在对生活变化进行适应时,需要消耗能量以维持内环境的稳定。若个体在短时间内经受较多剧烈变化可能因能量消耗过度而患病。他们通过对 5000 多人的调查,将人类的主要生活事件归纳为 43 种,用生活变化单位(life change unit,LCU)来表示每一生活事件对人影响的严重程度,并总结出一套社会再适应评分量表(social readjustment rating scale,SRRS),具体内容见表 5-1。

应用社会再适应评分量表,霍姆斯和拉赫进一步探讨生活变化与疾病的关系,收集个体在近一年内经历的生活事件数目,用量化方式评估其生活变化的程度,以此推断个体患病的概率。结果发现,一个人的生活变化积分越高,发生疾病的可能性越大,在一年中生活变化单位积累超过 300 分者,次年患病的可能性为 70％;总分在 150～300 分者,次年患病的可能性为 50％;而 150 分以下者次年基本健康。

表 5-1　社会再适应评分量表

生 活 事 件	LCU	生 活 事 件	LCU
丧偶	100	子女离家	29
离婚	73	姻亲间的不愉快	29
分居	65	个人有卓越成就	28
入狱	63	配偶开始上班或失业	26
亲人死亡	63	开始上学或停止学业	26
受伤或患病	53	生活条件的变化	25
结婚	50	个人习惯的改变	24
被解雇	47	与上司发生矛盾	23
复婚	45	工作条件的改变	20
退休	45	搬家	20
家庭成员患病	44	转学	20
怀孕	40	娱乐方式的改变	19
性生活问题	39	宗教活动的改变	19
家庭增加新成员	39	社交活动的改变	18
调换工作岗位	39	借贷一万元以下	17
经济情况的改变	39	睡眠习惯的改变	16
好友死亡	37	家人团聚次数的改变	15
工作性质的改变	36	饮食习惯的改变	15
与配偶吵架	35	休假	13
抵押超过 1 万元以上	31	过大型节日	12
丧失贷款或抵押品赎取权	30	轻度违法事件	11
工作职务改变	29		

霍姆斯和拉赫的生活事件与疾病关系学说,强调了生活事件对人情绪变化产生的影响,但忽视了个体对于压力源的感知及评价的差异。

三、个体对压力的反应与应对

（一）压力的反应

个体对压力源所产生的一系列身心反应称为压力反应（stress response）。主要分成两种类型：

1. 生理反应 机体处于压力状态下，可通过神经系统、神经内分泌系统、中枢神经系统及免疫系统的变化影响机体内环境的平衡，表现为心率加快、血压升高、呼吸加快、括约肌失去控制、免疫力降低等。

2. 心理反应 心理反应包括认知反应、情绪反应和行为反应。

（1）认知反应（cognitive reaction）：个体在压力的作用下，认知能力会发生变化，可分为积极的和消极的两种。积极的认知反应使个体保持适度的警觉水平，注意力集中，对事物的敏感性增加，判断能力和解决问题能力有不同程度的提高。消极的认知反应表现为感知混乱、判断失误、思维迟钝麻木、非现实想象、行为失控、自我评价丧失等。

（2）情绪反应（emotional reaction）：一种内心的体验，具有被动性，包括焦虑、恐惧、愤怒、抑郁、敌意和自怜等。

（3）行为反应（behavioral reaction）：由于压力源的刺激，个体的认知能力降低，产生情绪反应，个体对自身行为的控制能力也会降低，甚至丧失。表现为回避压力、改变原有的行为方式、行为异常、行为失控等。常见的行为反应有：抽烟、饮酒、饮食习惯改变（不思饮食或暴饮暴食）、药物滥用甚至自杀等。

（二）压力的应对

应对（coping）是指个体面对压力时所采用的认知或行为方式。应对的方式主要包括两个方面：一是通过改变个体的行为或环境条件来对抗压力源；另一个是通过调节自身的情绪、情感以维持内环境的稳定。常用的应对方式有：

1. 减少压力的刺激 压力存在于人类生活的各个时期、各个领域，贯穿于人的一生。当遭遇压力时，选择正确的方法，可以减轻甚至避免压力的产生或压力的刺激。具体方法如改善人际关系，灵活处事，保持幽默感，适当参加社交活动，以积极乐观的态度对待问题；科学有效地管理时间，制订具体目标和行动计划，有的放矢，讲究效率；对自己不能胜任的工作学会恰当而有艺术性的拒绝；学会依靠团队力量，避免压力源的刺激。

2. 正确认识、评价压力 拉扎勒斯指出："有效化解压力的关键在于对压力的积极评价。"应对压力首先要提高认知能力，采取正确的认知方式，既要看到事物不利方面的影响，又要看到其有利方面的因素，增强信心。正确认识自己、评价自己，以积极乐观的心态认识和对待周围的一切事物，培养和提高自身对压力的应对能力。

3. 减轻压力反应 多数压力是无法避免的，因此只有提高身心对压力的承受力，才能减轻压力反应，维持身心健康。常用的方法有：

①有效调节心理平衡：正确评价自己，不过分苛求自己和他人，面对挫折，坦然接受，寻求必要的帮助和可能的支持力量，缓解压力。

②进行有规律的运动：经常进行有规律的有氧运动，如快走、慢跑、骑自行车、游泳、打太极拳、跳健身操等，有效控制体重，放松肌肉，提高机体的耐力，减轻压力的刺激。

③注意饮食和休息：摄入均衡的营养可以维持机体各系统的平衡，充足的休息和睡眠能

使身心得以放松。

④应用各种放松技巧:选择有效的缓解压力的技巧,如深呼吸训练、听音乐或其他美妙的自然声音、渐进性肌肉放松训练、引导想象放松、言语想象暗示放松训练等。

4. 寻求专业帮助　当强烈的压力源导致身心失衡,无法通过以上方法减轻压力时,容易引发身心疾病,因此就必须寻求专业人员的帮助,这些专业帮助可以来自医护人员,也可以来自心理医生、专业咨询师等,由他们提供专业的咨询和指导,或者提供针对性的治疗和护理,以提高个体的应对能力,促进身心健康。

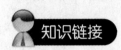知识链接

音乐减压法

音乐减压法不同于一般的音乐欣赏,它是人处于边缘状态(意识和潜意识间的一种状态)下的一种让人身心深度放松的心理减压方法。音乐减压的目的是通过音乐冥想,来体验自我生命的美感,丰富内心世界的想象力和创造力。音乐减压所用的多是描述高山、草原、溪流、大海、森林、田野等大自然风光的音乐。这些音乐很容易引起人们轻松、美好的感觉想象。在音乐减压的过程中,通过音乐引发人们丰富的视觉想象、色彩感觉、形象感觉、运动感觉、触觉和味觉等感受,从而感到宁静、安详,心情舒畅和快乐,帮助人们更多地从积极的角度去认识和对待自己的生活,缓解压力,保持健康的心态。

(三) 压力的适应

适应(adaptation)是指生物体以各种方式调整自己以适应环境的一种生存能力及过程。适应是所有生物体的特征,是应对压力的最终目的。当个体遭遇任何压力源时,都会想办法去应对,其目的就是适应。因此适应是生物体调整自己以适应环境的能力,是机体维持稳态,应对压力源和健康生存的基础。

1. 适应的层次

(1) 生理适应(physiological adaptation):指内外环境的刺激作用于机体而影响机体的内稳态时,机体以代偿性的生理变化来应对刺激的过程。如刚刚到高原的人,一般会感到胸闷、气促,活动无耐力,但随着在时间的延长,反应逐渐减轻,这主要是由于机体的代偿性红细胞增多,携带氧的能力增强以满足机体的需要,达到了对环境的适应。

(2) 心理适应(psychological adaptation):指当人们经受压力时调整自己的态度、情感去认识压力源,努力摆脱或者消除压力,以恢复心理上的平衡。心理适应一般通过心理防御机制(psychological defense mechanisms)来应对压力。它是指人们在面对压力源时,采用自我保护的心理策略,以减轻紧张、焦虑和痛苦。常用的心理防御机制包括:

① 否认(denial):指无意识地拒绝承认那些不愉快的现实以保护自我,并不是有意否认事实,而是借以逃避心理上的痛苦。如患者被告知患了绝症时,通常会说:"不会吧,肯定是弄错了。"

②投射(projection):也称外射,是将自身的一些不良动机、欲望或情感,赋予到他人,推卸责任或把自己的过错归咎于他人,从而得到一种解脱。如某学生考试迟到,把责任归咎于他妈妈没有叫他起床。

③退化(regression):当人感受到严重挫折时暂时脱离现实,使用原先比较幼稚的方式去

应付困难和满足自己的欲望。如本来能自己穿衣服的小孩患病时要求妈妈替他穿衣服。

④幻想(fantasy):指当遇到困难而无力克服时,利用想象或白日梦的方法,来逃避现实,以获得心理平衡。如一位在现实中生活贫困的少女,坚信她有一天可以遇到王子式的人物,帮助她脱离困境。

⑤合理化(rationalization):又称文饰,指无意识地用一种似乎有理的解释或实际上站不住脚的理由来为其难以接受的情感、行为或动机辩护,以使其可以接受。合理化有三种表现:一是酸葡萄心理,即把得不到的东西说成是不好的;二是甜柠檬心理,即当得不到葡萄而只有柠檬时,就说柠檬是甜的。三是推诿,将个人的缺点或失败,推诿于其他理由,以推卸责任,减轻内疚感。

⑥转移(displacement):将情感或行动从一个对象转移到另一个较能接受的代替对象身上。如患者因治疗进展不顺利的情绪转移到护理人员身上,向护士发火。

⑦仿同(identification):指有意识或潜意识地模仿主观崇拜者所具有的人格特征。如追星族模仿明星的穿衣打扮。

⑧潜抑(repression):将理智上不能被接受的思想、感情和事件潜意识地加以抑制,借以忘却不愉快的情境。

⑨反向作用(reaction formation):指对一些不敢正视的动机或行动加以否定,而从相反的方向去表现。如小孩子明明害怕打针,但故作勇敢地说:"我一点都不怕疼。"

⑩隔离(isolation):将不愿接受的事物从意识境界中加以隔离,不让自己意识到,以免引起精神上的不愉快。例如,不说人死了,而说长眠等,这样感觉上不会感到太悲哀或不祥。

⑪抵消(undoing):指以象征性的语言或行为来抵消已经发生了的不愉快的事情,以补救其心理上的不舒服。人们常使用此法以解除其罪恶感、内疚感和维持良好的人际关系。如一个丈夫因工作太忙,很少陪伴妻子,他为妻子带回较贵重的礼物来抵消他的愧疚之情。

⑫压抑(suppression):有意识地将不愿意接受的想法或情感置之度外,但随时可能回忆起来。如学生暂时忘记上一门考试不及格,努力准备下门课的考试。

⑬补偿(compensation):指有意识地企图用某种方法克服或者弥补事实的或想象的缺陷,以减轻内心的自卑感。例如,某女生因身体发育有缺陷而努力学习,以卓越成绩赢得别人的尊重。

⑭幽默(humor):以自嘲的方式来缓解窘迫的处境或心理压力。

⑮升华(sublimation):被压抑的不符合社会规范的原始冲动或欲望,用符合社会认同的建设性方式表达出来。如失恋后将主要精力放在工作上,以期待取得更大成就。

(3)社会文化适应(social and cultural adaptation):包括社会适应和文化适应。社会适应是指个体调整自身的行为举止使其与社会的法规、习俗及道德观念相协调。文化适应是指个体调整自身的行为,使其符合某一特殊文化环境的要求。

(4)技术适应(technologic adaptation):指人们在继承文化遗产的基础上,创造新的科学工艺和技术,以改善生存环境,控制自然环境中的压力源。但是,伴随着现代科技的发展,人类在改造自然的活动中又制造了新的压力源:如水、空气、噪音污染等,这也是人类面临的新课题。

2. 适应的特点

(1)适应的最终目的是为了维持个体的身心状态(即内环境)的平衡和稳定。

(2)适应是一种主动的和动态的过程。

（3）个体在适应过程中会保持自己的特征，面对不同的压力源，不同个体适应方式各不相同，个体不会因为适应压力而丧失自己的个性及行为特征。

（4）适应是有限度的，不能超过一个人的身体、心理、社会及精神的稳定范围。一般生理适应的范围较窄，且个体差异较小；而心理适应的范围较广，可使用的应对方式较多。

（5）适应能力个体之间有差异，与个体的遗传、性格、经历等有关。

四、压力与适应理论在护理实践中的应用

（一）患者的压力及应对

压力是个体在生命活动中不可避免的经历，当个体面对压力不能进行有效的调节和适应时，就会出现一系列的压力反应而引起疾病的发生；而疾病及因疾病给患者带来的身心健康状况的改变会成为患者新的压力源，因此护理人员必须采取各种应对措施，帮助患者减轻压力，提高应对能力，维持其身心平衡。

1. 患者常面临的压力源

（1）对医院环境的不熟悉：如患者对病室环境的不熟悉，对医生和护士的不了解，对作息时间的不适应，对医院饮食的不习惯等。

（2）疾病的威胁：如患者知道自己可能患有疑难病症、不治之症；即将进行的手术致残或影响机体功能；检查、治疗或手术带来的痛苦等。

（3）缺乏疾病与治疗的相关信息：如对自身疾病的诊断、治疗及护理措施不清楚；对所患疾病严重程度及其对个人的影响不了解；对手术效果、药物疗效、疾病预后的疑虑；对医护人员所说的医学术语的不理解等。

（4）与家人的分离或与外界隔离：如患者与家人、同事、朋友的分离，担心家人及朋友对自己不够重视，不受医护人员的重视等。

（5）丧失自尊感：如患者因疾病的原因生活不能自理而依赖他人，日常生活由他人照顾；患者长期卧床，活动受限，不能按自己的意愿行事等。

（6）经济问题：如担心住院费、治疗费过高，自己难以承受。

2. 帮助患者应对压力的策略

（1）评价分析压力源：评价患者所承受压力的程度、性质、持续时间、过去所承受压力的经验、面对压力采用何种应对方式及可以得到的社会支持，与患者一起分析其具体情况，协助患者应对压力源。

（2）为患者创造舒适的休养环境：护士应为患者创造一个安全、舒适、安静的环境，满足患者生理、心理及社会的需要，同时帮助患者尽快转变角色，适应环境的变化，为其创造良好的人际氛围，减少不良环境对患者造成的影响。

（3）针对患者情况解决实际问题：护士应及时评估患者各方面的需求，采取各种措施予以满足，降低患者的心理压力，消除不良情绪。如为不熟悉环境的患者介绍医院环境；对担心医疗费用过高的患者，尽量采用经济有效的治疗方案为患者节约医疗费用等。

（4）及时为患者提供相关信息：护士应及时向患者提供有关诊断、检查、治疗、护理及预后等方面的相关信息，以减少患者的焦虑和恐惧，增加安全感，发挥患者的主观能动性，积极配合治疗和护理工作。

（5）锻炼患者的自理能力：自理是心理健康的一个标志，也是减少心理压力的一个重要内容。护士在护理工作中应告知患者自理的重要性，尽可能地给患者机会，让其参与到自身

的治疗和护理活动中,培养和锻炼其自理能力,恢复自尊感和自信心。

(6)指导患者运用正确的应对方法,主要包括:

①心理疏导及自我心理保健训练:鼓励患者通过倾诉、书信、日记等方式表达自己内心的真实想法与感受,宣泄情感和痛苦,运用适当的心理防卫机制消除恐惧、焦虑等不良情绪。

②指导患者进行放松训练:放松训练主要针对心理紧张、焦虑、恐惧的患者,通过将注意力集中在呼吸、声音、想象等方面,降低患者对外界环境的感应能力,以降低交感神经的活动,使肌肉放松,心理放松。放松训练需要患者集中注意力,选择自己喜欢的活动,如深呼吸、进行性肌肉放松训练、听舒缓的音乐或美妙的自然声音、想象宁静的风景或愉快的经历等。

③调动患者的社会支持系统:社会支持系统是患者在压力状态下一种良好的社会资源,它对患者不仅提供物质上,还包括精神、心理上的帮助,对患者所承受的压力具有有益的缓冲作用,可以减轻患者压力的情绪反应和生理反应。因此,护士应帮助患者积极利用这些支持系统,鼓励患者参加各种社会活动,通过和患者及家属建立良好的护患关系,取得与患者家属的有效合作,以减轻患者的压力。

④协助患者建立良好的生活方式:良好的生活方式有助于提高患者对压力的应对能力,护士可通过健康教育,帮助患者建立适合疾病治疗要求的生活方式,如制订锻炼计划、有效控制体重,学会控制情绪、养成良好的休息睡眠习惯、注重合理均衡的膳食、坚持服药、定期复查等。

(二)护士的工作压力及应对

随着医学的发展,时代的进步,当代护士作为受过专门教育、有专业知识和技能的护理实践者,被赋予了多元化的角色,需要履行多重角色功能,护理也成了卫生保健行业中压力最大的职业之一。护士所面临的工作压力,影响了他们的身心健康、生活和工作质量、护士队伍的稳定性,因此组织部门对护士的压力状况应给予重视和有效管理,另外护士自身也应利用压力理论的原理和方法,对所面临的压力进行有效地应对,以促进身心的健康,不断提高护理服务质量。

1. 护士工作中常见的压力源

(1)紧张的工作性质:护士在工作中经常面临急危重症的抢救、技术更新和不同情景下的角色变换等,临床上患者病情变化多端,不确定因素多,护士必须密切观察患者的病情,并迅速做出反应,特别是急诊科、ICU、心血管科护士。同时还要满足患者的各种合理需要,这种工作性质使护士长期处于紧张状态。

(2)不良的工作环境:医院是治病救人的场所,是患者集中的地方,但同时也是一个充满焦虑、变化的场所,护理人员需要面对各种噪音、血腥或生死离别的场面、细菌和病毒的侵袭、辐射及化学物质的损害。

(3)超负荷的工作量:随着人们对医疗服务需求的日益增长,导致医疗资源的短缺,护理人员编制不足。护士工作时间长,频繁倒班,承担的工作任务繁重,工作量普遍超负荷。

(4)复杂的人际关系:医院是一个人际关系复杂的环境,护士要面对饱受各种疾病折磨、心理状态不同,不同层次的患者及家属;同时还要应对患者及家属各种焦虑、恐惧、悲伤、愤怒等情绪的变化,甚至得不到患者及家属的尊重和理解;另外工作中存在的护士之间、医护之间处理意见发生矛盾,不能相互尊重和很好合作,这些人际冲突的困境都会使护士产生压力。

(5)高风险的工作:担心差错事故是护士主要的工作压力源之一。特别是随着人们的法律意识、维权意识的增强,以及我国实施医疗举证责任倒置政策,护士面临更高的职业风险,需要承受更大的心理压力。

(6) 个人价值与现实冲突：作为护士对自身的职业期待是有较高的成就感,同行的赞扬,患者的尊重、社会的认同。但现实中医生普遍受到患者和社会的尊重,大多数人认为护士只是医生的助手,而不是具备专业知识的专业人员,这种偏见使护士的职业价值得不到体现,从而产生情绪低落、身心疲惫的不良心理反应。另外随着社会对护士学历要求的不断提高,知识的不断更新,而护士晋升和继续深造的机会相对较少,护士自我价值的内心期望与现实的冲突无疑给护士造成了压力。

(7) 工作家庭矛盾：护理工作的连续性,要求护士工作三班倒,使护士投入家庭的精力减少,护士的生理、心理、家庭生活、社交活动都受到不同程度的影响,甚至消极情绪会影响家庭的和谐。另一方面家庭的责任和琐事又会消耗一些精力,工作与家庭的矛盾使护士要比常人承受更大压力。

2. 护士应对工作压力的策略

(1) 取得社会的理解和支持：护理是拯救人生命的事业,护士是患者生命的托付者,护士职业是高尚的,应该受到全社会的尊重。因此媒体应向社会进行广泛宣传,特别是在护理工作中救死扶伤、无私奉献的先进典型,使社会公众对护理工作真实价值有充分的了解和认同,提高护士社会地位,从而激发护理工作者的自豪感、责任感。

(2) 卫生管理部门的支持与重视：作为管理部门,应充分重视护士面临的工作压力及其影响,采取有效措施减轻护士的工作压力。如完善护理人力资源调配和激励机制,在增加护士编制的同时,合理调配人力资源,最大限度地减轻护士工作负荷;努力提高护士的待遇,对护理工作量大、风险高、技术性强的岗位给予适度的分配倾斜,体现护士劳动的价值;适当放宽护士的晋升条件;加强护士新知识、新技能的培训,提供更多的继续学习深造的机会;营造良好、和谐的工作和人际氛围,尽可能为护士提供心理上感到安全、宽松、舒适的工作环境,科学排班;加强心理疏导和咨询辅导,定期组织心理讲座、座谈,利用网络建立交流平台,随时了解护士的心理状态,关心、帮助护士选择适当方式疏解压力,保持心理健康。

(3) 提高自身应对能力,包括：

①正确认识压力：树立正确的职业观,对工作压力进行积极的评估,充分了解自我,设立现实的期望和目标。

②努力提高自身业务素质：加强业务学习,通过专业知识和技能培训,提高业务素质,增强信心,缓解发展危机和职业压力。

③培养积极情感：护士在工作中要善于调整心态,有计划地工作,减少压力因素的侵袭。平时多参加实践活动,进行情感和情绪方面的心理压力训练,提高对情感和情绪的控制力。面临压力时,可以向亲属、朋友、同事倾诉,表达自己的感受,寻求帮助。

④应用恰当的应对方法：护士可培养个人业余爱好,以便工作之余得到放松和调节;保持健康的生活方式,如适当运动、睡眠充足、营养均衡、积极乐观;寻求适合的自我情绪放松方式,如听音乐、练瑜伽等。

第四节　希望与失望学说

希望是人的内心所维系的一种愿望。每个人的内心都有希望,当希望实现时,人们喜悦、欢欣、鼓舞;当希望破灭时,人们焦虑、不安、失望。人的一生中承载着无数的希望与失望。在生活中,希望与失望总是不断交替前进。

在生活中,人们会有许多小愿望,也会有很多宏伟目标,但是不管愿望的大与小,它都是人们的希望,有了它,人们就有了前进的动力。正因为如此,当希望破灭时,往往给人带来不同程度的打击,使人感到遗憾、失望甚至绝望。本节将就希望与失望的概念、分期、表现及在护理实践中的应用进行阐述。

一、希望的概念与分期

(一)希望的概念

希望(hope)一词来自拉丁文"speare"。在《辞海》中对希望的定义为"盼望、期待或指望、期望",在现代汉语词典中对希望的解释为"心里想着达到某种目的或出现某种情况"。斯脱澜德(Stotland,1984 年)认为,希望是"个体在心中对未来美好前景的憧憬和消除不幸的期盼。这种憧憬和期盼的基础源于自信,自己所拥有的人际关系、应对能力、人生目标及其可能性的认识。"由此可见,希望是个体内心的一种愿望,并非一种单纯的行为或想法,而是一系列复杂的思维、情感及行为的组合。虽然人们对未来无法确定,但是有了希望,就有了实现目标的信心。希望是人们生活的力量源泉,是一种内在的能量以及渴望,是一种强大的精神动力。拥有希望,当个体遭遇不幸或失败时,希望可以帮助个体缓冲压力、激发斗志、战胜及超越自我。

(二)希望的特征

对于希望特征的描述,我们一般采用德佛特及马妥琦尔(Default & Martocchio)的理论,他们认为,希望作为一种精神动力,具有以下六个方面的特征:

1. 情感特性 情感特性又称情意特性,它是指希望所包含的感觉和情绪方面的成分,如希望自己更加自信或者在某方面更能吸引或者取悦他人等。

2. 情景特性 情景特性是指个体所感知、理解和表达的期望与自身生活背景或生活经历息息相关。如在日常生活中人们的某种需求还没有满足时,人们往往就会对此产生希望。

3. 行为特性 行为特性是指个体为实现希望所付诸的行动,包括在生理、心理、精神、文化及个人成长发展方面的所有行为。如运动员为了实现某个目标,不断刻苦训练等。

4. 认知特性 认知特性是指个体在内心憧憬希望时所涉及的认知过程,如感知、思维、想象、思考、学习、判断等过程。

5. 时空特性 时空特性是指所希望的事件在时间和空间上的属性。如一位小患者希望自己快点好起来,能和同学一起学习、考试,继续留在原来的班级中。

6. 依附特性 依附特性是指个体在生活中期望有一种集体或者社会的融入感或归属感。如期望与他人交往、产生依恋感或亲密的关系等。希望的依附特性与人的社会性有着密切关系。

(三)希望的分期

在对希望分期的研究中,有很多观点,但大多数学者认为,个体的希望可分为三期或者三级水平(图 5-5):

1. 第一期或一级水平的希望 第一期或一级水平的希望是指个体单纯的小小愿望,是最低层次的希望,往往是一种基本的物质需求。如果在此期希望未能实现,个体只会觉得小

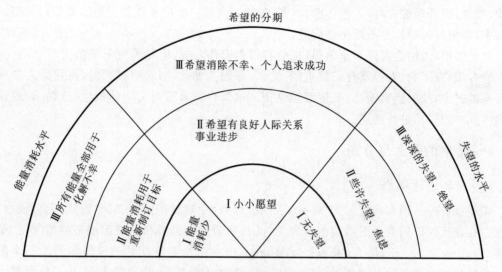

图 5-5　希望、失望与能量消耗水平示意图

小的遗憾,不会为此产生绝望,因此个体也不需要动用太多的能量或者精力去适应它。

2. 第二期或二级水平的希望　这一水平的希望往往是较高层次的愿望,在这一期个体通常期望能建立良好的人际关系,不断自我充实并达到自我实现。如某位患者希望能够和自己的同事建立良好的人际关系,帮助自己在事业上有所建树等。如果希望在这一阶段破灭,个体可能会表现出一定程度的焦虑,从而需要消耗一定的精力和能量去应对这种失败。

3. 第三期或三级水平的希望　三级水平的希望是最高层次的愿望,通常源于个体在遭遇某种特别不幸之后或者是在经过长期不懈努力追求之后换来失败的时候,个体希望能够消除不幸,迎来成功,即人们平时所说的“绝处逢生”。正如常言所说:“正是在绝望时,希望才显示出它的意义”。当个体在遭遇不幸时,总会想方设法解决危机,会对这些方法寄予希望,以期度过危机。这时希望的破灭往往会带给个体深深的失望乃至绝望,此时就需要个体付出全身心的力量去应对。如个体患有恶性肿瘤,并被确诊为已经进入晚期,无法救治时。

二、失望的概念与表现

(一) 失望的概念

失望(hopelessness)是指个体内心对想要达到的某种目的失去信心,感到没有希望或因为希望未实现而感到不愉快的一种心灵体验,是希望的负向极端。生活充满了希望,当然失望也会在我们的生活中不时出现。当个体经历着精神痛苦,生活又缺乏目标,又没有相应的资源应对时,个体就容易陷入失望的境地。

(二) 失望的表现

不同学者在不同时期对失望的表现有不同的论述。

米勒(Miller)认为个体失望时,他(她)的生理会有体重减轻、食欲减退、疲乏无力和睡眠紊乱等表现。

卡尔佩尼托(Carpenito)认为个体失望时,他(她)的情感反应将会有所不同,大致可分为三类:①无望感:个体虽然意识到自己应该去做事,但是却无法按计划实施,感到自己被羁绊,无能为力。②挫败感:个体感觉所要完成的工作或任务太繁重,自己根本没有能力去应对。

③冷漠感：个体生活没有目标，缺乏进取的意愿及计划。

美国学者艾撒妮（Isani）将失望者一般常见的行为表现归纳为以下几个方面：①个体对将来的预见能力降低；②反复尝试失败；③趋向于将现在所经历的失败与过去所期望的成功进行比较；④不能重新建立现实的可行的目标和实现目标的途径；⑤很难去寻求其他有效地解决问题的办法；⑥争取实现目标的能力降低；⑦对自己和他人失去信心；⑧放弃努力，失望感油然而生。

三、希望与失望学说在护理实践中的应用

希望与失望是个体在生活中所经历的两种心理状态。护理人员能正确地认识和理解希望与失望学说，可以使护理人员有效运用相应的护理技巧以预防患者产生失望感，从而激起患者对生命的渴望和热爱。对一些久治不愈的慢性患者及患绝症的患者来说，他们更需要护理人员能够使用相关的护理技巧给予支持、帮助，最终使他们对生活产生信心和希望，走出疾病的阴影。

（一）强化依恋情结，重视建立支持性人际关系

在人类社会中，患者作为社会的角色之一，必将与社会的其他角色产生联系。患者与他人良好的社会关系将会给患者带来希望。一般来说个体的希望在一定程度上来源于他所感知的他与周围人关系的密切程度；这种关系包括个体与家人、个体与朋友、个体与同事之间所建立的亲密关系、依恋关系、互助关系以及分享关系等。当患者感知到他（她）还被他人深深地爱着、关心着，他（她）的存在依然会对他人产生至关重要的影响时，他（她）的内心就会受到强烈地鼓舞和感动，从而产生为他人继续生活的愿望和信念。在护理实践中，护理人员应重视帮助患者建立起对他人的依恋情感，充分调动社会支持系统对患者的情感给予支持，帮助患者密切与他人的联系，可以鼓舞患者产生某种希望，建立新的信心。

（二）帮助患者在逆境中成长

患者角色属于后天形成的自致角色，但是这种角色不是人们想要努力争取和设法保持的。一般情况下，人们都不希望自己成为患者，对人们而言，患病就是人们面临的逆境。护理人员就需要帮助患者在这种逆境中成长。人患病后，在疾病信息、手术信息、病痛折磨、陌生环境等因素的刺激下，常会有委屈、焦虑、紧张、恐惧、抑郁、悲观、失望等负面情绪。此时的护患交流中，护理人员就应重视患者的内心世界。当护理人员感知到患者悲观失望的情绪时，应积极从思想上、行动上给予帮助支持，如可以告诉患者此类情绪反应是人患病后的正常应激；嘱咐患者不要过多关注自身身体状况，而应根据实际参加一些有益的活动，如听音乐、散步、练太极拳等。护理人员要让患者明白自己是独特的生命个体，是有着无比强大的潜能的，是能够在逆境中求得生存，让生命重新焕发出活力的。

（三）增强患者及其家属的应对能力

在护理实践中护理人员通过健康教育，指导患者适应好患者角色的同时，还应随时注意教会患者必需的保健知识与自我护理技能。护理人员应指导患者如何有效调动应对资源，如何应对各种突发问题。当患者及家属感到自身有足够的能力或资源应对所面临的困难或危机，就会避免无助或无望感产生。

（四）重新制订可行的生活目标

研究证明，当人们确信自己有能力完成某种目标或任务时，人们的内心就会燃起希望。

在护理实践中,护理人员应根据患者自身的健康状况协助其制订现实可行的健康目标或生活目标。当患者发现新目标是可以实现的时候就会看到希望。

(五)努力充实自我,丰富精神生活

在生活中,丰富健康的精神生活往往会给自身带来力量和希望。护理人员帮助患者树立正确的人生观、世界观;积极和患者探讨人生的价值和意义,可以使患者在健康不佳时保持乐观心态,有勇气面对疾病乃至于战胜疾病。此外,浩瀚的文学海洋、优美的音乐世界都可以成为患者获取精神食粮的发源地,让患者从中得以熏陶、得以陶醉,从而战胜自我、超越自我,面向未来。

第五节　丧失与悲哀

丧失与悲哀都是人生所经历的情感体验。每个人从生到死总要遇到这样或那样的丧失。这些丧失在我们的生活中也许如过眼云烟,稍纵即逝,不值一提;也许会带给个人强烈的情感冲击,需要付出一定的能量或精力去调整和适应。

一、丧失的概念与分类

(一)丧失的概念

丧失(loss)是指个体曾经所拥有的有价值的或者重要的人、物或者其他事物被剥夺、丢失或改变。丧失在人们的生活中总是不断出现。丧失事件对个体影响的大小取决于以下四个方面:①所丧失的人或者物品与个体的亲密程度及对个体的重要性或意义,一般来说亲密程度越高,意义越重大,丧失感越严重。②丧失的可弥补性,一般来说不可弥补性越高,丧失感越严重。③丧失对个体的生活、工作、学习等所造成的影响总和,一般来说造成的影响越严重,丧失感也越严重。④个体是否拥有强大的社会支持系统,一般来说社会支持系统越强大,丧失感越轻。从这四个方面可以看出,对大多数而言,人生所面临的最大丧失可能就是亲人的死亡。

(二)丧失的分类

在人的一生中,所面临的丧失是各种各样的。这些丧失用不同的分类方法,其具体的表现形式也有所不同。如丧失可能是突然发生的,也有可能是渐近的;可能是有实质性的,也可能是具有象征意义的。我们将从丧失的内容、丧失的心理和丧失的时间三方面进行详细分类。

1. 按照丧失的内容进行分类　可以分为以下几种:

(1)失去亲人朋友:人是处在一定社会关系中的。人融入社会之中,拥有和睦团圆的家庭,心心相印的朋友,和谐的社会关系,能使人产生极大的心理安全感和爱与归属感。所以,当人们痛失所爱,经历分居、离婚时,丧失感便油然而生。当然,对于多数人而言,人生最大的丧失是至亲的死亡。

(2)失去自我:自我是人类对于其自身个体存在、人格特质、社会形象所产生的一种认知、意识与意象。通常人类个体会认为自己是一个连续性、整合、不可分,而且具备独特性的自我。当个体因某种原因而致使其身体结构改变、社会形象改变、角色改变或不得不放弃自身观点、态度、情感时,一种失去自我的感觉便可能产生。如截肢患者可能对自身身体结构感到丧失;器官功能障碍患者可能对身体功能感到丧失;中风患者可能会因为自理能力降低、家庭或社会角色改变而产生自卑、自我价值受损的心理丧失等。

(3)失去某种物品:当个体曾经所拥有的金钱、物品等因各种原因而失去时,个体会流露出失落、愤怒、无奈等情绪感受。这种情绪感受反应的强度一般取决于物体本身的价值、用途以及它对个体是否具有特殊的意义等,一般来说所失去的物品价值越高、用途越广、对个体越具有特殊意义,个体的丧失感会越严重。

(4)成长发展过程中的丧失:个体在成长发展过程中会伴随着各种各样的丧失,如幼儿从母乳喂养过渡到自己进食,青少年离家独自生活,女性经历停经,年龄的自然老化等。这些事件的发生都可能使个体产生丧失感,但正是这些丧失感的产生才促进了个体自身人格的不断完善。

2. 按照丧失的心理进行分类 可分为以下几种:

(1)存在性丧失:指能被他人看到,或者能用其他感官觉察到的丧失,如患者眼睛失明。

(2)感知性丧失:一般为心理性丧失,自己能深切地感知,别人无法理解,也无法看到。如患者住院后觉得自己失去以往的社会功能。

(3)预期性丧失:指在真正失去以前就感到的丧失。如患者在临终时,患者及其家属就会出现预期性丧失。

3. 按照丧失的时间进行分类 可分为以下几种:

(1)暂时性丧失:指所拥有的人或物暂时失去,以后可能会重新拥有。

(2)永久性丧失:指所拥有的人或物不可逆地失去,以后永远不可能再拥有。

二、悲哀的概念与反应

(一)悲哀的概念

悲哀(grief)是指个体经历丧失后的情感反应。在生活中,几乎每个人都经历过悲哀。这种悲哀反应可能表现为个体在行为上出现难以抑制的哭泣、极度的焦虑、不安等。个体在社会生活中学会了以特定的社会所能接受的方式表达自己内心的痛苦和悲哀情感。悲哀是个体面临丧失时的一种正常情感反应。积极的悲哀,有助于情感表达,从而有益于健康;但是过度或长时间悲哀则可能有损于健康。

悲哀一般可分为习俗性悲哀和预感性悲哀。习俗性悲哀发生在个体遭遇某种丧失之后,如亲人死后家人的悲哀。预感性悲哀是当个体预感到某种即将发生的丧失而产生的内心悲哀,如得知自己即将失去亲人时,个体所体验的悲哀。预感性悲哀可以帮助个体在面对实际丧失时获得更好的调整和适应。

(二)悲哀的反应

每个个体在面临悲哀时所表现的行为都有所不同,这些表现可归纳为以下几种:①认知方面:可表现出神不守舍、精神恍惚、健忘、思维不能集中等。②行为方面:个体在行为上可能出现茶不思、饭不想,不时的哭泣、睹物伤情、行为出现怪异等。③情感方面:大多数人都体验过内心极度的痛苦、愤怒、内疚、焦虑、孤独、疲惫、麻木等悲哀的情感。④生理方面:个体在生理上可能会出现头痛、眩晕、失眠、肌肉乏力等生理表现。

三、丧失与悲哀学说在护理实践中的应用

丧失和悲哀在人们的生活中总是不时出现。帮助个体正确认识丧失,应对悲哀是每个护理人员的责任。在护理实践中,应用丧失和悲哀学说可以帮助个体正视挫折、排遣忧伤,可以使个体尽快恢复到一种生理功能正常、心理健全、社会适应良好的健康状态。

(一)评估丧失与悲哀

护理人员在帮助个体应对丧失与悲哀时,需要应用有关丧失与悲哀的知识,评估个体丧失与悲哀的具体表现,评估丧失与悲哀对个体所具有的意义,评估个体面临丧失与悲哀时的社会支持系统,这样护理人员在帮助个体应对丧失和悲哀时才能做出正确的反应,从而给予正确的护理实施。评估个体的丧失与悲哀,可以帮助护理人员更加了解个体的心理状态,有利于护理人员采取更有针对性的护理措施,取得更好的护理效果。

(二)协助临终患者应对丧失与悲哀

随着社会人口的老龄化和疾病谱的变化,老年人口和癌症等患者不断增多,越来越多的老年人和癌症晚期患者受无情病痛的折磨,恐惧而无奈地接受死亡,身心在极度痛苦中走完生命的旅程。人们渴望在人生的临终阶段仍受到精心的照护和关怀,使之能带着尊严,平静、舒适地走向生命的终点。护理人员协助临终患者正确应对生命的丧失和死亡的悲哀,是临终护理的内容之一。临终患者在身体上、情感上、心理上、精神上都会经历着难以承受的悲痛煎熬。因此,为患者提供精心照料、帮助患者减轻身心痛苦,降低患者对死亡的恐惧,维护患者的尊严,提高患者的生存质量是护理人员需要密切关注、解决的问题。

1. 满足患者生理需要,解除或减轻生理病痛 护理人员应对临终患者日常生活给予细致、周到的料理,满足他们的生活、生理需求。大多数患者在濒临死亡时,他的丧失与悲哀感在严重的病痛折磨下会越发严重。此时,护理人员需要了解临终患者的生活、生理的需求,掌握他们生活习惯、风俗等,在生活上给予全面、周到的照顾,帮助患者解决环境、排泄、睡眠、安全等多方面的问题。护理人员应尽量满足患者的各种生理需求,解除患者身体上的疼痛,使患者的不适感得到减轻,内心得到安慰。

2. 关注患者的心理及社会需要,提供情感支持 护理人员应关注临终患者的心理与社会需要,了解患者可能产生的心理反应。临终患者由于疾病的折磨和对死亡的恐惧,其心理、社会、情感的需要会变得复杂多样,护理人员应根据患者的文化层次、社会背景、生活环境等谈及患者以往的兴趣、爱好,引导其美好的回忆。护理人员还可以运用治疗性沟通技巧,鼓励患者讲出自己的内心感受,从而使其内心所遭遇到的各种委屈、恐惧等情感得到宣泄。护理人员应充满责任心、同情心、对患者施以真挚、亲切的语言和态度,舒缓患者的情绪,使患者在生命的最后阶段能体验到人间的温馨。

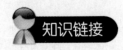
知识链接

多元文化护理

多元文化护理是指护理人员按照护理对象的世界观、价值观、生活方式、宗教信仰等提供多层次、高水平、不同生活习惯、满足不同文化背景的健康需要,使他们处于一种健康的心理状态,愉快地接受护理。也就是将多种文化渗透到护理工作中,对患者施以全程、全方位、多渠道的影响,以利于疾病的康复。

建筑在生物-心理-社会模式下的多元文化护理,是建立在"保护生命、减轻痛苦、促进健康"的现代护理观的具体表现形式。

3. 尊重患者的人格,注重多元文化护理 现代的整体护理观揭示了人的身心整体性。正是由于人的习惯、行为、知识、信仰、艺术、法律、道德、风俗等文化背景的不同,确定了其沟通行为和语言赋予的意义的千差万别。个体对健康、疾病、治疗、护理、保健、照顾认识和需求的不同,就导致了个体间的文化差异性和多元性。患者所处的文化社会背景不同,所受到的语言、政治、宗教、经济的影响也有所差异。多元文化护理就要求护理人员应根据患者的语言、信仰、习惯、伦理道德、价值观等特点,采取相应的护理措施,保证患者的人格尊严。护理人员了解患者的文化背景,考虑患者文化背景的特点,采用尊重患者文化模式的护理方式和措施,必将取得满意的护理效果,完善整体护理的内涵。

（三）协助临终或死亡患者家属应对丧失与悲哀

1972 年"国际养护院指导会议"的口号是:"为濒死患者和家属着想,护士工作的对象必须包括患者和家属"。患者家属面临着亲人的将逝或离去,往往给他们带来严重的丧失和悲哀。护理人员就需要帮助患者家属正确面对这种丧失和悲哀,渡过危机。

1. 教育家属有关悲痛过程和失落心理反应知识 临终患者病情确诊,进入临终阶段,亲属已开始承受悲伤,但家属对死亡的心理适应常与临终患者不一致。护理人应该加强家属的死亡教育,讲述有关死亡知识,帮助他们直面现实。护理人员应让家属明白悲哀是此时的正常反应;而且每个人的悲哀反应及持续时间都会有所不同。护理人员应不过分要求家属缩短悲哀的时间,应允许家属因丧失亲人或即将丧失亲人而悲哀,并给他们足够的时间去处理这份悲哀。

2. 尽量满足家属提出的对患者治疗、护理、生活等方面的合理要求 患者病情恶化、生命垂危对患者家属的刺激,其痛苦往往超过患者的感受,为此,护理人员在这个阶段应将患者和家属视为一体,帮助临终患者和家属共同度过这最后时刻。如适当放宽陪伴探视的时间,使家属能尽可能多地与患者一起共度有限时光;让家属坐在患者身旁或握住患者的手,使患者平静、安详、无憾地在亲人的陪伴下走完人生历程,使患者家属也能心安理得、问心无愧。

3. 指导家属互帮互助,共同承担责任 研究表明,经历丧亲之痛的个体,其伤痛修复时间需要 1～2 年。护理人员应指导家属在患者临终期和伤痛修复期相互扶持,共同承担责任,并教给家属一些保持健康、保存精力和进行自我心理疏导的方法,如合理安排作息时间、应用松弛术等。护理人员应避免家属因长期精神压力和过度疲劳而产生身心疾病。如果有些家属长时间处在悲哀中,或其悲哀反应太过强烈,护理人员则应建议其寻求专业人员如心理师的协助,帮助家属尽快走出悲哀。

4. 教育家属正确面对哀伤 护理人员应鼓励家属宣泄、释放悲伤情感,这是减轻家属悲哀最有效的方法。护理人员主动担当家属的倾诉、宣泄对象,让他们"一吐为快";护理人员与家属谈话时的环境应安静、隐私;交谈时护理人员要给予关切的神情,温柔的目光,体贴的动作,得体的语言,使家属感受到温馨;此时护理人员的主要角色是倾听,对家属表现出的默默流泪、号啕大哭等,不要劝阻、责备,即使有些是针对医护人员、患者或社会的,也应给与理解和宽容。护理人员应认识到家属不良情绪宣泄的越快、越彻底,其居丧期会越短;否则,不仅会延长家属的居丧期,还会影响其生理和情感等方面的疾病。护理人员应教会家属尽量让哀伤情绪自然流露,不要强迫自己坚强;护理人员可以建议家属积极尝试向亲朋好友寻求支援,倾诉自己的感受和需要,使自己的情绪得以疏散。护理人员可以教育家属不要逃避现实,要正确面对现实;护理人员还可以告诉家属不需要强迫自己忘记死者,否则过分压抑伤痛可能有损健康。护理人员还应规劝家属,如适当安排工作与休息,善待自己,不过分责备自己,早日适应新的生活。

小 结

1. 人的基本需要是个体生存、成长与发展、维持其身心平衡的最基本的需要。

2. 马斯洛的人类需要层次论依次为生理需要、安全需要、爱与归属需要、尊重需要、自我实现需要。

3. 了解需要理论,能更好地认识服务对象的需要,明确未满足的需要,预测可能出现的需要,从而提供有效的护理措施。

4. 成长与发展贯穿于人的生命全过程,人在每一个成长发展阶段都有不同的特点和特殊问题需要解决。

5. 成长是由于细胞增殖而产生的生理方面的改变,包括各器官、系统的体积和形态改变,是个体在生理方面的量性增长。

6. 发展是个体随年龄增长及与环境间的互动而产生的身心变化过程,是质的改变。包括生理、认知、心理及社会适应方面的改变。

7. 弗洛伊德的性心理发展理论,有助于护士认识潜意识对情绪和行为的支配作用,了解患者潜在的需要。

8. 艾瑞克森的心理社会发展理论,有助于护士了解生命全过程的心理社会发展规律,识别不同阶段面临的发展危机及主要发展任务。

9. 皮亚杰的认知发展理论,有助于护士了解不同发展阶段儿童的思维和行为特点。

10. 科尔伯格的道德发展理论认为道德判断和认知发展是密不可分的。

11. 学习成长与发展理论,有助于护士了解生命过程中各个阶段的特点及特征,帮助护士明确不同年龄阶段护理对象的心理特点、行为特征及基本的需要,为护理对象提供全面的整体护理。

12. 压力是个体对作用于自身的内外环境刺激做出认知评价后,引起的一系列非特异性的生理及心理紧张性反应状态的过程。

13. 压力对个体具有积极和消极的影响。

14. 压力的心理反应包括认知反应、情绪反应、行为反应。

15. 对压力的适应层次包括生理适应、心理适应、社会文化适应、技术适应。

16. 学习压力理论,可以帮助患者和护士应对压力,维持身心健康。

17. 希望是个体内心的一种愿望,并非一种单纯的行为或想法,而是一系列复杂的思维、情感及行为的组合。

18. 失望是指个体内心对想要达到的某种目的失去信心,感到没有希望或因为希望未实现而感到不愉快的一种心灵体验。

19. 护理人员给予支持性护理,可以帮助患者和家属正确面对丧失,建立信心与希望。

思考题

一、选择题

根据艾瑞克森的心理社会发展理论,青春期发展的危机是(　　　)。

A. 自主对羞愧或疑虑　　　B. 主动对内疚　　　　　　C. 勤奋对自卑

D. 自我认同对角色混乱　　E. 完善对失望

二、简答题

1. 马斯洛的人类基本需要层次论分哪几个层次?

2. 简述压力源的分类。

三、案例题

1. 某患儿7岁,因病毒性心肌炎入院,根据艾瑞克森的心理社会发展理论,该患儿处于哪个发展阶段? 其发展危机是什么? 护理时应注意什么?

2. 王强,男,45岁,农民。患者一年半前无明显诱因出现上腹部不规则性疼痛,当时未予重视而未进行诊治。近一个月来因上腹部疼痛加剧,伴食欲减退、消瘦而入院,经检查诊断为"贲门腺癌",准备手术治疗。入院后护士发现,该患者食欲很差,沉默寡言,腹痛时不肯用止痛药,希望医生给用最便宜的药,当收到手术通知后坐立不安,无法入睡。

请问:

(1) 分析该患者的压力源。

(2) 作为护士,如何帮助该患者应对压力?

3. 王某,女,62岁,乳腺癌晚期患者,护理人员应采取什么措施帮助她和家人正确面对临终和死亡时的悲哀?

(刘远红　朱秋沛)

第六章 护理学主要理论与模式

现代护理学经过一百多年的发展,已经初步形成指导护理实践的理论与知识体系。护理理论不仅能指导护理专业实践,促进护理专业实践的发展,同时也推动了护理教育、护理科研的发展,增强了护理专业的自主性与独立性。护理理论可以界定护理专业的角色、任务、职责,重申护理的立场,引导护理实践,朝向护理目标发展。

 案例

患者,孙某,女,35 岁。因右乳乳腺癌术后行第 2 次化疗入院。体温 36.5 ℃,脉搏 80 次/分,呼吸 20 次/分,血压 130/80 mmHg。社会心理资料:自述难以接受自己化疗后掉发明显的形象。其丈夫为某公司经理,工作较忙,探视次数较少,孙某感觉孤单。有一个上小学的 7 岁女儿,担心孩子无人照管。入院第 2 天开始化疗,化疗当天患者出现恶心、呕吐、食欲下降等情况。

第一节　概　　述

一、护理哲学

护理哲学(nursing philosophy)是哲学辩证逻辑思维方法在临床护理中的应用,与现代护理学的思维观念相吻合。它将一般的哲理融会、渗透于护理工作之中,从中提炼出的护理辩证逻辑思维的基本原则,是实施整体护理的科学方法论和理论思维基础。

(一)哲学思维的涵义

1. 哲学思维是关于世界观层次的抽象理论思维　世界观亦称宇宙观,是人们对整个世界的总的、根本的看法。哲学思维是世界观层次的抽象理论思维,即是对世界上所有事物最本质、规律或最高共性的概括,其观点带有最大的普遍性。哲学思维观点是在对自然、社会、思维等具体科学知识的概括总结基础上形成的。

2. 哲学思维是世界观和方法论的统一　方法论(methodology)是指人们分析、处理实际问题的一般方法或思维方式。如用联系、发展、全面的观点分析处理问题等。哲学思维不仅反映了人们看待世界的一种世界观;同时,当人们从事日常生活、工作和科学研究等实践活动时,又会自觉或不自觉地将看待世界的观点转化为一种方法论(思维方式)去指导人们的行动,二者具有趋同性,并贯穿于人们日常生活、工作之中,通过对具体事物的处理方式表现出来。

3. 哲学思维是任何人都不可能回避的问题　共性总是寓于个性之中,人的认识发展顺序是从个别到一般,又在一般认识指导下,进一步研究把握新的个别的过程。哲学思维,作为对世界一般本质、规律的最高概括,其依据就根植于现实具体事物之中,所揭示的本质和规律蕴含在所有事物之中,其反映的思维方式对人们的各种社会生活工作实践,都具有普遍的指导作用。恩格斯指出:"不管自然科学家采取什么样的态度,他们还是得受哲学的支配。问题在于,他们是愿意受某种坏的时髦哲学的支配,还是愿意受一种建立在通晓思维的历史和成就的基础上的理论思维的支配。"

4. 唯物辩证的思维是科学的哲学思维　对整个世界总的、根本看法的哲学概括,有正确与错误之分,决定哲学思维方式有科学与不科学之别。唯物辩证的思维是指用客观、系统、发展、全面、矛盾、适度渐进性、曲折性等观点去思考分析问题,它是对整个世界普遍本质和规律的正确反映,是科学的哲学思维。例如,客观性思维原则,是基于世界一切事物都具有不依赖人的主观意识为转移的客观性,对客观事物的规律性,人们只能认识、利用和遵循而不能违背。

(二)护理哲学思维对临床护理思维方式的制约性

1. 护理哲学思维决定临床护理学处理健康与疾病问题的思维方式　护理模式(dialectical materialism)又称护理观,是指人们对人的生命活动、健康和疾病所持的根本看法和观点,临床护理学每一发展阶段的护理模式,都与这一时期的护理哲学思维方式密切相关,并受其制约。

1）古代

（1）原始宗教世界观与神灵主义护理模式：受原始宗教世界观影响，认为生命与健康是上帝神灵所赐，疾病和灾祸是天谴神罚。因此，对健康的保护和疾病防治主要依赖祈祷和巫术，护理工作从宗教恩赐观点出发护理疾病，以上帝的仁爱之心，对小儿、老人、患者做一些最简单的生活护理，以维护健康。

（2）朴素辩证系统唯物主义哲学与经验医学系统护理模式：受古代阴阳、五行、精气、"四根说"等朴素辩证系统观点的影响，产生了经验医学系统护理模式。它强调人的健康与机体内部各种体液之间，以及机体与外环境因素的动态平衡密切相关。如中医辩证施治的理论体系和希波克拉底的"四体液"病理学说等。要求医疗护理工作从患者生活环境、生活方式入手，关注环境因素对机体的影响，而不拘泥于疾病本身。

2）近代：近代唯物主义的机械性、形而上学性，使医学护理学出现了机械的和生物的医学护理模式。

（1）机械唯物主义哲学与机械论护理模式：机械唯物主义哲学把力学规律作为整个世界的普遍规律，认为宇宙是一个大机器，身体也是个精密的机器，都可用机械原理说明。如笛卡尔提出"动物是机器"，拉美特利认为"人也是机器"，只是比动物机器更精致，"多几个弹簧和齿轮"而已。与之相应的机械论护理模式，把人体看成"自己发动自己的机器，疾病是机器某些部分故障失灵，需修补完善"的结果，把维护人的健康看成维护、维修机器。

（2）形而上学唯物主义哲学与生物医学护理模式：形而上学唯物主义哲学用孤立、静止、片面的观点看问题，在这种思维方式制约下产生了生物医学护理模式。如德国病理学家魏尔啸认为，疾病本质是机体部分的改变，是一个或一群细胞的改变。因此，所有疾病都是局部的。护理工作着眼于机体局部的疾病，而忽视了患者的心理、社会因素对疾病护理的影响。

3）现代：现代辩证唯物主义哲学，用唯物辩证、系统的观点看问题，使医学转化为生物、心理、社会医学模式，护理向整体护理转变。人们对健康和疾病问题的考察、研究，从人的生物、心理、社会等多方面属性相互联系的整体进行综合研究；医护人员不仅注意研究、把握疾病，更注意认识、理解患者，不仅关注患者，更关注健康人，关注人们成长、衰老、死亡的全过程；不仅服务于医院，还服务于社区，服务于所有有人的地方。"整体护理"的观念渗入到护理理论与实践的各个方面。

2. 辩证的哲学思维是护理学现代化的重要标志之一

（1）现代护理独立创新性思维素质需要辩证哲学思维：现代护理学在与其他相关学科的相互影响、相互渗透中，科技含量越来越高，至今已发展成为具有自己专业理论知识和技能的相对独立的应用学科。科学的发展在于创新，现代护理学的进一步发展，要求护理人员必须具备思维独立性和创新的基本素质，而辩证思维是创新性思维的基础和核心。

（2）现代护理工作要求辩证哲学思维：国外护理专家认为，现代护理的独立功能占70%左右，而依赖功能只有30%左右。护理工作独立性的提高，要求辩证的哲学思维。例如，护理工作中的查房，是查病情、查效果、查问题等。查房的过程，就是思考的过程，其中离不开对事物现象因果联系的哲学逻辑分析。

（3）现代临床医嘱常有的滞后性和局限性要求护理的辩证思维：护理工作对象及其疾病的差异性和时刻变动性，造成医嘱常具有一定的滞后性和局限性，要求不能盲目执行医嘱。而需先按医疗的一般思路去思考，再在病程的动态变化之中发现问题，运用求异思维方式去独立分析，然后提出自己的观点。这是辩证矛盾思维方式在护理思维中的具体体现。

（4）现代护患沟通技巧中蕴含着辩证哲学思维：与患者语言沟通中，经常有隐含判断的思考。

交谈双方问答语中蕴含着弦外之音。例如：某患者对一女护士有好感，交谈中：

患者问："您哪年上的小学？"（言外之意，想了解护士的年龄。）

护士答："我上小学时正是秋高气爽的季节。"（言外之意，不愿告知。）

这些弦外之音、言外之意，常需闪电般的快速反应、灵敏应对，而这又是曲折性思维方式的体现。

（三）护理哲学思维在临床护理中的作用

随着医学模式的转变和整体护理的广泛实施，哲学理论思维在临床护理中的作用日益凸显出来。

（1）有利于克服机械、形式主义，使整体护理模式得以正确贯彻、实施。整体护理模式要得到有效的贯彻实施，需要提高哲学思维悟性，正确地理解和处理蕴含其中的共性和个性、形式和内容等辩证关系。引进整体护理首先应是整体思维观念，但在具体模式上则需根据各医院具体特点，才能使整体护理得到正确有效的实施。

（2）有利于护理经验总结的正确性、深刻性。提高哲学思维悟性，能指导人们在对护理工作反思中，概括、提升出一般规律性的东西，帮助人们触类旁通、举一反三，避免就事论事，从而提高护理经验总结的正确性和深刻性。

（3）有助于加深对各门专业知识的理解程度，达到有机结合，提高应用效果。提高哲学思维的悟性，有利于将医学、护理学、心理学、社会学、教育学、管理学、伦理学等学科的知识上升到哲学的高层次去理解、把握，并能更好地将这些一般理论知识恰到好处地应用到个别具体实践之中，达到有机结合，提高应用效果。

（4）有利于在繁杂、零乱的工作中理出头绪，抓住根本，达到有序、事半功倍的效果，提高护理工作效率和质量。

二、护理理论

（一）护理理论的定义

理论（theory）是对事物本质进行有目的、系统性和抽象性的概括。理论是在已经观察到的事实、现象的基础上，经过进一步演绎推理和归纳推理形成的。护理理论（nursing theory）是指对护理现象及其本质系统的、整体的认识，用以描述、解释、预测和控制护理现象。护理学是一门实践性很强的学科。在过去，护士是凭直觉和经验作为实践基础的，主要是机械的操作。但随着社会的发展，护理作为一个专业，其目的是协助个人、家庭、集体和社会预防疾病，获得、维持和增进健康。为了承担这一责任，只凭直觉、习惯和传统来做出护理决定是远远不够的，必须有一个基于科研成果的理论知识基础，才能更好地认识和解释过去并预测和控制未来。护理学者朱莉娅（Julia）提出护理理论的标准如下。

（1）理论能将概念以特殊的方式联系起来，从而提供一个全新的观察事物或特定的现象的方法或途径。理论通过对概念的有机组合，清楚地说明现象之间的关系，以描述、解释或预测某种现象。

（2）护理理论必须具有一定的逻辑性，相互关系必须是有顺序的并遵循推理的原则。理论必须有定义明确的概念，且这些概念间的内在关系必须保持一致，也就是说概念的定义与理论中的关系和理论的目标不应有任何明显的抵触。

（3）护理理论必须简单易懂，并容易推广应用。一个好的理论应用尽可能简单的词汇描述，其陈述方式应简单易懂，才有可能在护理实践中得到广泛的推广和应用。

（4）理论可以作为假设的基础而经受检验。理论要能在实践中进行检验，假如一个理论不能被实践验证，则不能作为知识的基础。另外，理论中各概念的定义要精确，对于一些比较抽象的概念，要有明确的操作性定义，才利于研究者设定研究方案，检验理论中阐述的各变量间的关系是否准确，理论的预测是否精准。

（5）通过对理论的实践及研究，能够增加护理学科的知识。一个较完整的理论有助于发展新的假设，以致建立新的理论，为增加学科知识总体做出贡献。

（6）理论必须对实践有指导作用。虽然理论不是实践的规章和原则，但可被实践者用于指导和改进实践，作为改进护理实践的指南。

（7）理论必须与其他已证实的理论、定律和原理相一致，但留有开放的、有待探讨的空间。

（二）护理理论的发展背景及过程

在 20 世纪 50 年代，随着护理教育的不断完善、研究生教育的发展，以及护理专业化方向发展进程的加快，护理学家对护理的现象及本质进行了不断地研究，促进了护理理论及概念模式的发展，护理理论的发展过程主要经历了以下几个阶段：

1. 护理理论的萌芽期（20 世纪 50 年代以前） 该时期又称南丁格尔时代。该时期并没有真正严格的科学意义上的护理理论，而是出于护理理论的萌芽时期，仅为南丁格尔学说。南丁格尔作为护理专业的创始人，通过对临床护理实践的不断总结，提出了一些有关护理专业的理论性观点，为护理理论的发展奠定了良好的基础。南丁格尔认为护理的核心是为服务对象创造良好的休养环境，尤其是良好的物理环境，包括良好的通风、适宜的温度、清洁的饮水和食物、无不良的气味等。

2. 护理理论的诞生期（20 世纪 50 年代） 该时期又称哥伦比亚大学时代。在此期间护理学家开始对护理的本质与目标、护理管理、护理教育等问题进行不断地探讨。此时，美国哥伦比亚大学教育学院开始设置护理研究生教育，培养从事护理教育和管理方面的专家，满足当时的社会需求。他们以生物医学模式为基础，描述了护士的角色和功能，认为护理实践的中心是解决服务对象的问题、满足服务对象的需要。这个时代的代表人物及理论包括：佩普劳（Peplau）的人际关系模式、韩德森（Henderson）的护士功能模式、赫尔（Hall）的护士主次功能学说以及阿卜杜拉（Abdelloh）的护患关系模式。

3. 护理理论发展初期（20 世纪 60 年代） 该时期又称耶鲁大学学派时代。这个时期，护理学主要探讨了护士与服务对象之间的关系及护理程序的临床应用，指出了如果能建立有效的护患关系，护理就能更好地满足服务对象的需求。此时期的代表人物及学说有奥兰多（Orlando）护患关系学说和威登贝克（Wiedenbach）的预测学说，他们均来自耶鲁大学。

4. 护理理论的加速发展期（20 世纪 70 年代） 该时期是护理理论及概念模式迅速发展的阶段，各种学派相继出现，对护理理论的探讨更深更广。这一时期美国护理联盟决定将课程设置是否以护理理论为依据作为护理院校的认证标准。这一事件促进了护理理论在护理教育中的应用，也使护理学者们更加注重护理理论的可用性。该时期的代表人物及理论有：罗杰斯（Rogers）的整体护理模式、金（King）的互动系统结构达标理论、奥瑞姆（Orem）的自理理论、莱文（Levine）的临床护理模式、纽曼（Meuman）的系统模式、罗伊（Roy）的适应模式以及华森(Watso)的关怀科学理论。

5. 护理理论的稳定发展期(20 世纪 80 年代以后) 70 年代以后,护理学家们对护理现象及本质进行了深刻的探讨,已形成的护理理论得到了不断的修改、完善与发展。此时又涌现了许多新的护理理论,如莱宁格(Leininger)的跨文化理论、纽曼(Meuman)的健康意识理论、考克斯(Cox)的健康行为互动模式理论等。然而,迄今为止,还没有一个护理理论能完整地描述、解释、预测及控制各种护理现象及其联系,护理理论还在进一步的完善与发展过程中。

(三)护理理论的分类

1. 护理理论按照其理论的抽象程度及其对实践的指导意义分类 可将护理理论分为 3 类。

(1) 护理理念(nursing philosophy):护理人员应用逻辑分析、推理、判断等抽象方法阐述各种护理现象之间的联系而形成的价值和信念。护理理念为护理模式与护理理论的建立奠定了基础,为它们的发展明确了方向。

(2) 护理模式(nursing model):又称概念框架。护理模式使用独特的框架结构以笼统而较为抽象的方式阐述护理的实质。护理模式是护理理论的雏形,需要用科研以及实践不断地检验、总结及明确,以发展为完善的护理理论。

(3) 护理理论(nursing theory):以护理理念和模式为基础,并借鉴其他学科的理论原理及原则,清楚地阐明了护理现象及其之间的联系,是客观事物本质及其规律性的正确反应。其观点比护理理念和护理模式更具体,能够解决护理实践中的具体问题。

2. 护理理论按照其理论探讨的重点不同分类 可分为 4 类。

(1) 以需要及问题为中心的理论:理论以护理程序为中心,研究护士如何解决患者的问题,满足患者的需要。代表人物有南丁格尔、韩德森及奥瑞姆等。

(2) 以护患关系为中心的理论:理论以沟通交流技巧为中心,着重阐述护士如何通过人际沟通建立良好的护患关系,以满足患者的需要。代表人物包括奥兰多及金等。

(3) 以系统为中心的理论:理论认为人是由不同的亚系统所组成的开放系统,这些系统有机地协作成为一个整体来满足人的需要,护理人员护理患者时要从整体的角度考虑,主要代表人是罗伊、纽曼及雷林格等。

(4) 以能量为中心的理论:理论认为人是一个能量源或能量系统,在与外界环境不断交换的过程中保持自己的能量稳定或健康。主要代表人物有罗杰斯及纽曼等。

(四)护理理论的功能

护理理论可用于描述、解释、预测和控制护理现象,具有理论的一般功能与作用。

1. 为临床护理实践提供科学的理论依据和专业的知识基础 对护理实践的指导和促进作用是护理理论的重要特征。护理理论在指导临床护理实践中,为护士的工作提供科学的框架,有助于护士去发现护理问题,并科学地解决护理问题。

2. 增进交流 护理理论规范了护理专业概念,增进了专业人员的沟通与交流,有助于护士之间,护士与服务对象及其他医务工作者之间的沟通与交流。

3. 增强了护理专业的自主性 护理理论的形成和应用,使护理专业具有独特的学科知识体系,成为一门独立的科学,使从事护理相关工作的人员被视为专业人员,从而增强了护士对所从事的工作的自主性。

(五)护理理论在临床护理实践中的应用

1. 护理理论与临床护理实践 护理理论与实践的关系是相互依赖及相互作用的。一方面,护理理论源于护理实践,护士在每天的临床实践中不断积累经验,通过对临床经验的分析、归纳、总结产生概念,形成假设,经过科学地验证,即形成理论;另一方面,护理理论可以为护士的临床实践提供指导,如护理评估、制订护理计划及实施护理措施等,拟达到全面满足服务对象身心需要的目的,使护理工作更具有科学性、独立性及自主性。同时,护理实践又对护理理论进行不断地验证、完善和发展。

2. 护理理论与护理科研 理论与科研之间的关系是相辅相成的。护理理论可以作为护理科研的理论框架以指导科研。同时,以理论为基础的科研也有助于发展和丰富护理理论知识体系,护理理论在形成的过程中,也往往需要通过科研的方法测定或者检验各概念之间是否确实存在相互关系及具体存在什么样的关系,使得护理理论对护理现象及本质的描述更清晰,其解释、预测和控制的作用更强。护理理论与护理科研的发展共同推动力护理学的发展。

3. 护理理论与护理管理 护理理论可以为护理管理者提供理论依据与指导,使护理管理者明确护理工作的目的及工作重点,促进护理管理进一步向专业化、科学化的方向发展,从而有助于护理质量的提高。

4. 护理理论与护理教育 护理理论为护理教育提供指导思想及理论依据。不同的学校可以选择不同的护理理论或模式来指导其办学思想及课程设置。同时,指导教师也可选择不同的教育方法来满足学生及社会对护理人才的需要。因此,护理理论可以使护理教育更具计划性和目的性。

第二节　奥瑞姆自理理论

多罗西娅·奥瑞姆(Dorothea Orem)是美国著名护理理论家,1930年毕业于美国华盛顿区普罗维登斯医院护理学校;1945年在天主教大学获护理教育硕士学位。获得美国华盛顿区乔治城大学、德克萨斯州圣道大学、伊利诺伊卫斯理大学三所大学荣誉博士学位。奥瑞姆的护理工作经验非常丰富,曾当过临床护士、临床护理管理者、护理教育者、护理教育管理者、护理教育咨询者、临床护士培训者和护理研究者等多重角色,在临床护理、护理教育、护理管理和护理科研等多个领域的工作经验和经历,为其今后发展理论打下了坚实的基础。

1971年,奥瑞姆出版了《护理:实践的概念》(Nursing:Concepts of Practice),书中系统阐述了她的自理理论(self-care theory)。自理理论将护理的任务确定为帮助患者进行自我护理,满足自护需要。护理的目标是提高患者的自护能力。该理论认为个人应该对与健康相关的自我护理负责,必要的护理介入只是为了帮助人们提高自我照护的能力。该理论强调护理的最终目标是恢复和增强个体乃至整个社会的自护能力,对护理实践有着重要的指导作用。

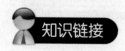

奥瑞姆自理理论的形成与发展

奥瑞姆在印第安纳州健康委员会担任护理顾问期间,对护理的各个领域有了更为广泛和深入的接触,同时也激发了其对于"什么是护理"的思考。1959年,奥瑞姆在《职业护理教育课程设置指南》一书中首次提出了"当人们因健康问题无法照顾自己时就需要护理,护理是为人们提供自我照顾的职业"。在此基础上,奥瑞姆开始逐渐发展形成自理理论的概念和框架。

1971年,奥瑞姆的理论著作《护理:实践的概念》首次出版,在该书中奥瑞姆较为系统地阐述了自理理论。该书于1980年、1985年、1991年、1995年、2001年五次再版,每一次再版,奥瑞姆都结合护理专业的发展对自己理论进行了完善和发展,以使之能更好地指导实践。如在第一版中奥瑞姆重点阐述了个体的自理、自理需要、自理能力等概念;在第二版中奥瑞姆将自理的概念从个体拓展到家庭、团体、社区;在第三版中,奥瑞姆将自理概念进一步发展成自理理论、自理缺陷理论和护理系统理论;第四版中奥瑞姆重点阐明了自理缺陷理论。由于奥瑞姆对护理现象执著地探索与坚持不懈地追求,奥瑞姆自理理论得到不断完善与发展,已经成为当今护理领域应用最为广泛的理论。

一、奥瑞姆自理理论对护理学四个基本概念的阐述

(一)人

奥瑞姆认为"人是一个具有生理的、心理的、人际间和社会等方面不同程度自理能力的个体。"自我护理是人生命过程中重要的组成部分。奥瑞姆认为人有学习和发展的能力,人不是通过本能而是通过学习行为来达到自我护理。人都会经历自理活动受限,即人可能由于疾病或其他原因,出现不能照顾自己的情况,就产生了自理不足,需要他人的帮助。

(二)健康

奥瑞姆支持世界卫生组织对健康的定义,即健康不仅是没有疾病或虚弱,而且是身体、精神、心理和社会文化的完好适应状态。她认为人的身体、心理、人际交往和社会方面的健康是不可分割的;健康与疾病是一个动态变化的过程,在不同的时间,人可以处于不同的健康状态;保持内外环境的平衡和稳定与人的健康密切相关。还指出健康应以预防保健为基础,包括促进和维持健康(初级预防),治疗疾病(二级预防)和预防并发症的发生(三级预防)。

(三)环境

奥瑞姆认为环境是人体以外所有可以影响人的自护能力的因素,包括物理、心理、社会等方面因素。奥瑞姆相信:人生活在社会中希望能够进行自我管理,对自己的健康及其依赖者的健康负责任;社会对不能满足自理需要的人们,如患者、老年人、残疾人或任何需要帮助的人是不会拒绝的,并在其困难时为他提供帮助。因此,自我帮助和帮助他人都被社会认为是有价值、有意义的活动。护理是基于这两种价值观的一种特殊的服务形式。

(四)护理

奥瑞姆认为"护理是艺术,是助人的服务,并且也是一项技术","护理是一个人用创造性努力去帮助另一个人"。护理的特殊重点是人的自理需要。护理的对象是个人、群体、社区。护理行为视个人状况而定,可以是完全照顾、部分照顾或只是支持和教育性的帮助。当一个人不能进行自理或照顾他人时,就需要护理。

奥瑞姆认为,护士需要特殊的技能,尤其是社会和人际交往技术与调整技术。其中社会和人际交往技术是指护士要能根据护理对象的年龄、发展状况、健康状况和社会文化倾向来进行沟通;努力促进并维持人际间、集体内和集体间关系的协调;建立并保持良好的护患关系。调整技术则包括维持和促进生命过程;调整护理对象身心状态;促进护理对象的成长与发展;调整护理对象的体位和活动等技术。

二、奥瑞姆自理理论的主要内容

奥瑞姆自理理论主要由三部分组成,即自理理论、自理缺陷理论和护理系统理论,其中自理理论解释什么是自理、人有哪些自理需求两个问题;自理缺陷理论是该理论的核心,解释人什么时候需要护理的问题,并指出了护理的目标就是要最大限度地维持和促进服务对象的自理能力;护理系统理论则阐述护士如何通过护理系统帮助服务对象,满足其治疗性自理需求(图 6-1)。

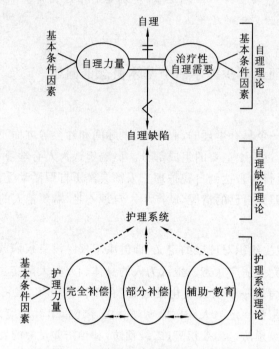

图 6-1 奥瑞姆自理理论的理论框架

(一) 自理理论(the theory of self-care)

奥瑞姆认为每个人都有自理的需要,而自理需要根据个体的不同健康状况和生长发育的不同阶段而有所不同;当自理需要小于或等于个体的自理能力时,人可以达到自理。在自理理论中,奥瑞姆重点说明了什么是自理,人有哪些自理需要,哪些因素会影响个体的自理能力。

1. 自理(self-care) 自理也称自我护理或自我照顾。它是个体为了维持生命,确保自身结构完整和功能正常,增进健康与幸福而采取的一系列自发的调节行为和自我照顾活动。自理是人类的本能,是一系列连续的、有目的的活动,有效地执行自理活动有助于维持人的结构完整性及其正常功能,并有利于个体的发展。这些活动包括:①维持健康;②预防疾病;③自我诊断、自我用药、自我治疗;④参加康复活动。自理可以通过学习或经他人的帮助、指导而获得。正常成年人都能进行自理活动,自理活动贯穿于人们的日常生活中。但儿童、老年人、残疾人等由于各种原因导致自理活动受限,需要依赖他人的照顾,其依赖性照顾是通过其父母、监护人或照顾人完成。

2. 自理能力(self-care agency) 自理能力也称自理力。它是指人们进行自理活动或自我照顾的能力。这种能力的大小受年龄、健康状况、发展水平、文化背景、生活经历及可得到的条件等因素的影响。不同的人,甚至同一人在不同的发展阶段,或者处于不同的健康状况下,其自理能力不同。奥瑞姆认为人的自理能力包括以下十个方面:①重视和警惕健康危险因素的能力。②控制和利用体能的能力。③躯体运动的调整和控制能力。④认识疾病和预防复发的能力。⑤正确对待疾病的态度。⑥对健康问题的判断能力。⑦学习和运用疾病治疗和康复的相关知识和技能的能力。⑧与医务人员有效沟通。⑨有效安排自理活动的能力。⑩寻求恰当社会支持和帮助的能力。正常情况下,成人的自理能力使其能够完成自我照顾。而对于儿童、老年人、残疾人等需要他人照顾的个体,其照顾者即父母、监护人、照顾人等,为其提供照顾的能力称为依赖性照顾力。

3. 治疗性自理需要(therapeutic self-care demands) 个体在不同的阶段其自理需要是不同的,治疗性自理需要就是指个体在某一个时期内,个体所面临的所有自理需要的总和,包括一般的自理需要、发展的自理需要和健康不佳时的自理需要。

(1) 一般的自理需要(universal self-care requisites):也称日常生活需要,是人在生命周期的各个发展阶段都会出现的,与维持人体的结构和功能的完整性,保证人类生存与繁衍的所有需要。它包括六个方面:①摄入足够的空气、水和食物。②提供与排泄有关的调节和控制,如保持排便通畅的需要。③维持活动、休息和睡眠的平衡,如保证足够的睡眠和进行适当活动的需要。④维持独处与社会交往的平衡,指保持必要的社会交往,同时又有独处的机会和空间。⑤预防或避免对生命和健康有害的因素,如避免过冷或过热的环境,避免辐射的损伤等。⑥努力达到群体所认同的正常发展状态,包括身体、心理、社会等各方面达到当时社会所认同的正常的状态,如体重在正常范围内等。

(2) 发展的自理需要(developmental self-care requisites):指在个体生命发展过程的各阶段,会产生与发展阶段相适应的特殊的自理需要。如婴儿期有学会控制大小便,学习说话、走路的需要;青少年期有自我认同的需要;老年期则需要接受身体的衰老,适应退休后生活等。在个体成长发展过程遇到不利的情况或事件时会出现新的需要。如由于失学、失业、失去亲人、地震、车祸等事件发生,个体有正确应对或者学会如何应对这些不利情况的需要。

(3) 健康不佳时的自理需要(health deviation self-care requisites):指个人生病、受伤、残疾或在特殊病理变化下以及在疾病诊断治疗过程中产生的自理需要。它包括以下六个方面:①寻求及时的、适当的治疗和护理,如患病时及时就医。②有效地按医生要求进行治疗、康复等措施,如按医嘱服药,按医嘱进行各项检查和复查等。③认识、预防、警惕和应对疾病导致的身心反应,如糖尿病可能引起糖尿病足,患者要学会如何进行足部的日常护理措施。④学会在患病、治疗情况下的生活,适应疾病、诊断、治疗措施对个体生活带来的影响,以促进自我继续发展,如结肠癌手术后,患者需要适应带有人工肛门的生活。⑤修正自我概念,调整、接受和适应自己患病的事实和对治疗的需要,适应患者角色。⑥认识、警惕、应对、调整由于医疗护理措施引起的不适或不良反应,如化疗可引起脱发、卧床可能引起压疮等。

4. 基本条件因素(general conditions factors) 基本条件因素是指个体生活状况特征及其生活条件的因素,这些因素会影响个体的自理能力。奥瑞姆概括了十个基本条件因素:年龄、性别、生长发育阶段、健康状况、家庭系统、生活方式与行为习惯、社会文化背景、环境因素、健康服务系统、资源及利用情况。

(二) 自理缺陷理论(the theory of self-care deficit)

自理缺陷理论是奥瑞姆自理理论的核心。奥瑞姆重点阐述了个体什么时候需要护理。奥瑞姆认为当个体的自理力量能够满足其当前的所有自理需要时,个体处于一种平衡状态;

当个体因患病等原因导致自理能力不足以满足其治疗性自理需要时,就出现自理缺陷,此时就需要护理的介入。对于儿童、老年人或其他依赖他人照顾的个体,当其父母、监护人的依赖性照顾力量低于依赖性照顾需要时,也需要护士的帮助。因此,自理缺陷的出现是个体需要护理的原因。

（三）护理系统理论（the theory of nursing system）

护理系统理论阐明了如何通过护理系统帮助个体克服自理缺陷,满足自理需要。护理系统包括两部分行为:护士为患者提供照顾的护理行为和患者自身的自理行为。护理系统由护士根据服务对象的个体自理需要和自理能力而设定。奥瑞姆将护理系统分为三类,即全补偿护理系统、部分补偿护理系统和辅助-教育系统。各护理系统中护士和服务对象需要采取行动类型和职责范围（图 6-2）。

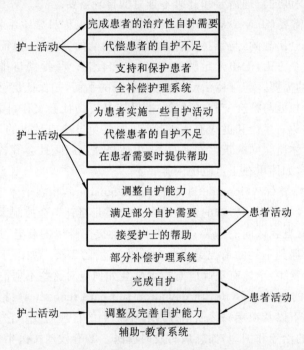

图 6-2　奥瑞姆的三种护理系统示意图

（1）全补偿护理系统（the wholly compensatory system）:指患者没有能力完成自理活动,需要护士给予全面的护理帮助,以满足服务对象的所有自理需要。全补偿护理系统适用于:①患者在神志和体力上均没有能力进行自理,如昏迷或全麻未醒的患者,对于这样的患者,护士要判断患者有哪些自理需要,代替患者完成所有的自理活动。②患者神志清楚,知道自己的自理需要,但体力上没有能力去完成,如高位截瘫患者。③患者虽然有完成自理活动所需的体力,但由于智力和精神等原因,无法对自己的自理需要做出判断和决定,如严重智力障碍的患者。

（2）部分补偿护理系统（the party compensatory nursing system）:指患者有部分自理能力,能满足自己一部分自理需要,另一部分需要护士帮助满足。在这个系统中护士的责任是帮助患者完成自理活动,根据患者的需要给予帮助。帮助的方法包括代替其完成部分自理活动,协助其完成部分自理活动;患者的责任是尽力完成自己能独立完成的自理活动,接受护士的帮助,调整自理能力,以满足自理需要。如腹部手术后的患者,他能够自己在床上吃饭、穿衣服,但需要护士帮助其换药,协助其下床活动,教会其咳嗽时保护伤口的方法等。因此,这个患者自理需要的满足过程中,需要护士和患者的共同努力,两者的作用都很重。

(3)辅助-教育系统(the supportive-educative system):指患者有自理能力,能完成全部自理活动,但其中某些自理能力需要通过学习才能获得,患者需要在护士指导下做出决策、控制行为、学习相关知识和技能。在这个系统中,护士的职责从前两个系统的"替他做"、"帮他做"过渡为"教育-支持他"。因此,在这个系统中,护士的角色是提供教育、支持和指导,包括知识上的学习,心理上的支持和技术上的指导等,从而促进和提高患者的自理能力,克服自理缺陷。如护士教会糖尿病患者如何自我照顾,包括饮食控制、适当的锻炼、遵医嘱服药、定期监测血糖等。

护理系统是一个动态的行为系统。患者的自理能力和自理需要是选择护理系统的依据。针对患者的不同阶段,所选择的护理系统可能不同,因为其自理需要和自理能力处于动态变化中。如一个住院手术的患者,在手术前准备期间可选择部分补偿护理系统;在全麻手术期间和手术后全麻未清醒前,要选择全补偿护理系统;清醒后又可选择部分补偿系统,出院前可选择辅助-教育系统。

三、奥瑞姆自理理论在护理实践中的应用

奥瑞姆自理理论被广泛地应用于临床护理实践、护理教育、护理科研等各个领域,是目前临床应用最为广泛的护理理论。在临床护理和社区护理中,自理理论指导护士科学地评估患者,合理设计护理系统,安排护理计划,从而提高护理质量。奥瑞姆自理理论也被许多大学和医院所采用,成为其护理教学、临床护理的指导模式。奥瑞姆认为,护理程序是描述护士专业技术活动、计划及评价活动的术语,她将自理理论与护理程序有机地结合起来,通过设计好的评估方法及工具,评估患者的自理能力及自理缺陷,以帮助患者更好地达到自理。奥瑞姆将护理程序分为三个步骤。

（一）诊断与处置

相当于护理程序中的评估和诊断两个步骤,是在收集资料的基础上确定患者为何需要护理和需要哪些护理。

1. 收集资料 收集资料包括评估患者的健康状况,医生对患者健康状况的意见,患者对自身健康状况的认识;评估患者有哪些自理需要,自理能力如何等内容。

2. 分析与判断 分析与判断是针对收集的资料进行分析与判断,具体包括:患者目前和今后一段时间内有哪些治疗性自理需要,患者为完成这些自理活动需要具备哪些自理能力;患者是否存在自理缺陷,自理缺陷表现在哪些方面,自理缺陷的原因是什么;患者在自理能力方面还有哪些潜力。

（二）设计及计划

相当于一般护理程序中的计划阶段。在此阶段,护士要根据服务对象的自理能力和治疗性自理需要设定护理系统,即从全补偿护理系统、部分补偿护理系统和辅助-教育系统中选择适合个体目前情况的护理系统,然后根据所选择的护理系统,设计和计划具体的护理方案,制订具体的护理措施,包括措施实施的具体时间、地点、环境条件、所需用物和设备、实施者的能力要求等。针对如何提供护理,奥瑞姆提出了5种具体的护理方式。

1. 替患者做 即由护士代替患者完成自理活动,满足治疗性自理需要,如为昏迷患者翻

身、床上擦浴,为术后患者换药、输液等。

2. 指导患者做 如指导卧床患者进行床上活动和功能锻炼等。

3. 为患者提供生理和心理支持 如为癌症的患者提供心理支持等。

4. 提供促进患者发展的环境 如为活动不便的老人进行居家环境的改造,在厕所安装扶手、去除门槛等。

5. 提供与自理有关的知识和技能的教育 如教给糖尿病患者胰岛素注射的方法等。

（三）实施与评价

相当于一般护理程序的实施及评价部分。此阶段要求护士根据选择的护理系统和制订的计划,对服务对象实施护理,评价护理结果,并根据服务对象实际情况不断地调整护理系统,修改护理方案。

第三节　罗伊适应模式

卡利斯塔·罗伊（Callista Roy）是美国当代著名的护理理论学家。1963 年毕业于洛杉矶的圣玛丽学院,取得了护理学学士学位。分别于 1966 年及 1973 年获得了加利福尼亚大学的护理学和社会学硕士学位,1977 年在该校获得了社会学博士学位。1983 年到 1985 年期间,在加州大学旧金山分校从事神经护理学方面的博士后研究,成为该领域的临床护理专家。罗伊工作经历丰富,从事过临床护士、护理教师、护理部主任等工作。罗伊一生获得了很多的荣誉和奖励,包括美国护理联盟 Martha Rogers 护理科技进步奖,国际护理荣誉会的护理专业发展杰出奠基人奖,东密歇根大学和圣·约瑟夫大学荣誉博士,美国护理研究院院士等。1997 年为了表彰她在护理学科领域所做出的卓越贡献,美国护理研究院授予其"当代传奇人物"的荣誉称号。

1970 年,罗伊首次在《护理瞭望》上提出并发表了她的适应模式的概念框架,受到护理界的广泛关注。罗伊适应模式深入探讨了人的适应机制、适应方式和适应过程。罗伊认为人是一个整体适应系统,人的生命过程是对内外环境的各种刺激不断适应的过程;护理的目的就是要促进人的适应性反应和提高人的适应性,从而提高人的健康水平。

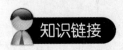

知识链接

罗伊适应模式的形成与发展

罗伊在硕士学习期间注意到儿童在成长发展阶段的心理变化及对环境的适应能力及潜能,认识到适应是描述护理的最佳途径,因此,不断地进行此方面的研究。1964 年在她的硕士毕业论文中提出了适应模式的内容。1970 年适应模式正式发表于《护理瞭望》上。1976 年罗伊发表了理论著作《护理学导论——一种适应模式》,之后在《护理理论的构建:适应模式》（1981 年）、《罗伊适应模式》（1991 年）、《罗伊模式的未来:从宇宙统一性的观点对适应及其知识进行重新界定所面临的调整》（1997 年）等著作中罗伊不断地发展和完善其理论。1999 年罗伊发表了她的研究专著《以罗伊适应模式为基础的研究——对护理科学的 25 年贡献》,该书涵盖了 163 项研究,书中罗伊对这些有关适应模式研究成果进行总结和评判性分析。目前,罗伊适应模式已经发展成为结构完整、内容充实的护理理论模式。它同时被广泛地应用于护理实践、科研及教育等方面。

一、罗伊适应模式对护理学四个基本概念的阐述

(一)人

适应模式的核心构架是"人是一个整体适应系统"的理论观点,罗伊认为作为护理服务对象的人,可以是个人、家庭、群体、社区或社会;人是具有生物、心理和社会属性的有机整体;人作为一个开放系统,处于不断与其环境互动的状态,在系统与环境间存在着物质、能量和信息的交换;为了保持自身的完整性,人要不断地去适应环境的变化;适应就是促进人的生理、心理和社会完整的过程。

(二)健康

健康是个体的功能处于对各种刺激持续适应的一种良好状态。适应是为了促进和保持人的完整性,因此健康就是成功的适应。人的完整性表现为有能力达到生存、成长、繁衍、自主和自我实现的目的。健康和疾病是人一生中不可避免的两个方面。当人能够适应不断地变化时,就能保持健康;当人应对无效就会导致疾病。

(三)环境

由人体外部和内部的所有刺激构成环境。罗伊将环境定义为"围绕并影响个人或群体发展与行为的所有情况、事件及影响因素的综合"。有积极因素也有消极因素。任何环境的变化都需要人付出能量去适应,适应是人对内外环境变化做出的积极反应。

(四)护理

护理是帮助个体控制和适应各种刺激,以达到良好的适应状态。护理作为一门应用性学科,它通过促进人与环境的互动来增进个体或群体的整体适应能力。为了促进个体适应性反应的目的,一方面护士可通过采取措施控制各种刺激,使刺激全部作用于个体的适应水平和适应范围之内;另一方面可通过加强应对机制,提高人的适应水平,增强个体对刺激的耐受能力,鼓励个体创造性地运用应对机制,以成功应对刺激,维持个体的完整性,促进健康。

二、罗伊适应模式的主要内容

罗伊认为,适应是个体或群体通过思考和感觉,通过有意识的选择去建立人和环境之间整合的过程与结果。人(个体或群体)为了达到与环境的适应而进行整体运作的适应系统,在结构上分为五个部分,即输入、控制过程(应对机制)、适应方式(效应器)、输出和反馈(图6-3)。其中输入部分由刺激和个体的适应水平组成;控制过程也就是个体所采用的应对机制,包括两个调节机制,即生理调节机制和认知调节机制;这两个调节机制形成四种适应方式,即生理功能、自我概念、角色功能和相互依赖;系统的输出部分是人通过对刺激的调节与控制所最终产生的行为,即人的行为是适应系统的输出,分为适应性反应和无效性反应;这两种反应又作为新的刺激输入该系统。

(一)刺激(stimuli)

刺激是能激发个体反应的任何信息、物质或能量单位。刺激可来自外界环境和内部环境。来自外部环境的刺激有光线、温度、声音等;来自内部环境的刺激有疼痛、体温、血压、适

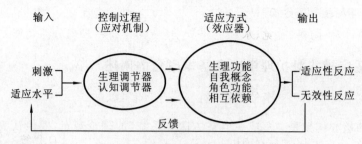

图 6-3 罗伊适应模式的基本结构

应水平等。根据刺激对机体作用性质的不同,罗伊将刺激分为以下几种。

1. 主要刺激(focal stimuli) 主要刺激指直接作用于机体,引起机体做出反应,需要人直接面对的刺激。如外科手术后的患者,疼痛是主要刺激。但主要刺激也是处于动态的、不断变化过程中。如外科术后的患者,在术后的初期,疼痛是其主要刺激之一;但随着疾病的转归,疼痛程度的减轻及其他问题的出现,疼痛可能不再是患者关注的焦点,也就不再是主要刺激。

2. 相关刺激(contextual stimuli) 相关刺激是一些诱因性刺激,对主要刺激引起的行为有影响的所有内在和外部其他刺激。这些刺激是可以观察到的、可测量的或由本人主动诉说的。如对于一个害怕再次脑卒中的患者,会因为自己的脑卒中经历而强化这种恐惧。

3. 固有刺激(residual stimuli) 固有刺激是指原有的、构成本人特征的刺激,这些刺激可能对当前的行为有影响,但其影响作用不确定或者未得到证实。如文化背景、以前的经历等。如对一个心绞痛患者,他当时所面临的主要刺激可能是心肌缺血,相关刺激包括气温的变化、同居、饮酒、情绪变化等,固有刺激可能有吸烟史、家族遗传史、本人的职业等。

（二）适应水平(adaptive level)

适应水平是指个体所能承受或应对的刺激的范围和强度。个体面对刺激时,能否产生适应性反应,取决于个体的适应水平。如果刺激的数量和强度在个体的适应水平内,适应系统将产生适应性反应;如果超出个体的适应水平,则产生无效性反应。适应水平会受个体的发展水平和应对机制的使用的影响,不同的个体的适应水平不同;同一个体在不同时期,其适应水平也处于动态变化中。

（三）应对机制(coping mechanism)

应对机制是人作为一个适应系统,面对刺激时的内部控制过程。罗伊将个体的应对机制分为两类:生理调节机制和认知调节机制。生理调节机制是人先天所具备的应对机制,通过神经、化学、内分泌过程,调节及控制个体对刺激的自主性反应;认知调节机制是人后天习得的应对机制,通过认知、信息处理、学习、判断和情感调试等途径,调节与控制个体对刺激的自主性反应。当患者呼吸道感染时,生理调节机制是体内白细胞升高,体温升高以对抗细菌入侵;认知调节机制是个体会按医生要求服用抗生素,前者是先天的、与生俱来的应对机制,后者由后天学习获得。

（四）适应方式(adaptive mode)

适应方式是个体对刺激通过生理调节机制和认知调节机制进行控制的结果,是机体应对机制的具体适应活动和表现形式,又称为效应器(effector),具体表现在以下四个方面。

1. 生理功能 生理功能是与人的生理需要相关的适应方式类型,是指组成人类机体的细胞、组织、器官和系统进行生理活动的外在表现。生理方式含有 9 个组成部分,即氧气、营养、排泄、活动及休息、防御、感觉、水和电解质平衡、神经功能和内分泌功能。生理方面适应的目的是为了维持生理的完整性。

2. 自我概念 自我概念由躯体自我和人格自我组成,是个体在某一时间对自己的感觉、评价和信念。自我概念源于自身的感知和他人的评价,经过自我内化而形成。躯体自我是个体对自己躯体的感知与评价,包括身体心像及躯体感觉;人格自我是个体对自己的智力、能力、性情、伦理道德、社会地位等方面的感知和评价,包括自我理想、自我统一及道德-伦理-精神自我 3 个方面。自我概念反映了个体在心理上、精神上的完整性,即心理、精神健康状况。自我概念方面适应的目的是为了维持心理的完整性。

3. 角色功能 角色功能是指个体履行所承担的角色以及满足社会对其角色行为期待的情况,即个体对其承担角色应尽职责的表现。罗伊认为人的角色分为主要角色、次要角色及临时角色。主要角色与个人的性别及年龄相关,是个体行为方式的决定因素。次要角色是个人能力或血缘及社会关系获得的,是一个人社会功能的体现。临时角色,又称业余角色,是由人的业余生活或暂时性的一些活动所取得的。

4. 相互依赖 相互依赖是个体与其重要关系者或者支持系统间的相互关系,包括爱、尊重、价值观等方面的互动。重要关系者是指对个体具有重要意义的人;支持系统是指帮助个体满足爱、尊重等需要的一组人群或组织。罗伊认为,在相互关系中,一个人必须具有给予及接受爱和帮助的能力。相互依赖目的是维持社会心理的完整性,即情感和精神健康。

（五）输出

刺激作用于个体后,个体通过生理与认知的调节与控制所最终产生的行为是系统的输出部分。输出分为两种形式:适应性反应和无效性反应。适应性反应有利于促进人的完整性,使人得以生存和发展;无效性反应则不利于维持人的完整性,容易导致疾病。人对内外环境中的刺激能否适应取决于输入的刺激和机体的适应水平的综合效应,如果输入的刺激在适应水平的范围内,个体会输出适应性反应行为;如果超过适应水平,则会输出无效性反应的行为。罗伊认为护理的主要目的就是要通过个体与环境的互动增加适应性反应,减少或消除无效反应,使个体达到更高水平的健康。

三、罗伊适应模式与护理实践

罗伊适应模式已经被广泛应用于临床实践、护理管理、护理研究、护理教育等各领域。在临床护理实践方面,罗伊适应模式指导护士应用观察和交谈技术对护理对象的适应方式、刺激因素等做出个性化评估,制订科学的、个性化的护理计划,采取针对性的护理措施,调控影响护理对象的各种刺激,扩大护理对象的适应范围,提高应对能力,增加护理对象的适应性反应。提高个体对健康和疾病的适应。根据罗伊适应模式,临床护理工作分为:一级评估、二级评估、护理诊断、制订护理目标、实施护理干预和评价。

（一）一级评估

一级评估又称为行为评估是指收集与生理功能、自我概念、相互依赖和角色功能四种适应方式有关的行为。护士判断个体输出的行为是否为适应性反应,识别个体出现的无效性反应和需要护士帮助才能达到的适应性反应。评估的内容和范围如下。

1. 生理功能 生理功能包括氧气、营养、排泄、活动及休息、防御、感觉、水和电解质平衡、神经功能和内分泌功能。其中无效性反应的生理活动表现为：缺氧、营养不良、腹泻、便秘、尿失禁、失眠、发热、疼痛、压疮、水肿、电解质紊乱、血糖过高、血压过高等。

2. 自我概念 自我概念包括躯体自我和人本自我方面的功能表现。其中无效性反应的生理活动表现为自卑、自责、自我形象紊乱、无能为力等。

3. 角色功能 角色功能包括个体在家庭、单位、社会等各种角色的功能情况。其中无效性反应可表现为角色不一致、角色冲突等。

4. 相互依赖 相互依赖包括个体与其重要关系人、支持系统的互动状态方面的输出性行为。其中无效性反应的表现如孤独、分离性焦虑等。

（二）二级评估

二级评估又称刺激评估，是对患者行为产生影响的三种刺激类型的评估。在该阶段，护士要对可能影响行为的内部和外部刺激因素进行全面评估，并分析判断出主要刺激、相关刺激和固有刺激，通过评估可帮助护理人员明确引发护理对象无效性反应的原因。

1. 识别主要刺激 对个体整体性影响最大，引起个体发生反应的主要刺激因素。主要刺激既可以来自内部也可以来自外部，可以是生理方面的，也可以是社会方面的。

2. 识别相关刺激 识别相关刺激是对主要刺激所引起的输出行为有影响的其他刺激，如吸烟、饮酒、药物、自我概念、角色功能、相互依赖、社交方式、应对机制及方式、生理及心理压力、家庭结构及功能等。

3. 识别固有刺激 识别固有刺激是可能对主要刺激的作用有影响的一些不确定因素，如性别、文化背景、信仰、以往的经历等。

（三）护理诊断

在罗伊适应模式中，护理诊断是对人的适应状态的陈述或判断。护士通过一级评估和二级评估，可明确服务对象的无效反应及其原因，进而可推断出护理问题或护理诊断，包括生理功能、自我概念、角色功能和相互依赖四个方面。在诊断中，护士可以描述观察到的输出行为和对此行为有最大影响的刺激（即诊断的相关因素）。如体温过高：与呼吸道感染有关，其中体温过高是生理功能方面输出活动，呼吸道感染是引起体温过高的主要因素或者说主要刺激。分离性焦虑：与住院有关，其中分离性焦虑是相互依赖方面功能的输出结果，住院是其主要刺激因素。

（四）制订护理目标

护理目标是通过护理干预后，护理对象应达到的行为结果的陈述。护理目标是维持和促进个体的适应性反应，减少或消除无效性反应。制订目标就是为了对护理活动的预期结果做出清晰的描述，便于护理计划实施后进行有效性评价。目标的制订应以服务对象为中心，目标应是可观察的、可测量的，且是服务对象可以达到的。护理目标根据期望达到的时间长短，可分为短期目标和长期目标。

（五）实施护理干预

护理干预是护理措施的制订和落实。罗伊认为护理干预即可通过改变或控制各种作用于适应系统的刺激，即消除刺激、增强刺激、减弱刺激或改变刺激；护理干预也可着重于提高个体的应对能力，扩大适应范围，从而使全部刺激能作用于人的适应范围以内，以促进适应性反应。

（六）评价

评价是用来确定所实施的干预措施是否有效。在评价过程中,护士可以继续通过一级评估和二级评估收集服务对象的健康资料,将服务对象的输出行为与目标行为进行比较,以确定目标是否达到。如果目标没有达到,要进一步分析目标行为未出现的原因,根据评价的结果调整护理干预措施。

第四节 纽曼系统模式

纽曼系统模式是由美国护理理论学家贝蒂·纽曼（Betty Neuman）,在借鉴 Bertalanffy 的一般系统论,Selye 构建的环境压力源,Caplan 的三级预防理论及 Lazarus 的压力与适应理论等理论基础上形成的。以整体观和系统观探讨个体与环境的互动。

 案例

刘先生,48 岁,中年科技人员。平时健康良好,有心血管病家族史。他因近期工作压力大,和领导同事间关系不融洽而出现疲惫、失眠、食欲欠佳、急躁易怒、血压升高而入院治疗,住院期间无人陪护。请运用纽曼系统模式对其进行三级预防,帮助其健康恢复到正常水平。

贝蒂·纽曼认为人是一个开放系统,在面对环境中各种各样的压力源时,必须不断地调整自我和环境的关系,才能实现相互适应的目的;护理的本质就是根据个体对压力源的反应进行有针对性的干预,即恰当地运用一级、二级或三级预防来维持或恢复系统的平衡。

贝蒂·纽曼是美国杰出的护理理论家、精神卫生护理领域的开拓者。她 1924 年出生于美国俄亥俄州的一个农场主家庭,在 1947 年完成了初级护理教育后,又先后获护理学学士、精神卫生硕士及临床心理学博士学位。纽曼的系统模式于 1972 年在《护理研究》杂志上首次公开发表;1982 年出版了理论专著《纽曼的系统模式:在护理教育与实践中的应用》。

一、纽曼系统模式对护理学四个基本概念的阐述

1. 人 纽曼认为人是一个多维的、整体的开放系统,包括生理、心理、精神、社会、文化、发展六个层面。六个变量彼此关联并与环境中的压力源持续互动。人不仅指个体,还包括家庭、社区及各种社会团体等。人具有抵御环境中压力源侵袭的能力。

2. 环境 纽曼将环境定义为任何特定时间内影响个体和受个体影响的所有内外因素。人与环境相互影响,环境对人可能产生积极地影响。环境可分为内环境、外环境及创造性环境,人体内部的、外部的、人际间的压力源是环境的重要成分。

3. 健康 纽曼认为健康是一种动态的过程,是从疾病到强健的连续体,是任何时间点上个体生理、心理、精神、社会、文化与发展等各方面的稳定与和谐状态（图 6-4）。健康恰似一种"活能量",当机体产生和储存的能量多于消耗时,个体的完整性、稳定性增强,逐步迈向强健;而当能量产生和存储不能满足机体所需,个体的完整性、稳定性减弱,健康渐失,并逐步走向衰竭、死亡。

4. 护理 纽曼将护理定义为通过有目的的干预,减少或避免影响最佳功能状态发挥的

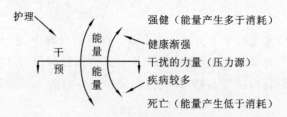

图 6-4 疾病-强健连续体示意图

压力因素和不利状态,以帮助护理对象(个体、家庭、群体)获得并保持尽可能高的健康水平。护理的主要任务就是保存能量,恢复、维持和促进个体的稳定、和谐与平衡,从而帮助人们沿着强健-疾病轴的正方向发展。

二、纽曼系统模式的主要内容

纽曼的系统模式是一个综合的、以开放系统为基础构建的护理模式,主要考虑压力源对人的作用及如何帮助人应对压力源以发展及维持最佳的健康状况。该模式重点包括人、压力源、个体面对压力源做出的反应以及对压力源的预防四个方面的内容(图 6-5)。

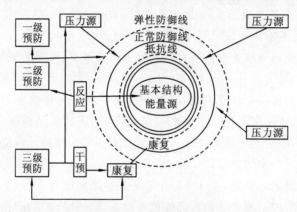

图 6-5 纽曼系统模式示意图

1. 人　在纽曼系统模式中,人是一个与环境持续互动的开放系统,称为个体或个体系统(client system)。这个系统可以是一个人,也可以是一个家庭、群体或社区。纽曼认为个体系统是由五个变量组成的整体系统,是一个不断与其环境相互作用、不断进行物质、信息和能量交换的开放系统。其中应激和应激反应是该系统的输入部分,个体系统在应对其来自内部环境和外部环境的刺激时,其稳定水平是由基本结构、抵抗线、正常防御线、弹性防御线和个体系统五个变量间相互协调决定。

(1)个体系统的五个变量:生理变量,指机体的结构和功能;心理变量,指个体的心理过程和关系;社会文化变量,指社会和文化功能及其相互作用;成长变量,指生命的成长发展过程;精神变量,指精神信仰和信念。无论处于健康状态还是疾病状态,个体系统都是由这五个相互联系的变量组成的动态复合体,这五个变量之间的相互关系决定了压力源作用于机体后,机体所产生的或潜在的反应性质和程度。个体系统的这五个变量随着机体的生长和相互作用方式的不同而出现个体差异。

(2)基本结构(basic structure):是所有个体系统(即人类)所共有的特征的核心部分,又称为能量源。基本结构是个体所需的生存因素和其先天的内外部特征的综合,它由生物体共有的生存基本因素组成,如解剖结构、生理功能、自我结构、基因类型、反应类型、认知能力、体内各亚系统的优势与劣势等。纽曼将个体系统描绘成一个围绕中心核的系列同心圆,其中心核就是基本结构。每个个体系统是在基本结构或能量源范围内,具有不同程度反应特征的复合体。基本结构受个体系统的五个变量的功能状态和相互作用的影响。基本结构一旦遭到破坏,个体便处于危险状态。

(3) 抵抗线(lines of resistance):为紧贴基本结构外层的虚线圈,由支持基本结构和正常防线的一系列已知和未知因素组成,包括免疫功能、遗传特征、生理机制、应对行为等。当压力源入侵到正常防线时,抵抗线被无意识地激活,若抵抗线功能有效发挥,它可促使个体恢复到正常防线的强健水平。若抵抗线功能失效,可导致个体能量耗竭甚至死亡。抵抗线的主要功能是维持机体基本结构正常的状态。

(4) 正常防御线(normal line defense):为弹性防御线内层的实线圈,位于弹性防御线和抵抗线之间。机体的正常防御线是人在生长发育及与环境互动过程中对环境中的压力源不断调整、应对和适应,建立起来的健康状态或稳定状态。正常防御线的强弱与个体在生理、心理、社会文化、发展、精神等方面对环境中压力源的适应与调节程度有关。与弹性防御线相似,正常防御线可伸可缩,只是变化速度慢得多。当健康水平增高时,正常防御线扩展;健康状态恶化,正常防御线萎缩。当压力源侵犯到正常防御线,个体表现出稳定性降低和疾病。正常防御线的主要功能是调动机体各方面的因素,对压力源做出适当的调节,维持机体的健康稳定状态。

(5) 弹性防御线(flexible line of defense):也称应变防线,为基本结构最外层的虚线圈,位于机体正常防御线之外,充当机体的缓冲器和过滤器,常常处于波动之中。一般来说,弹性防御线距正常防御线越远,弹性防御线越宽,其缓冲、保护作用越强。弹性防御线受个体生长发育、身心状况、认知技能、社会文化、精神信仰等影响。失眠、营养不足、生活无规律、身心压力过大等都可削弱其防御效能。弹性防御线的主要功能:防止压力源入侵,缓冲、保护正常防御线,对维持机体的正常状态及功能起着重要的缓冲功能。

以上三种防御机制,既有先天赋予的,也有后天学习的,抵抗效能取决于个体生理、心理、精神、社会、文化五个变量的相互作用。三条防御线中,弹性防御线保护正常防御线,抵抗线保护基本结构。当个体遇到压力源时,弹性防御线被首先激活,若弹性防御线抵抗无效,正常防御线遭到侵犯,人体发生反应、出现症状,此时,抵抗线被激活,若抵抗有效,个体又恢复到通常的强健状态。

2. 压力源(stressor) 压力源是环境中任何可导致紧张并影响个体稳定和平衡状态的所有刺激。压力源可来自个体系统内部和外部、生理、心理、社会文化、发展、精神等各个领域;压力源可独立存在,也可多种同时存在。压力源对个体系统的作用大小取决于压力源的性质、数量和持续时间,同时也受个体所能动用的应对资源、应对能力和既往应对经验等影响。纽曼将压力源分为以下几种。

(1) 个体内压力源(intrapersonal stressor):指来自个体内、与个体的内环境有关的压力源,如愤怒、形象改变、自尊紊乱、疼痛、失眠等。

(2) 人际间压力源(interpersonal stressor):指来自于两个或多个个体之间,在近距离作用的压力源下,如夫妻关系、同事关系或护患关系紧张等。

(3) 个体外压力源(extra-personal):指来自于个体系统外、作用距离比人际间压力源更远的压力源,如经济状况欠佳、环境陌生、社会医疗保障体系的变革等。

3. 反应 纽曼认同"压力学之父"塞耶尔对压力反应的描述。在塞耶尔提出的全身反应症候群、局部适应症候群以及压力反应的三阶段学说基础上,纽曼提出:压力反应不仅局限在生理方面,这种反应是生理、心理、社会文化、发展与精神多方面的综合反应;但并非所有的压力都对机体有害,压力反应的结果可以是负性的,也可以是正性的。

4. 预防 护理活动的主要功能是控制压力源或增强人体各种防卫系统的功能,以帮助患者保持或恢复其系统的平衡与稳定,获得最佳健康状态。纽曼认为护士应根据个体对压力源的反应采取不同水平的干预。她提出了三个级别的预防措施,特别强调了一级预防的作用。她用系统的观点看待护理对象,认为多种因素同时影响患者的健康时,护士应依据其影响程度进行排序,把影响程度重的压力源排在优先位置,优先予以解决,并且制订相应的预防措施。

(1)一级预防:当怀疑或发现压力源确实存在而压力反应尚未发生时,一级预防便可开始,护士主要通过控制或改变压力源实施护理。一级预防主要目的是防止压力源侵入正常防线,主要措施是减少或避免与压力源接触、巩固弹性防线和正常防线来进行干预。

(2)二级预防:适用于压力源已经穿过正常防御线后,机体的动态平衡被破坏,出现症状或体征时,可行二级预防的干预,即早期发现疾病、及时治疗、增强抵抗线。二级预防是减轻和消除反应、恢复个体的稳定性,促使其恢复到强健状态。二级预防主要措施早发现、早治疗。

(3)三级预防:指积极的治疗之后或个体达到相当程度的稳定性时,为能彻底康复、减少后遗症而采取的干预,适用于人体的基本结构及能量遭到破坏后。三级预防的主要措施是帮助护理对象恢复及重建功能,并防止压力源的进一步损害。

三、纽曼系统模式在护理实践中的应用

纽曼发展了以护理诊断、护理目标和护理结果为步骤的独特的护理工作方法。

(1)护理诊断:护士通过对护理对象的基本结构、各防线的特征以及个体内、个体外、人际间存在和潜在的压力源进行评估,然后再搜集并综合、总结、分析及判断个体在生理、心理、社会文化、精神与发展各个方面对压力源的反应以及相互作用资料,最后就其中偏离强健的方面做出护理诊断并排出优先次序。

(2)护理目标:护士以保存能量、恢复、维持和促进个体的稳定性为原则,与服务对象及家属共同协商制订护理计划,包括干预措施预期护理结果。纽曼强调应用三级预防原则来规划和组织护理活动。

(3)护理结果:是护士对干预效果进行评价并验证干预有效性的过程。评价的内容包括个体内、个体外及人际间的因素是否发生了变化,压力源的本质及优先顺序是否发生了改变,机体防御功能是否有所增强,压力反应症状有无缓解等。评价的结果应使护理目标及干预措施得以重新修订。

第五节 考克斯健康行为互动模式

健康行为互动模式(Interaction Model of Client Health Behavior,IMCHB)由美国护理学家谢莉尔·考克斯(Cheryl Cox)提出,主要阐述服务对象的独特性、服务对象与专业人员的

互动及其对健康结局的影响。该模式强调服务对象的独特性和自主性,将服务对象的独特性和服务对象与专业人员的互动考虑到健康行为的影响因素中,通过模型的构建,识别能够解释健康相关行为和预测健康结局的变量,从而为专业人员制订个体化的护理干预方案提供指导。

一、考克斯健康行为互动模式对护理学四个基本概念的阐述

谢莉尔·考克斯于1948年出生在美国印第安纳州洛根斯波特市。1970年毕业于田纳西州立大学,获得护理学学士学位;1972年获范德比尔特大学护理学硕士学位,1982年获罗切斯特大学护理学博士学位。考克斯大学毕业后,曾当过护士、家庭临床护士;后曾在田纳西州立大学、伊利诺伊大学芝加哥分校和马萨诸塞州洛威尔大学护理学院任教,在 St. Jude 儿童研究所任职。考克斯在工作中表现突出,曾荣获田纳西州优秀护士、美国杰出女青年、田纳西州立大学杰出校友、美国护理界名人、罗切斯特大学护理学院杰出校友、职业女性名人等奖项。

考克斯的主要研究方向为慢性疾病患者的健康与危险行为、健康行为转变的动机和影响。1982年考克斯在《护理科学进展》(Advances in Nursing Science)杂志发表一篇题为"健康行为互动模式:研究理论描述"的论文,正式提出健康行为互动模式,在其后的研究中,考克斯又对该模式进行了进一步的完善与发展。

1. 人 在健康行为互动模式中,强调人的独特性和自主性。自主性体现在人具有参与自身健康行为决策的能力和期望。因此,人应该有对健康行为进行决策的权利。独特性主要体现在每个人具有不同的背景因素、内在动机,对于健康行为的认知评价及情感反应也存在差异,因此,专业人员与服务对象的互动一定要以服务对象的独特性为基础。

2. 健康 考克斯支持 WHO 的健康定义。即"健康不仅仅是没有疾病和身体缺陷,还要有完整的生理、心理状态和良好的社会适应能力。"

3. 环境 考克斯认为环境是存在于人周围的所有因素。人与环境是相互作用的,人会利用环境满足自身的需要,环境也能影响人的各个方面。如社会环境中的风俗文化、信仰、同伴、家庭、社会交往等会对个体所具有的动态变量如认知评价、情感反应等造成影响,从而影响到个体与卫生服务提供者的互动和健康结局。

4. 护理 考克斯认为护理是通过提供基于服务对象独特性的干预措施,建立与服务对象良好互动关系来促进最佳健康结局的实现。护士应该认识到服务对象具有参与自身健康行为决策的能力和期望,并且参与决策可增强其自我效能,促进健康行为。因此,在护理实践过程中,护士应该给予服务对象最大程度的决策控制。

二、考克斯健康行为互动模式的主要内容

健康行为互动模式由三部分组成(图 6-6),即服务对象的独特性、服务对象与专业人员的互动和健康结局。

1. 服务对象的独特性(client singularity) 考克斯认为背景因素、内在动机、认知评价和情感反应四类变量构成了服务对象的独特性,这些因素是健康行为和服务对象与专业人员间的互动。其中背景因素是相对较为静态的变量,内在动机、认知评价和情感反应是反映服务对象独特性的动态变量。与背景因素相比,这3类变量容易受专业人员干预的影响。

(1) 背景因素(background variable):在特定情境下,服务对象内外环境中相对静态的变

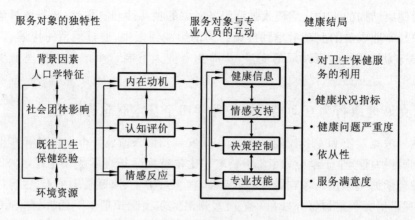

图 6-6　健康行为互动模式示意图

量,包括人口统计学特征(年龄、性别、文化程度、职业等)、社会团体对服务对象的影响(同伴的影响、社会交往、社会风俗、信仰等)、既往卫生保健经验(病史、个人生长发育状态、客观健康指标等)、环境资源(卫生保健服务可及性、个人资源等)。背景因素是整个健康行为互动模型的基础,各背景因素之间相互作用。这些因素对健康行为的影响往往不是立即产生的,而是间接的,它们往往作为解释服务对象独特性中动态变量的先前变量。例如一个患者家庭收入较低(人口统计学特征),且没有医疗保险(环境资源),且家庭成员面对新的疾病或症状出现时都很担心、害怕(社会影响),那么他就会决定(内在动机)不参加定期医疗体检(健康相关行为)。

(2) 认知评价(cognitive appraisal):指服务对象对目前健康状况、健康相关行为、与卫生保健服务提供者之间关系特征等内容的感知。认知评价是服务对象对这些内容的知识、信念和态度的综合反映。如患者缺乏自身疾病的知识,认为自己的病情不严重,对医护人员的技术持怀疑态度,或认为医生只是为了挣钱给他开没必要的药,这些认知评价会直接影响该患者健康行为。而服务对象的背景因素会直接影响个体的认知评价。如患者认为“医生只是为了挣钱给他开没必要的药”可能是受其既往经验、其他人的观念或社会因素的影响才形成这样负性的认知评价,这种评价不一定符合客观现实。

(3) 情感反应(affective response):健康行为不仅仅是服务对象基于理性思考下的选择,情绪也可阻碍或促进认知活动,最终影响健康行为决策。情感反应主要体现在服务对象的情绪,常见的情绪有焦虑、恐惧、不确定感等。考克斯认为认知评价和情感反应之间相互作用,认知评价会唤起情感反应,情感反应也会干扰认知评价,两者均会影响健康行为。如患者对癌症的负性认知会使其产生焦虑和恐惧情绪;而焦虑和恐惧反过来干扰患者的认知活动,从而对其健康行为产生影响。

(4) 内在动机(intrinsic motivation):指服务对象追求健康的需要和动机。服务对象的行为动机基于两个主要因素产生,即服务对象的行为目标及实现这些目标的常规途径。服务对象的需要、愿望、选择、自我决策及达成这些目标的难易都是影响行为的因素。考克斯认为在服务对象与环境的互动中,服务对象认为“自己有能力、能自我决策”的情感体验是个体对自己的一种内在奖赏,可以增强其维持健康行为的动机。服务对象采取某一健康行为的动机、决策也会受其背景因素、情感反应和认知评价的影响。如一个糖尿病患者想要买血糖仪进行血糖监测的动机,可能受其经济条件(背景因素)、对糖尿病的并发症担心(情感反应)、自测血糖重要性的认识(认知评价)等因素影响,如果一个人经济条件好,能承担买血糖仪及后续自测血糖的费用,非常担心自己血糖控制不好引起并发症,认为血糖监测对于糖尿病控制非常重要,其购买血糖仪和定期监测血糖的动机就会增强。

2. 服务对象与专业人员的互动(client-professional interaction) 考克斯认为服务对象与专业人员的互动对健康行为有重要影响。服务对象与专业人员的互动可以直接影响服务对象的健康行为,也会作用于服务对象的独特性,影响服务对象的认知评价、情感反应、内在动机等,从而间接影响健康行为。服务对象与专业人员的互动包括四个要素,即健康相关信息、情感支持、决策控制和专业技能。

(1) 健康相关信息(health information):专业人员为服务对象提供健康相关信息是促进健康行为的重要方式。信息的性质(抽象还是具体)、内容(有无针对性)、提供信息的方式(书面或口头)、信息的量及提供信息时服务对象的状态都会影响信息提供的效果。专业人员必须在评估服务对象独特性的基础上,根据服务对象的特点,采用合适的途径提供适当的、服务对象需要的信息,以保证信息能够被服务对象接受、理解和充分地利用。提供健康相关信息可以改变服务对象的认知评价、情感反应和内在动机,从而影响健康行为。

(2) 情感支持(affective support):专业人员对服务对象情感反应的照顾。主要包括情感激励以及构建信赖的关系。考克斯提出,提供健康信息对于改善服务对象的认知和情感反应是必要的,但没有情感支持而仅提供健康信息,则可能对服务对象的情感反应、认知评价产生消极影响;尤其是服务对象的情感反应超过对疾病的认知评价,专业人员必须先把情感反应降至一定水平内,才可能进一步去改变其认知评价。如对于术前过于焦虑的患者,护士要先采取措施降低其焦虑程度,然后再提供有关手术和术前准备的信息。考克斯强调,如果忽视对服务对象的情感支持,或情感过度支持,均会导致服务对象出现退缩或不满。

(3) 决策控制(decisional control):专业人员应该认识到服务对象有参与自身健康行为决策的能力和期望。参与决策有助于满足服务对象的需要,增强其正性的情感体验和内在动机,促进健康行为的建立与维持。但是,如果服务对象由于缺乏必要的信息,导致其对疾病的认知评价不正确时,决策控制就会受到限制。另外,受服务对象独特性的影响,其决策控制存在很大个体差异。因此,专业人员应根据服务对象的独特性,给予服务对象适当范围内的决策控制。

(4) 专业技能(professional-technical competencies):服务对象依赖护理专业人员提供的专业技能,如静脉输液等。受服务对象独特性的影响,服务对象对专业能力的依赖程度各不相同。随依赖程度的增加,服务对象的决策控制需求降低,对情感支持的需求会增加。当服务对象对提供者的专业技能依赖性降低时,提供者应强化服务对象的决策控制参与。

3. 健康结局(health outcome) 健康结局受服务对象独特性和服务对象与专业人员互动的影响,同时健康结局也会反馈影响服务对象的独特性及其与专业的互动。健康结局包括五个方面的要素。

(1) 对卫生保健服务的利用:指在利用卫生资源方面的健康促进行为,如是否积极就医,积极寻求护理帮助。

(2) 健康状况指标:包括主客观健康信息或实验室检查结果等。

(3) 健康问题的严重程度:包括疾病的发展与转归,如高血压、糖尿病进一步发展,出现并发症等。

(4) 依从性:指采取促进健康结局的行为的情况,如高血压患者是否戒烟、减少盐的摄入等。

（5）服务满意度：并不是行为指标，但是可以预示今后的健康行为，如对服务满意度高的患者，今后可能会更积极利用卫生资源等。

考克斯认为基于服务对象独特性的干预措施和互动关系的建立才能有效地促进最佳健康结局，而且随着时间的推进，健康结局会反馈作用于服务对象独特性的各个变量。这样就形成了模型中三个核心部分，即服务对象独特性、服务对象-专业人员的互动和健康结局的互动和反馈循环。

三、考克斯健康行为互动模式在护理实践中的应用

考克斯健康行为互动模式自发表以来，已经被越来越多的护士认识，目前主要被应用于护理实践和护理研究领域，如用于指导儿童的预防性健康行为、青少年的攻击行为、妇女的宫颈癌筛查、心血管患者的戒烟、糖尿病患者的饮食控制、老年女性的锻炼行为、精神疾病患者的服药依从性、安全套的使用、危险性行为等护理实践中。但由于理论中涉及概念较多，如社会团体的影响、既往卫生保健经验、环境资源等概念定义不清，加上各概念间互动关系复杂，研究者受时间和经费的限制，很少能对整个模式的复杂关系进行探讨，因此，模式整体所体现的复杂关系还需要进一步研究证实。另外，目前研究多集中于检验服务对象独特性和健康结局。

小 结

1. 护理哲学是哲学辩证逻辑思维方法在临床护理中的应用。它将一般的哲理融会、渗透于护理工作之中，从中提炼出的护理辩证逻辑思维的基本原则，是实施整体护理的科学方法论和理论思维基础。

2. 护理理论是对护理现象及其本质的目的性、系统性和抽象性的概括，用以描述、解释、预测和控制护理现象。

3. 奥瑞姆自理理论主要由三部分组成，即自理理论、自理缺陷理论和护理理论。治疗性自理需要主要是在某一时期内，个体所面临的所有自理需要的总和，包括一般性自理需要、发展性自理需要和健康不佳时的自理需要。当个体的自理力量不足以满足其治疗性自理需要时，就是存在自理缺陷，此时就需要护理。护理系统是由护士根据个体的自理需要和自理力量而设定。奥瑞姆将护理系统分为三类，即完全补偿护理系统、部分补偿护理系统和辅助-教育系统。

4. 罗伊认为人是一个整体适应系统，该系统在结构上分为五个部分，即输入、控制过程（应对机制）、适应方式（效应器）、输出和反馈。其中输入部分由刺激和个体的适应水平组成；控制过程即个体所采用的应对机制，包括两个亚系统，即生理调节机制和认知调节机制；这两个亚系统形成四种适应方式（效应器），即生理功能、自我概念、角色功能和相互依赖；输出的结果分为适应性反应和无效性反应两种形式。

5. 纽曼系统模式重点阐述人是一个开放系统，由生理、心理、社会、文化、成长和精神六个变量所组成的整体。个体系统在应对刺激时，其稳定水平是由基本结构、抵抗线、正常防御线、弹性防御线和个体系统五个变量间相互协调决定。护士可以根据个体系统对压力源的反应采取三种不同水平的预防措施。

6. 考克斯健康行为互动模式主要阐述了服务对象的独特性、服务对象与专业人员的互

动及其对健康结局的影响。考克斯认为背景因素、内在动机、认知评价和情感反应四类变量构成了服务对象的独特性。服务对象与专业人员的互动包括四个要素。

思考题

一、选择题

1. 奥瑞姆自理理论主要组成包括(　　)。

A. 自理理论　　　　　　　　　　　B. 机体防御理论

C. 自理缺陷理论　　　　　　　　　D. 护理系统理论

E. 参与护理理论

2. 根据奥瑞姆自理模式的内容,属于健康不佳时的自理需求是(　　)。

A. 摄入空气、水、食物　　　　　　B. 维持独处和社会交往的平衡

C. 应对失去亲人的情况　　　　　　D. 患病后做出相应的生活方式改变

E. 预防对健康有危害的因素

3. 张某因脑出血造成左侧肢体偏瘫,生活不能完全自理,护士为患者提供的帮助是(　　)。

A. 全补偿护理系统　　　　　　　　B. 辅助-教育系统

C. 指导系统　　　　　　　　　　　D. 部分补偿护理系统

E. 被动护理系统

4. 罗伊提出的护理理论核心是(　　)。

A. 人是一个整体适应系统　　　　　B. 自理模式

C. 适应模式　　　　　　　　　　　D. 系统模式

E. 健康模式

5. 天气骤然变冷,患者哮喘发作,气道高反应性属于(　　)。

A. 主要刺激　　B. 相关刺激　　C. 固有刺激　　D. 明显刺激　　E. 原发刺激

6. 纽曼的健康系统模式认为(　　)。

A. 机体抵抗线的完整与否是判断机体处于健康还是疾病的标准

B. 护理是护士与患者在护理情景中分享感知而进行的行动、反应和相互过程

C. 护理活动是控制压力源或增强人体各种防御系统的功能

D. 护理可以通过改变环境而促进机体的修复

E. 是帮助个体控制和适应各种刺激

7. 根据纽曼的健康系统模式,以下哪项是正确的?(　　)

A. 抵抗线位于正常防御线之外

B. 正常防御线紧贴机体基本结构

C. 弹性防御线紧贴抵抗线

D. 正常防御线紧贴抵抗线外

E. 基本结构处于非核心部分

8. 纽曼的健康系统模式认为护士协助患者进行康复锻炼属于(　　)。

A. 一级预防　　B. 二级预防　　C. 三级预防　　D. 四级预防　　E. 五级预防

9. 下列有关考克斯健康行为互动模式描述正确的是(　　)。

A. 背景因素构成了服务对象的独特性

B. 服务对象的认知评价与情感反应会相互影响

C. 随服务对象所了解专业知识的增加,其决策控制需求降低

D. 专业人员的情感支持越多,越有利于促进健康

E. 服务对象与专业人员的互动对健康结局的影响是单向的

10. 张某,女,70岁,为防止流感,护士小李给其注射流感疫苗,根据纽曼的系统模式,护士小李的行为属于哪一级预防行为?(　　)

A. 一级预防　　B. 二级预防　　C. 三级预防　　D. 早期预防　　E. 次级预防

二、简答题

1. 简述护理理论的发展过程。

2. 简述奥瑞姆自理理论的主要内容。

3. 简述罗伊适应模式的主要内容。

4. 简述纽曼系统模式的主要内容。

5. 举例说明纽曼系统模式在护理实践中的应用。

三、案例题

1. 患者,王某,女,45岁,公务员,直肠癌人工肛门术后10天,身体恢复良好,但对人工肛门难以接受,每日依赖护士处置人工肛门。

请问:

(1) 她的自理需求是什么?

(2) 她是否存在自理缺陷?原因是什么?她有无自理能力?

(3) 她需要哪一类的护理系统?

2. 患者,李某,女,32岁。因右乳腺术后行第二次化疗入院。体温36.5 ℃,脉搏80次/分,呼吸20次/分,血压130/80 mmHg。社会心理资料:自述难以接受自己化疗后掉发明显的形象。有一个上小学的7岁女儿,担心孩子无人照料。入院第二天开始化疗,化疗当天患者出现恶心、呕吐、食欲下降等情况。

请问:

(1) 根据罗伊适应模式,患者对刺激调解结果主要反映在哪四个方面?

(2) 促使李某无效性反应的主要刺激、相关刺激、固有刺激分别是什么?

(3) 张某存在的主要护理问题有哪些?

3. 王某,男,48岁,某单位领导,因高血压、冠心病入院。体温37.2 ℃,脉搏88次/分,呼吸18次/分,血压160/110 mmHg,患者紧张、失眠,请依据纽曼系统模式制订该患者的三级预防措施。

(孙　健　李雨昕)

第七章　科学思维方法与临床护理决策

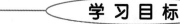
随着社会进步及医学科学不断发展，护理工作的范围也逐步扩大，护理环境正变得日益复杂，护士需要面对更为纷繁复杂的临床现象和临床问题，需要综合运用所掌握的知识、信息来分析判断服务对象的具体情况，以便做出恰当的临床护理决策。科学思维的应用在此过程中占有非常重要的地位。其中，评判性思维是护士面临复杂抉择进行正确反思与选择，做出适宜临床护理决策的重要工具。学习评判性思维和临床护理决策的相关知识和技巧，能够帮助护士对各种护理问题进行有目的及有意义的判断、反思、推理及决策，有效地解决护理实践中的问题，提高护理服务质量，促进护理专业向科学化的方向发展。

 案例

对于患者长期留置导尿管，教科书中明确规定更换导尿管的间隔时间是 1 周。但更换导尿管是一项侵入性操作，反复操作会给患者增加身体上的不适，经济上的负担，同时也使患者增加了尿路感染的发生机会。

问题：

1. 护士应该如何决策，才能合理更换患者留置的导尿管？
2. 护士应该以怎样的态度来对待长期留置导尿管的护理？

第一节 科学思维方法的概述

科学思维是人类智力系统的核心,是人类对以往认识的过程和规律的总结,是对认识经验程序化和规范化的具体体现,参与并支配其他一切活动。科学思维有助于人们认识客观事物,并以此做出正确决策。学习思维的基础知识,对进一步开发护士的思维能力,在实践过程中有效应用科学思维方法解决实际问题有重要意义。

一、思维的概念及特征

(一)思维的概念

思维(thinking)是人脑对客观事物间接的、概括的反应,是借助语言实现的、能揭示事物本质特征及内部规律的理性认识活动,属于认知过程的高级阶段。具体来讲,思维是人脑在感知的基础上,对所有获得信息进行比较、分析、抽象、判断、推理的认识活动。

(二)思维的特征

1. 概括性 概括性是指思维反映了事物之间的固有的、必然的联系。它是思维最显著的特性,思维之所以能揭示事物的本质和内在规律性的关系,主要来自抽象和概括的过程,即思维是概括的反映。思维的概括性主要体现在两个方面:

(1)在大量感性材料的基础上,对一类事物的共同特征的认识。如不同组织部位的炎症表现各异,但大都有红、肿、热、痛、功能障碍的病理改变特征。

(2)对事物之间的规律性内在联系的认识。

2. 间接性 间接性是指人们可以根据已有的信息推断出没有直接观察到的事物。例如,护士观察到患者呼吸浅快、呼气延长、发绀,可间接地判断患者存在呼吸困难。临床上护士对患者的判断主要依靠的是思维的间接性。

3. 逻辑性 逻辑性是指思维过程按照一定的形式、方法、规律进行,是一种抽象的理性认识过程。例如,胆总管切开术,置T形管两周后,观察体温正常、无黄疸、无腹痛,造影确认胆道通畅,试管夹无异常后,可以拔除T形管。

4. 物质属性 人要进行思维,首先必须具备思维的物质基础,即大脑这一思维器官,因此,思维具有物质属性。当大脑发育不健全或大脑有疾病时个体常不能进行正常的思维。

(三)思维的生理机制

思维的生理机制是思维产生的基础。思维活动同感知过程不同,它是与人的言语活动,即第二信号系统密切联系的分析综合活动。人的感知活动虽然也有言语活动作为中介,但主要是第一信号系统为主的反射活动,而思维过程则是两种信号系统的协同活动,是以第二信号系统为主的分析综合活动。实验研究表明神经元在神经回路中的活动具有层次性。不同层次的活动,进行着不同水平的分析、综合、抽象、概括,从而构成人们对客观事物的认识从感性到理性过程的神经基础。脑局部损伤的部位不同,会产生不同的思维障碍。

(四)思维的品质

完整的思维品质包括思维的深刻性、灵活性、独创性、批判性和敏捷性,这些品质之间相互联系、密不可分。

1. 思维的深刻性 思维的深刻性集中表现在善于深入地思考问题,抓住事物的规律和本质,预见事物的发展过程。

2. 思维的灵活性 思维的灵活性是指思维活动的智力灵活程度。表现在思维起点灵活,能够从不同角度、方向、方面,能用多种方法来解决问题;思维过程灵活,从分析到综合,从综合到分析,全面而灵活地做"综合分析";概括-迁移能力强,运用规律的自觉性高;善于组合分析,伸缩性大;思维的结果往往是多种合理而灵活的结论。

3. 思维的独创性 思维的独创性是人类思维的高级形态,是人类智力的高级表现,是指在出现新的异常情况或困难时采取对策,独特新颖地解决问题的过程中表现出来的智力品质。任何创造、发明、革新、发现等实践活动,都是与思维的独创性联系在一起的。

4. 思维的评判性 思维的评判性是指思维活动中善于严格地估计思维材料和精细地检查思维过程的智力品质,主要体现在思维的分析性、策略性、全面性、独立性和正确性方面。

5. 思维的敏捷性 思维的敏捷性是指在处理问题和解决问题的过程中,能够适应突发的情况,积极地思维,周密地考虑,正确地判断和迅速地做出结论。

二、科学思维的方法与方式

(一)科学思维的概念

科学思维(scientific thinking)是人类智力系统的核心,是人类在学习、认识、操作和其他活动中所表现出来的理解、分析、比较、综合、概括、抽象、推理、讨论等所组成的综合思维。科学思维是人类对以往认识的过程和规律的总结,是对认识经验程序化和规范化的具体表现。

(二)科学思维的方法

1. 观察 观察是科学思维过程中常用的方法。观察的任务是系统地、全面地考察现象、记录事实、揭露矛盾,从观察事物的外部行为及各种事实来寻求内在的变化规律,为科学思维提供依据。既可以在自然环境中进行观察,也可以在预先设置的情境中进行观察。

2. 归纳和演绎 归纳是从个别或特殊的知识中概括出一般性知识(原则、规章、原理)的思维方法,如护理工作中的各种疾病的护理常规。演绎是从一般性知识引出关于特殊或个别性知识的思维方法,如用内科护理常规引出对某一位具体患者的护理方法。

3. 分析和综合 分析是把客观对象分解为各个部分、单元、环节及要素,并认识各部分在整体中的地位和作用的思维方法。例如,对某教学医院病房护理工作做评价时,将其分解为护理管理、护理教育、临床护理、护理科研等不同的部分加以考察,来认识每一部分的地位、作用、发展及存在的问题。综合是在分析的基础上,把认识对象的各个部分有机地结合成整体,认识对象整体性质的思维方法。

(三)科学思维的形式

1. 逻辑思维 逻辑思维(logical thinking)是在感性认识的基础上,运用概念、判断、推理、论证等形式对客观事物间接、概括的反映过程,是科学思维最普通、最基本的形式,包括形式逻辑思维和辩证逻辑思维两种形式。形式逻辑思维(普通逻辑思维)是逻辑思维的初级阶段,是从抽象同一性,以相对静止和质的稳定性方面去反映事物,从思维形式、结构方面研究概念、判断、推理、论证及其思维规律。辩证逻辑思维是思维发展的高级阶段,尽管它和形式逻辑思维一样,都借助概念、判断、推理、论证等思维形式进行思维,但辩证思维具有灵活性和具体性的特点。辩证逻辑思维的判断在于它能具体反映事物内部矛盾和矛盾运动。辩证思维推理以对事物矛盾分析为前提进而推出结论。辩证思维的论证建立在以对事物矛盾的具体分析为充分论据的基础上。

2. 非逻辑思维 非逻辑思维包括直觉思维和形象思维。直觉思维是指不受某种固定的逻辑、规则约束,而直接领悟事物本质的一种思维形式。形象思维是在反映客观的具体形象或姿态的感性认识基础上,通过意向、联想和想象来揭示对象的本质及其规律的思维形式。它可以直观地、形象地揭示对象的本质规律,使一些高度抽象的理论变得较易理解。

3. 创造性思维 创造性思维(creative thinking)从广义上讲是指在创造过程中发挥作用的一切形式思维活动的总称,从狭义上讲则是专指提出创新思想的思维活动。按照科学思维的类型,狭义的创造性思维可分为以逻辑思维为主的创造性思维和以非逻辑思维为主的创造性思维。而一个完整的创造性思维必须是逻辑方法和非逻辑方法的辩证统一和综合应用。创造性思维也是发散思维和聚合思维的优化组合。发散思维(divergent thinking)是创造性思维的基本成分之一,又称辐散思维或求异思维,是人们在思维过程中,不受任何拘束限制,充分发挥探索性和想象力,从现有的信息扩展,探寻解决问题的各种途径和要领。一般情况下,只有当问题存在着多种答案的可能性时,才能发散思维。聚合思维(convergent thinking)是指在解决问题的过程中,尽可能聚集与问题有关的信息,进行重新组织和推理,以求得唯一正确答案的收敛式思维方式。发散思维和聚合思维的优化组合是一切创造过程的共同特性。

4. 数理思维 数理思维(mathematical thinking)是指以数学为工具,用数学语言表达事物的状态、关系和过程,经推导、演算和分析以形成解释、判断和预言的思维方式。

5. 评判性思维 评判性思维(critical thinking)是护士在临床实践中经常用到的科学思维,帮助护士判断、选择正确的信息,做出有利于服务对象的决策。

第二节 评判性思维与护理

苏格拉底(Socrates)认为世间没有什么是不可以质疑和挑战的。任何过去的或现实的道德认识和行为都不是最权威的,人们可以而且应该运用自己的智慧对它们进行审查,批判是对美好的追求。

事实上,虽然每个人都有思想,都在思考,但并非人人都会思考。例如某些实习生在进行护理操作时,也会思考自己的操作是否正确,但更多的是以操作步骤是否符合教材规定,或是以高年资护士的做法为标准,而这种思维方式往往是未经过深思熟虑,不与临床实际和患者实际情况、实际需求相结合、非对即错的推理。护理实践过程中护士需要运用科学思维来分析和解决护理问题,护士必须综合运用所掌握的知识,对复杂临床现象进行合理质疑、独立思考,对临床问题进行评判性地评估、分析、综合、推理、判断,才能做出更好的决策,正确、有效地解决所面临的各种问题。此过程要求护士必须具备相应的评判性思维能力。

一、评判性思维的概念和要素

(一)评判性思维的概念

评判性思维(critical thinking),也译为批判性思维,由 20 世纪 30 年代德国法兰克福学派的学者提出。其中"critical"一词来源于希腊词"kritikos",意思是提出疑问、弄清本质,并加以分析、判断。20 世纪 80 年代以后,评判性思维作为一种新的思维方式被逐渐引入护理领域,受到了护理教育界的高度重视,许多护理学家认为评判性思维能力是高等护理教育毕业生应具备的能力。1989 年美国护理联盟(National League for Nursing)在护理本科的认证指南中将评判性思维能力作为衡量护理教育水平的一项重要指标。我国护理界也从 20 世纪末开始逐渐加强了对护士评判性思维能力的培养。评判性思维的概念主要来自哲学和教育学领域,目前尚不统一。学者们主要从认知过程、思维判断过程、思维能力等不同角度对评判性思维的概念进行阐述。

Chaffee 将评判性思维定义为一种认知过程,他认为评判性思维是一种积极的、有组织的认知过程,用以审视自己及他人的思维。

Kataoko-Yahiro 和 Adamas 等人将评判性思维定义为一种思维过程。Kataokc-Yahiro 等提出护理学科的评判性思维是关于护理问题不同解决方法的思考及反思过程,侧重于决定相关信息的可信度及采取何种措施。Adamas 在对护理专业前期的评判性思维概念进行归纳的基础上认为,评判性思维是收集资料、创造性地提出护理诊断和干预措施,使护理计划个体化、精确化的逻辑思维过程。

美国哲学协会(American Philosophy Association,APA)将评判性思维定义为一种思维判断过程,认为评判性思维是一种有目的、自我调整的判断过程,这种判断建立在对特定情景运用一定标准,采用循证、科学方法进行分析、评价、推理、解释和说明的基础之上。

Acfaro-lefevre 将评判性思维定义为一种思维能力,认为护理专业的评判性思维是一种有目的和指向目标的思维能力,这种能力以科学的原理和方法作为基础,依据实际情况做出判断。

综上所述,评判性思维是指个体在复杂情景中,能灵活地运用已有的知识和经验对问题的解决方法进行选择,在反思的基础上加以分析、推理,做出合理的判断,在面临各种复杂问题及各种选择的时候,能够正确进行取舍。从护理的角度来看,评判性思维是对临床复杂护理问题所进行的有目的、有意义的自我调控性的判断、反思、推理及决策过程。

(二)评判性思维的要素

评判性思维的组成主要包括智力因素、认知技能因素和情感态度因素。

1. 智力因素 智力因素是指在评判性思维过程中所涉及的专业知识。护理学的专业知识包括医学基础知识、人文知识及护理学知识。护士在进行护理评判性思维时必须具备相应的专业知识基础,才能准确地判断服务对象的健康需要,做出合理的临床推理及决策。

2. 认知技能因素 认知技能因素能够帮助个体在评判性思维过程中综合运用知识和经验,做出符合情境的判断。

美国哲学协会提出评判性思维由六方面的核心认知技能及相对应的亚技能组成,核心认知技能为解释、分析、评估、推论、说明和自我调控。

(1)解释:是对推理的结论进行陈述以证明其正确性。在解释过程中,护士可以使用相关的科学论据来表述所做的推论。解释中包含分类、解析意义及阐明意义等亚技能。

(2)分析:是鉴别陈述,提出各种不同问题、概念或其他表达形式之间的推论性关系。分析中所包含的亚技能为检查不同观点、确认争论的存在及分析争论。

(3)评估:是对相关信息的可信程度进行评定,对推论性关系之间的逻辑强度加以评判。评估中所含的亚技能包括评估主张及评估争议。

(4)推论:是根据相关信息推测可能性发生的情况以得出合理的结论。推论所包含的亚技能包括循证、推测可能性、做出结论。

（5）说明：指理解和表达数据、事件、规则、程序、判断、信仰或标准的意义及重要性。说明中所包含的亚技能有陈述结论、证实步骤、叙述争议。

（6）自我调控：有意识地监控自我的认知行为，进行及时的自我调整。自我调控中所包含的亚技能为自我检查、自我矫正。

3. 情感态度因素 情感态度因素是指在评判性思维过程中个体应具备的人格特征，包括具有进行评判性思维的心理准备状态、意愿和倾向。在进行评判性思维时，护士应具有以下情感态度特征：

（1）自信负责：自信是指个人相信自己能够完成某项任务或达到某一目标，包括正确认识自己运用知识和经验的能力，相信个人能够分析判断及正确解决服务对象的问题。护士有责任为服务对象提供符合护理专业实践标准的护理服务，对护理服务进行决策，并承担由此产生的各种护理责任。在护理措施无效时，也能本着负责的态度承认某项措施的无效性。

（2）诚实公正：指运用评判性思维质疑和验证他人知识、观点时，也要用同样严格的检验标准来质疑、验证自己的知识、观点，客观正确评估自身观点与他人观点的不一致性，而不是根据个人或群体的偏见做出判断。在对问题进行讨论时，护士应听取不同方面的意见，注意思考不同的观点，在拒绝或接受新观点前要努力全面理解新观点。当与服务对象的观点有冲突时，护士应重新审视自己的观点，确定如何才能达到对双方都有益的结果。

（3）好奇执着：好奇可以激发护士对服务对象的情况进一步询问和调查，以获得护理决策所需要的信息。护士在进行评判性思维时应具有好奇心，愿意进行调查研究，对服务对象的情况做深入的了解。护理实践中，由于问题的复杂性，护士常需对其进行执著的思索和研究。这种执着的态度倾向使评判性思维者能够坚持努力，在情况不明或结果未知，遇到挫折时，也会尽可能地了解问题，尝试不同的护理方法，并努力寻求其他更多的资料，直到成功解决问题。

（4）谦虚谨慎：评判性思维者认识到在护理实践中会产生新的证据，愿意承认自身知识和技能的局限性，希望收集更多信息，根据新知识、新信息谨慎思考自己的结论。

（5）独立思考、有创造性：独立思考对护理实践发展非常重要。评判性思维要求个体能够独立思考，在存在不同意见时，护士应该注意独立思考、在全面考虑服务对象情况、阅读相关文献、与同事讨论并分享观点的基础上做出判断。评判性思维者在做出合理决策的过程中，也应该具有创造性。特定服务对象的问题常需要独特的解决方法，护士使用创造性的方法考虑服务对象的具体情况，能有效调动服务对象生活环境中的各种因素，促进服务对象健康相关问题的解决。

（三）评判性思维的特点

1. 评判性思维是主动思考的过程 评判性思维必须对外界的信息和刺激、他人的观点或"权威"的说法进行积极的思考，主动地运用知识和技能做出分析判断。

2. 评判性思维是质疑、反思的过程 评判性思维通过不断提出问题而产生新观点。在此过程中，始终注意反思自己或他人的思维过程是否合理，客观判断相关证据，坚持正确方案，纠正错误选择。

3. 评判性思维是审慎开放的过程 运用评判性思维思考和解决问题过程中，要求审慎、广泛地收集资料，分析寻求问题发生的原因和证据，经过理性思考，得出结论。但也必须认识到评判性思维在审慎的同时，要求个体有高度的开放性，愿意听取和交流不同观点，使所做的结论正确、合理。

（四）评判性思维的层次

评判性思维的层次是影响临床问题有效解决的重要因素。个体处于评判性思维的不同层次时，对相同护理实践问题解决的方式、有效性可有较大差别。因此，护士应了解自己在评判性思维中所处的层次，促进自身评判性思维向更高水平发展。Kataoka-Yahiro 及 Saylor 提出护理评判性思维包括三个层次。

1. 基础层次　评判性思维的基础层次建立在一系列规则之上，是一种具体思维。在此层次，思维者相信专家对每个问题都有正确答案，且坚信所有问题只有一个答案。在对服务对象进行护理操作时，处于此阶段思维的护士会参照该操作的规范程序手册，严格遵循操作步骤，不能调整步骤以满足服务对象的独特需要。此期显示个体缺乏足够的评判性思维经验，是个体推理能力发展的早期阶段。可通过接受专家的不同观点和价值观指导来学习和提高评判性思维能力，使其向更高层次发展。当护士缺乏经验、能力不强，或态度固执时会限制评判性思维能力向更高层次发展。

2. 复杂层次　处于该层次的个体开始走出权威，独立地分析和检验选择方案，对问题会依据具体的情况而定，思维能力得到一定的提高，主动性增强，认识到问题可以有不同的解决方法，而且相信每种方法各有利弊。在做出最终决策前会仔细对不同方法的利弊进行权衡，然后会选择合适的解决方法。在面临复杂情况时，愿意脱离标准规程和政策束缚进行思考，在一定程度上会用不同的方法来创造性地解决同一问题。

3. 尽职层次　此期护士开始在护理专业信念的指导下，以维护服务对象利益为基础，进行专业决策，并为此承担相应的责任。此阶段不仅要求护士对解决各种复杂临床问题的备择方案进行思考，还要根据方案的可行性来选择行为，并以专业要求的原则来执行方案。有时护士甚至会按照专业经验和知识选择延迟行动或不采取行动，但必须在专业所允许的范围内，充分考虑后果后再做出决策。

（五）评判性思维的标准

评判性思维的标准包括智力标准和专业标准。明确评判性思维的标准能使护士的思维更为可靠、有效，从而做出恰当的临床护理决策。

1. 智力标准　智力标准是指评判性思维应该具有的智力特点，评判性思维普遍适用的智力标准包括 14 项内容，即评判性思维应具有清晰、准确、详尽、正确、相关、可靠、一致、合理、深入、概括、完整、有意义、适当和公正的特点。护士在对服务对象问题进行分析判断时，应运用以上标准进行临床护理决策。

2. 专业标准　专业标准包括伦理标准、评价标准和专业职责标准。

（1）伦理标准：指护士在护理实践中以关怀、人道及负责的方式面对服务对象，以职业道德伦理标准作为行为指南。护士在护理实践中的伦理决策与日常生活的决策不同，必须遵守相关的职业伦理规范。随着科学技术的不断发展，对服务对象的护理已不仅仅局限于单纯应用科学知识，更要考虑相关的伦理问题，护士面临着越来越多的伦理难题。因此，护士在评判性思维过程中要有意识地明确自己的信念及价值观，同时了解服务对象、家属、同事对临床具体问题的不同观点，在专业价值观及伦理要求指导下，做出公正、符合服务对象意愿并有利于服务对象健康的护理决策。

在进行评判性思维时，护士需要运用自主、公正、诚实、仁慈、保密、负责的伦理原则对临床护理决策进行指导。自主原则相信个体有权根据自己的价值观和信仰,在没有外来压力的情况下获得足够信息,对所有解决问题的方法进行考虑、判断,进而做出法律范围内的恰当决策;公正原则指护士应公正地对待所有服务对象;诚实原则指护士应告知服务对象真实的情况;仁慈原则是指护士在实践中要具有乐于尊重他人利益、避免伤害他人的意向;保密原则指护士要尊重服务对象对隐私保密的需要;负责原则指护士愿意对自己的行为结果负责。除上述原则外,评判性思维还用专业标准、伦理守则和权利法案来指导自己的伦理行为。

(2)评价标准:指以相关专业组织发展和临床机构所设定的护理标准为基准。护士在日常工作中经常用到的评价标准有三类:第一类是对有关临床现象的正确识别标准,如护士在评价服务对象腹痛的特征时要考虑腹痛的发作时间、持续时间、部位、严重程度、类型、表现、促进因素、缓解因素以及其他症状等评价标准;第二类评价标准是对药物治疗过程中相关现象的正确识别标准,如护士在评价药物治疗的效果时,要运用症状和体征的改变、药物有无副作用以及达到预期效果的程度等评价标准;第三类是对服务对象健康教育效果进行有效识别的标准,如服务对象是否能够复述所学知识,正确实施所学技能,能否有效运用所学知识和技能等。

(3)专业责任标准:明确护士在提供护理服务中承担的责任和义务,此类标准主要来源于四个方面:国家的相关指导方针、护理实践中明确规定要达到的标准、专业学会制定的实践指南以及专业组织的实践标准。

二、护士评判性思维能力的发展和测量

正确评价护理评判性思维能力可以帮助护士了解自身评判性思维能力的水平,促进护理评判性思维能力的发展。目前对护理评判性思维能力主要通过量表进行评价,通常使用的测量工具有如下几种:

1. 加利福尼亚评判性思维技能测验(California Critical Thinking Skill Test,CCTST)该量表是 Peter Facione 以美国心理协会(APA)的评判性思维定义为基础编制而成,包括 34个测验项目,分为分析、评价、推论、归纳推理和演绎推理 5 个子量表。CCTST 简体中文版经修订和测试信度和效果良好。

2. Watson-Glaser 评判性思维鉴定表(Watson-Glaser Critical Thinking Appraisal,WGCTA) 该量表由 Goodwin Watson Edward 和 M. Glaser 编制,主要测试评判性思维能力中的逻辑推理能力及创造力。量表包括 80 个项目 5 个类别。

3. 其他 其他量表还有加利福尼亚评判性思维心智评估量表(The California Critical Thinking Disposition Inventory Test,CCTDI)、Ennis-Weir 评判性思维短文测试(Ennis-Weir Critical Thinking Essay Test,EWCTET)、Cornell 评判性思维测试(Cornell Critical Thinking Test,CCTT)等。

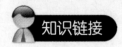知识链接

适合中国本土的评判性思维能力测量表(中文版)

2004 年,香港理工大学护理学院彭美慧等汇聚了内地以及港澳、台地区的护理教育者,修订了 CCTDI 的中文版,制定出适合中国本土化的评判性思维能力(中文版)测量表(CTDI-CV),测量表保留了 CCTDI 的 7 个维度,共 70 条目,采用 Likert 6 级计分。CTDI-CV 的内容

效度系数为 0.89,信度 Cronbach's a 值为 0.90,各维度的 a 指为 0.54~0.77,具有较高的内部一致性。该量表已在国内护理教育、临床护理等领域中广泛应用。

三、评判性思维在护理实践中的应用

1. 评判性思维在护理教学中的应用　护理评判性思维应用在护理教学过程中,教师应注意在发挥自身主导作用的同时,充分发挥学生在教育过程中的主体地位,给学生充分的自主权和选择权,使学生明确自己的学习需要,并参与到评价学习过程中。在课堂教学过程中创造平等民主的师生关系,鼓励学生积极参与、思考、质疑、争论,敢于大胆提出自己的独立见解,从而创造有利于培养学生评判性思维的教学环境。教师在授课过程中将评判性思维的教学融入到常规课程之中,在教授专科内容的同时教授思考策略,促进学生将所学的专科知识应用到专业实践。单纯传授知识与融合护理评判性思维教学的区别见表 7-1。

表 7-1　单纯传授知识与融合护理评判性思维教学的区别

项　目	单纯传授知识的教学	融合护理评判性思维教学
教师的作用	向学生传递信息	引导和鼓励学生进行有益的探讨、质疑
学生的行为	接受、存储信息并加以行动	主动质疑、探寻、评价信息
知识	理解、记忆知识	对知识及技能进行质疑、探究、推断
教学方法	讲授、灌输、教条式教学	讨论、探索、引导式教学
教学特点	学生被动听讲	学生主动学习、独立判断和选择
师生关系	教师是知识的传授者,学生相信教师的权威不容置疑	平等、协作关系,教师也是学习者,与学生一起探讨问题

2. 评判性思维在护理临床实践中的应用　在护理临床实践中应用评判性思维可以帮助护士进行有效的临床护理决策,为服务对象提供高质量的护理服务。在临床工作中,护理程序为解决护理问题提供了科学方法,为护士的思维提供了结构框架。评判性思维能使临床护士在护理程序的各个步骤中做出更加合理的有效决策。评判性思维既可以是对一个特定的服务对象或临床情境做出判断,也可以是对选择最好的干预措施做出决策。护士评判性思考临床情境时,首先要明确思维的目的。确定思维的目的可以使护士的思考指向同一目标。

护士的工作环境多变且复杂,要面对人的生命,治疗、用药、服务对象的健康状况等都处于不断变化的过程。只有使用护理评判性思维才能在复杂的情况下,对服务对象变化的各种情况加以认真思考,鉴别其潜在的问题。对服务对象表现出的症状、体征及获得的其他资料进行合理推理,做出恰当决策。在整个过程中,护士应注意不受个人偏见的影响,严格进行逻辑推理。面对复杂的临床情景,护士只有具备足够的知识储备,包括专业知识及相关领域的知识,才能评判性地理解各种资料的意义,进而做出相应的临床决策。因此,要求护士除了学习护理专业知识外,还必须学习生物科学、社会科学以及人文科学知识以构建坚实的护理知识和技能基础。在护理实践中,护士可以请教有经验的同事、护理教育者、护士长,参考专业文献资料、求助于学术机构或医院的政策和程序规范以及服务对象权利法案。

3. 评判性思维在护理管理中的应用　护理管理者的重要职责之一是进行各种决策,正确的决策是有效管理的重要保障。护理评判性思维应用于护理管理中,使护理管理者在决策过程中能够有效地对传统的管理思想、方法进行思考和质疑,对各种复杂现象、事物与人群进

行有效分析、判断,做出恰当决策。

4. 评判性思维在护理科研中的应用 护理科研本身就是对护理现象探索和研究的过程,需要对各种观点、方法、现象、常规等进行思考和质疑,并在此基础上进行调查或实验,以新的、充分的证据得出新观点、新方法、新模式。成功的护理科研要求科研者能够有效运用护理评判性思维,进行质疑、假设、推理、求证。

第三节 循证思维与护理

循证思维是一种临床思维模式,更是一种临床思维方法。循证思维最早应用于医学领域,循证思维正在逐步改变医务人员以及个人临床经验为主导的思维习惯和行为。它既注重人体的整体观、知识的系统性,又在实践中不断发现问题和解决问题,从而不断创新研究成果,新的系统研究成果在解决问题的同时又成为新的证据,由此推动医学科学地不断发展。

一、循证思维与循证医学的概念

1. 循证思维 循证思维是以患者为中心,以问题为基础,将系统的临床试验研究证据应用于解决临床问题的一种思维方法。

2. 循证医学 循证医学(evidence-based medicine,EBM)是最好的临床研究证据与临床实践(临床经验、临床决策)以及患者价值观(关注、期望、需求)的结合。EBM 是运用最新、最有力的科研信息,指导临床医生采用最适宜的诊断方法、最精确的预后估计和最安全有效的治疗方法来治疗患者。EBM 强调医师应认真地深思熟虑地将目前所得到的最佳证据,用于对每一个患者进行健康服务时的决策,使我们提供的医疗服务建立在目前所能获得的证据基础上。

20 世纪初,人类疾病的诊断与治疗往往处在对动物的科学理论及试验工作基础上,而二者之间缺少充分科学的相关联系。随着临床医学近几十年的迅速发展,人们越来越认识到动物实验不能取代人体试验,因为人体远较动物复杂,而且人体受思维、语言、社会、心理等的特殊影响,因此对长期以来单纯根据病理生理机制指导临床治疗的状况发生了疑问。许多学者认为临床随机对照试验(randomized controlled trial,RCT)在医学上的广泛开展可与显微镜的发明相媲美,根据临床研究结果来处理患者的观点已经形成。大样本、多中心的 RCT 取代了以前分散的个别的观察性研究以及临床经验总结。由此,循证思想在临床实践中逐步形成并得到进一步的发展。医疗卫生政策的制定者在制定政策时,临床医生在做出诊断、实施治疗过程中都提倡采用系统研究的证据,以使决策更加科学合理。

二、循证护理

(一)循证护理的概念

循证护理(evidence-based nursing,EBN)又称实证护理或以证据为基础的护理,是循证医学在护理专业中的应用。循证护理的基本含义是以有价值、可信的科学研究结果为依据,提出问题,寻找并运用证据,对服务对象实施最佳的护理。其核心思想是批判性地接受现有的专业知识,并将其转化为可应用于临床实践的证据,减少护理工作中的易变性,使以经验为基础的传统护理向以科学为基础的有证可循的现代护理发展。

（二）循证的含义

循证具有两层含义：一方面是指寻找证据并以证据为依据；另一方面是对证据进行循环论证，即实践-认识-再实践-再认识的过程，从现象到本质不断深入、不断升华的过程。最好的研究证据不仅可以否定曾经已被接受的临床护理措施，也可随时被更准确、更有效和更安全的新证据所取代。

（三）循证护理的步骤

循证护理由五个步骤组成。

1. 明确需要解决的问题 护士应首先明确需要解决的问题，这有助于护士明确需要寻找的证据，从而使循证目标明了、循证过程简捷，获得满意的结果。护士在确定要解决的问题时，需考虑三方面的因素：①自己目前承担的主要工作任务，如目前承担的是临床工作、管理工作，还是教育工作；②在职责范围内，直接影响工作效率的因素；③在这些影响因素中，最基本、急于解决的因素。

2. 收集信息并列出证据 护士通过查阅文献、网上检索等各种方式收集所需要的所有相关信息资料，并列出相关证据。

3. 评价证据 护士使用评判性思维对所列出的证据进行评价，将这些证据按照其不同的价值区别，找出自己所需要的证据。在评价过程中可对资料进行分类，缩小评价范围，从中筛选密切相关的资料证据，查找证据全文，并采用评判性思维的方法阅读全文。

4. 使用最有效的证据 将收集到的最有效证据用于实践，改进工作、提高个人的实践水平和研究能力。此过程也是临床护士开展科学研究的过程。在使用有效证据时，应结合临床的具体环境、条件、文化背景及服务对象的个体差异等。

5. 评价应用证据后的效果 评价应用证据后的效果时，要选择客观、合适的方法，并确保将评价结果反馈到护理过程。根据临床具体情况，可选用外单位评价、本单位评价、自我评价等不同方法。

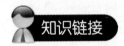 **知识链接**

循证护理的产生背景

1991年加拿大学者 Guyatt 最先使用循证医学这一术语，1992年加拿大 Lsackett 等对循证医学的概念进行了整理和完善，其核心思想是审慎地、明确地、明智地应用当代最佳证据，对个体患者医疗做出决策。在英国流行病学家 Cochrane 的努力下，1993年英国成立了 Cochrane 协作网，对医学文献进行系统评价。目前已发展了包括中国在内的13个国家；加拿大国家健康论坛（national forum on health）积极倡导创建一种用实证来决策的文化。目前，循证医学已发展为循证卫生保健（evidence-based healthcare），不仅在医疗领域，而且在护理、公共卫生领域也发展了依据实证来决策的新理念。

循证护理是受循证医学的影响而产生的护理观念。在过去的几十年，护理学科发生了巨大的变化，开展了以患者为中心的整体护理，用批判性思维寻求最佳护理行为，实施全面护理质量改进程序、以最低的成本提供最优质的服务等。同时，有关临床实践和健康服务的护理研究论文显著增多，加上护士掌握了计算机文献检索方法，这些变化极大地促进了循证护理的发展。近几年来循证护理观念在护理领域逐渐兴起。

三、循证思维在护理实践中的应用

完整的循证护理实践程序由相互关联的四部分组成,全过程呈螺旋式动态发展,针对在护理实践过程中发现的实践和理论问题,通过权威的资料来源收集实证资料,寻找最佳的护理行为,再用批判性的眼光来评价它能否取得最佳成效,或者是否需要进一步开展研究。如此循环,不断地上升,达到持续改进护理质量的目的。包括:循证问题、循证支持、循证观察以及应用实证四个阶段。

1. 循证问题 循证问题包括实践问题和理论问题。实践问题是指由护理实践提出的关于护理行为模式的疑问。例如,静脉留置针的封管使用肝素好还是生理盐水好,对特殊人群的疼痛管理方法等。理论问题是指与实践有关的前瞻性的理论发展。通常这两方面的问题难以截然区分。

2. 循证支持 针对问题进行实证文献检索,得到与临床、经济、决策制订相关的证据。可作为实证的有循证医疗中心和权威组织提供的文献系统评价、一般的系统评价、国家护理临床指南、仪器制造商的建议、护理专家的意见等。其中来自于严谨的随机对照试验的系统评价的可信度级别最高,而专家的经验意见级别最低。以英国为中心的 Cochrane 协作网,通过全面的收集资料、统一完善的质量控制措施、规范的统计方法、及时的更新和修正、对医疗护理研究进行系统评价。向医务工作者提供最优的实证资料;通过美国国立医学图书馆的医学文献检索系统(Medline),也可以迅速而全面地获得最新资料。

3. 循证观察 设计合适的观察方法并在小范围内实施试图改变的实践模式。如临床研究、特殊人群的试验性调查、模式改变后的影响和稳定性的调查,护理新产品的评估、成本效益分析、患者或工作人员问卷调查等。

4. 应用实证 在循证支持和循证观察所获得的信息基础上,对所要改变的护理干预或行为进行批判性的分析。如"是否是最佳的护理行为方式? 它基于什么证据"。这一阶段,护理人员有责任将结果及时在医院内部或在国家和地区间交流,也可以出版相关文献的方式进行交流与推广。

四、循证护理产生的深远影响

1. 对护理学科而言 循证护理将护理研究和护理实践有机地结合起来。使护理真正成为一门以研究为基础的专业,证明了护理对健康保健的独特贡献,并支持护理人员寻求进一步的专业权威和自治。并支持和鼓励护理人员掌握科学的研究方法,进一步地深入研究专业急需解决的问题。护理人员参与循证护理的重要性表现在 3 个方面:①鼓励护士参与医疗干预;②发现护理问题及解决问题的措施;③发展并使用标准语言来描述问题、干预和结果。通过将护理问题与循证护理有机地结合,可在医护合作问题上取得较好的效果。同时,循证护理也使护理管理、护理教育面临挑战。英国利物浦大学的 Caine 和 Kenrick 在护理管理者促进循证护理的角色研究中,通过对临床护理管理者的预算分配、目标和政策制定等方面的调查表明,临床护理管理者如果试图用职位和组织权威来促进循证护理的实践必将面临着失败。护理教育者在教学环境中应使学生转变观念,运用批判性的思维对现存的实践模式寻求实证,在将来的护理实践中不断改进护理质量。

2. 对患者而言 即使在偏远的山区或者护理发展落后的国家,循证护理也可为患者提供标准化的、经济的护理服务。以科学为依据的护理还可增加患者对治疗的依从性。

3. 对医疗而言 目前循证医学已成为医疗领域发展的主流,循证护理使护士以最新、最科学的方法实施治疗方案,加强了医护间的协调和护理的科学性。传统的医护关系是命令与服从,循证护理将丰富护理学独立的理论体系,一些医生还不是十分理解,也会感到不习惯。

4. 对社会而言 循证护理的理念将科学与技术结合起来,为成本-效益核算提供依据,要求医护人员在制订医护方案与实施时考虑医疗成本。这有利于节约医疗资源,控制医疗费用的过快增长,具有不可忽视的卫生经济学价值。

循证护理是护理研究和护理实践的有机结合,能提高护理实践的科学性、依据性,并促进护理理论的完善和发展。目前,我国循证护理实践面临着许多困难,最迫切需要解决的问题是规范临床 RCT 研究,以便形成科学证据;其次是护士要形成循证思维方式、更新观念和知识,逐步改变传统的经验思维和直觉护理行为,将科学与技术结合起来,将循证护理思维运用于护理工作中,从而为患者提供高效、安全的护理。

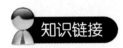
知识链接

护理实践中的"实证"

在《辞海》中,"实证"一词被定义为可以证明或推翻某一结论的证据、事实,或信念。因此实证必须是可探知的和可认同的。实证必须首先是可以被公众了解的现象,同时它还必须是获得公众的认同和接受的事实或原则。在"实证为基础的实践"中,实证指科研结果、临床经验,以及患者需求三者的有机结合。其中科研实证通过对相关的系统研究进行系统回顾获取。

根据 AHCPR 1992 年对临床实证的分类,护理实证分为以下四类:一类实证:通过系统文献回顾(systematic literature review)或研究趋势分析(Meta analysis)获得的多项随机控制实验性科研结果,科研设计严密,并有流行病学资料,可推荐给所有医院。二类实证:通过至少一项随机控制的实验性科研获得的实证。三类实证:通过类实验性科研获得的实证,科研设计比较严密,科研在不同场合得以重复,可推荐给符合条件的医院。四类实证:通过定性研究或描述性研究获得的实证,或来源于护理专家的临床经验,或专家组的报告,可供医院参考。

第四节 临床护理决策

临床护理决策是护理临床实践的重要组成部分,护士对服务对象问题的正确决策是促进服务对象康复的重要保证。在临床实践中,护士必须通过评判性思维正确解决临床问题,满足服务对象康复的需要。评判性思维是决策的思维基础,而决策是评判性思维的最终目的之一。掌握临床护理决策的方法和步骤,培养护士临床护理决策能力,有助于护士在明确服务对象问题、了解服务对象情况、获得解决相关问题的证据之后进行有效决策,并对护理措施的效果进行正确评价。

一、临床护理决策的概念与类型

(一)临床护理决策的概念

决策(decision-making)是对不确定的问题,通过一些定量分析方法,从众多备选方案中选定最优方案的过程。决策的基本含义有两层:一是备选答案多样,二是通过选择消除不确定性状态。可见,决策既是行为过程,又是思维过程。决策活动是人类的基本活动之一,作为管理学与护理学相结合的产物,临床护理决策于20世纪70年代开始在护理文献中出现,探讨普通决策、临床决策过程、决策与护理程序的关系、决策能力发展等相关问题。

对于临床护理决策的定义,目前尚无统一认识。Potter和Perry指出,决策是一个人面对问题或情境,对行为方案做出选择的过程。临床护理决策过程要求护士进行周密的推理,以便根据服务对象情况和首要问题选择最佳方案。临床护理决策的根本目的在于,护士在任何时候做出的临床决策都能促进或保持服务对象的健康,满足服务对象的需要。Poche认为,临床护理决策是一个由护士结合理论知识和实践经验对服务对象的护理做出判断的复杂过程,是对服务对象病情的资料及意义来源的评估,以及代表服务对象利益应采取的护理行为的判断。

总之,临床护理决策(nursing clinical decision)是指在临床护理实践过程中由护士做出关于服务对象护理的专业决策的复杂过程,它反映护士的思维和行为方式。即面临临床护理现象或问题,护士从若干个可供选择的方案中做出决断并付诸实施的专业抉择过程。

(二)临床护理决策的类型

1. 确定型临床护理决策 确定型临床护理决策是指在事件的结局已经完全确定的情况下护士所做出的决策。在该种情况下,护士只需通过分析各种方案的最终得失,做出选择。

2. 风险型临床护理决策 风险型临床护理决策是指在事件发生的结局尚不能肯定,但其概率可以估计的情况下做出的临床护理决策。其有3个基本条件:①存在两种以上的结局;②可以估计自然状态下事件的概率;③可以计算不同结局的收益和损失。

3. 不确定型临床护理决策 不确定型临床护理决策是指在事件发生的结局不能肯定,相关事件的概率也不能确定的情况下护士所做出的决策。

二、临床护理决策的模式与步骤

(一)临床护理决策的模式

决策模式与一定的医学模式相适应,医学模式的转变也带来了决策模式的转变。根据护士与服务对象在临床护理决策中的角色定位不同,将临床护理决策分为3种:

1. 服务对象决策模式 服务对象决策模式是指由护士提供各种方案的优点和风险等相关信息,服务对象根据自身的经验以及理解独立做出选择。

2. 护士决策模式 护士决策模式是指由护士为主导,护士单独或与其他医务人员一起考虑决策结果的收益和风险进而替服务对象做出选择,告知服务对象的信息量由护士决定。在护士决策模式中,服务对象不参与决策过程。该模式决策的前提是护士知道哪种方案对服务对象最为合适。

3. 共同决策模式 共同决策模式是指护士向服务对象提供各种相关信息,服务对象提供自身的病情和生活方式以及自己的价值取向等,然后双方对相关的备择方案进行讨论,并结合实际情况(如社会、家庭、医院现实条件等因素)做出最优的选择。

在共同决策模式的过程中,护士与服务对象之间始终保持互动、双向信息交流的关系,服务对象与护士都是决策者,护士与服务对象之间是一种协作关系。同时,在共同决策模式中,护士还承担教育服务对象的任务,在决策进行的过程中护士首先需要客观地向服务对象解释,使服务对象具有参与决策的基本知识和思想基础。在社会进步的同时,服务对象更加关心与自身利益相关的各种决策,愿意了解和参与决策过程。因此,一般情况下,临床护理决策应首先提倡使用共同决策模式。

(二)临床护理决策的步骤

护士在临床护理决策过程中,为了达到最佳决策的目的,应根据临床护理决策的步骤,正确分析服务对象的具体情况,预测护理临床问题的发展趋势,充分搜集相关信息,缜密进行逻辑推理,以做出满意的决策。

1. 明确问题 明确问题是合理决策、正确解决问题的前提。在进行临床护理决策时,护士密切观察病情、有效地和服务对象沟通、广泛地运用相关资源获得足够的信息,进而明确服务对象所面临的问题。护士在确定服务对象问题时,可从问题发生的时间、地点、发生情况、处理方法以及采取该处理的依据等方面进行考虑。确定问题的过程中,护士要对服务对象的问题进行评判性分析,将服务对象的一系列问题放在具体临床情境中,以鉴别主要的信息和观点存在的合理性和正确性,并明确服务对象的核心问题,可能存在的潜在假设,支持问题证据的有效性,如证据是否带有情感性或偏见,证据是否充足等。护士在确定服务对象问题时,可以使用归纳推理或演绎推理等基本的逻辑思维方法。这两种认知技能有助于护士在临床护理实践中有效判断分析复杂问题。归纳是指从一系列的事实或科学观察中概括出一般规律。例如,当护士观察到服务对象面色苍白、血管充盈性差、脉搏细速、血压降低到 80/50 mmHg 以下时,可以归纳服务对象出现了休克。与之相反,演绎法是从一般引出个别,护士可以应用一般性的变化或问题,对服务对象的具体情况进行分类,并引出服务对象的具体问题。

2. 陈述目标 在临床护理决策时,问题一旦确定后,就应陈述通过整个决策工作所要达到的解决目标。此时护士应该明确为了达到目标,进行决策时要充分考虑达到目标的具体评价标准。决策者根据具体临床情境对决策目标的重要性进行排序,建立优先等级,首先注重最重要的目标以获得主要的结果。

3. 选择方案 护士进行临床护理决策,选择最佳方案前,应该充分搜集信息及有用证据,寻找各种可能的解决方案并对这些方案进行正确评估。

(1)寻找备择方案:护士根据决策目标,运用评判性思维寻求所有可能的方案作为备择方案。在护理临床实践过程中,这些备择方案可来自护理干预或服务对象护理策略等。

(2)评估备择方案:护士对各种备择方案根据客观原则进行评估分析,在此过程中护士应注意调动服务对象的积极性,与服务对象充分合作,权衡备择方案,共同选择、检验、评价各种方案。此外,还应对每一备择方案可能产生的积极或消极作用进行预测。

(3)作出选择:对各种备择方案评估后,采用一定的方法选择最佳方案。如可采用列表法,将备择方案进行排列作出选择。

4. 实施方案 在实施方案阶段,护士需要根据解决问题的最佳方案制订相应的详细计划来执行该决策。在此过程中,护士应注意制订相应的计划来预防、减小或克服在实施方案过程中可能出现的问题。

5. 评价和反馈 在方案实施过程中或实施后,护士对所运用的策略进行评价,对策略积极和消极的结果进行检验,确定其效果及达到预期目标的程度。

当临床护理决策的对象是群体时,护士应注意确定每个个体的问题,比较不同个体的情况,确定群体最紧要的问题,预测解决首优问题需要的时间,确定如何在同一时间解决更多问题,并考虑使该群体成为决策者参与到临床护理决策。

三、临床护理决策的影响因素

护理临床实践的复杂性和特殊性会增加临床护理决策的困难程度。临床护理决策的影响因素主要来自三个方面:

(一)个体因素

护士在临床护理决策中,需要运用感知和评价来进行决策。护士的价值观、知识、经验及个性特征决定了护士在临床护理决策中的感知和思维方式不同,因而可能对服务对象问题做出不同的决策。

1. 价值观 决策过程是基于价值观的判断。在决策过程中,备择方案的产生及最终方案的选定都受个人价值体系的影响和限制。如护士在收集和处理信息,以及对信息重要价值的判断上会受到自身价值观的影响。护士在临床实践中应清楚地认识到个人的价值观和信念会影响临床护理决策的客观性。在临床实践中,护士应注意避免根据自己的喜好和风险倾向进行临床决策。

2. 知识及经验 护士在临床护理决策中,对护理问题的评判性思维和临床决策能力受自身知识深度和广度的影响。护士必须具备基础科学、人文科学和护理学的知识以便做出合理的临床决策。在每次决策过程中,护士都会受到既往经验的影响,包括所接受的教育和先前的决策经验。个体决策经验丰富有助于提出备择方案。护士的经验可以帮助她们进行有效的临床护理决策,当既往经验与当前情况存在差异,而护士却仍然按照自己以往的经验处理问题时,就会阻碍临床护理的正确决策。

3. 个性特征 护士的个性特征如自信、独立、公正等都会影响临床护理决策过程。自信独立的护士通常能够运用正确的方法做出正确的决策。但是过于自信独立的护士容易忽视在临床护理决策过程中与他人的合作,因而可对临床护理决策产生不利影响。

(二)环境因素

护士在临床护理决策过程中会受到周围环境的影响。这些环境因素可分为两类:

1. 物理环境因素 病房设置、气候等。

2. 社会环境因素 机构政策、护理专业规范、人际关系、可利用资源等。

护理人际关系的维护可以影响护士临床护理决策,如护士在药物治疗中进行评判性思维和临床护理决策时,对具体药物的知识可以通过向药师请教、查阅药物手册等方法,增加其决策的有效性。

(三)情境因素

1. 与护士本人有关的情境因素 护士在决策过程中自身所处的状态,对相关信息的把握程度会影响临床护理决策。一定程度的应激及由此而产生的心理反应能促进个体积极准备,做出恰当的临床护理决策。但是过度的焦虑、应激等会降低个人的思维能力并阻碍决策过程。护士在身体疲惫、注意力难以集中的情况下进行决策,将影响决策的正确性。护士应对所处情境中的信息进行深入了解,在临床护理决策中,不受他人影响而自主决策。

2. 与决策本身有关的因素 临床护理决策过程涉及服务对象的症状、体征和行为反应，护理干预及决策的周围物理和环境特征等因素。各种资料和信息之间可能还存在相互干扰，这些因素的数量、因素本身具有的不确定性、因素的变化或因素之间的冲突都决定了决策本身的复杂程度。护理决策的复杂程度越高，决策的难度越大。

3. 决策时间的限制 护理工作的性质决定了护士必须快速地进行决策。决策时间的限制促使护士在规定的期限内完成任务。但是时间限制太紧，容易使护士在匆忙之中做出不满意的决策。

四、发展临床护理决策能力的策略

在复杂的临床环境中，对服务对象做出合理的临床护理决策是护士的重要临床功能之一。此过程中，除了应用护理程序等基础的护理框架外，护士评判性思维能力的培养也具有重要意义。促进护士临床护理决策能力的发展，需注意培养护士评判性思维能力，同时要帮助护士掌握临床护理决策的各种相关技巧和方法。

（一）发展评判性思维能力

1. 发展护理评判性思维能力的条件

（1）创造评判性思维氛围：护士评判性思维需要自由、民主、开放的氛围，在此环境下护士可以自由表达观点、疑问、肯定或否定的判断并向权威提出挑战。创造支持评判性思维的环境对发展专业护士的评判性思维能力至关重要。护理管理者要积极创造鼓励不同意见和公正检验不同意见的环境，鼓励护士在做出结论前检验证据，避免盲目服从群体意愿的倾向。

（2）提高护理教师的评判性思维能力：护理教师评判性思维能力的水平会直接影响学习者评判性思维能力的培养。在培养学习者评判性思维的过程中，教师的行为具有很强的示范性，教师本身具有强的评判性思维能力，能够在训练过程中影响学习者用质疑的态度、评判性思维的技巧和方法进行学习和实践。

（3）培养评判性思维的情感态度：个体在进行评判性思维活动时，应具备积极的情感和态度。因此，在培养个体评判性思维能力之前，应该加强个人情感态度的培养，发展个体勤奋、探索、公正等个性特征。护士要经常反思自己是否具备评判性思维的态度，如好奇、公正、谦虚、执著等。对已经具备及需要培养的评判性思维的情感态度进行经常性评估。如为培养公正的态度，可以有意地去收集与自身观点对立的信息，以提供理解他人观点的实践机会。

2. 发展护理评判性思维能力的方法

（1）实践反思法：实践反思法是在临床见习或实习期间培养护生评判性思维的方法，也可用于培养年轻护士的评判性思维能力，是一种学习者在护理临床实践之后，对自己的实践过程进行反思，并加以记录的方法。实践反思法要求带教者有较强的带教意识，明确评判性思维能力在护理实践中的重要性，鼓励学习者积极探究和质疑。具体使用时可选择有代表性的病例，要求学习者在实习或见习后将自己印象最深的护理活动、感受或体会以及思维过程记录下来。实践反思法的反思内容包括：①服务对象的健康问题，问题的依据；②临床情况与教学和学习者想象中的情况有无不同，如何评价；③在临床实践中学习者观察到的行为和态度，这些行为和态度的合理性；④与服务对象沟通的方法、技巧、效果；⑤运用所学知识解决的临床问题；⑥实践者的情感和态度发生的变化；⑦在实践中产生的新观点或疑问等。通过自我反思，使学习者对自己的思维过程进行质疑，同时带教者也可以通过记录了解学生思维中存在的问题，进行针对性教学。如定期组织科室或实习组讨论会，交流在实践中的收获与体会,重点讨论遇到的疑问、看法等。也可挑选有普遍性的经验与体会,在学习者中交流,提高临床见习或实习的效果。带教者应重点关注学习者分析、推理、判断以及得出结论的思维过程,思维能力的成长状况,并及时反馈给学习者。

(2)归纳性思维的教育模式教学法:Hilda Taba 于 20 世纪 60 年代创建了归纳性思维的教育模式,亦称 Taba 教学法。Taba 认为,学习者只有在组织资料后才能进行归纳和综合。Taba 教学法建立在"护理程序"的基础上,借助不同的临床情况,通过学习者积极的思维活动,培养学生观察、比较、分析、综合、推理、假设、论证的能力。归纳性思维教育模式包括三个阶段:第一阶段是学习者对多种事物进行观察,并进行分类;第二阶段是教师通过技巧性的提问引导学习者进入分析推理的思维过程,分析原因,并进行临床推理;第三阶段是学习者报告结果。Taba 教学法要求教师有较强的评判性思维能力,善于通过选择病例、启发式提问引导学生进行评判性思维的练习。

(3)苏格拉底询问法:也称苏格拉底问答法,由希腊哲学家苏格拉底提出,通过询问与评判性思维相关的问题,并对问题进行思考和回答来提高个体的评判性思维能力。其询问主要分为五个方面,分别针对问题、假设、观点、证据或原因及结果进行询问(表 7-2)。

表 7-2　苏格拉底询问法的主要问题

对　象	主要问题
针对"问题"	问题是否清楚、可理解,是否被正确识别? 该问题重要吗? 该问题还能再细化吗? 怎样才能说明该问题?
针对"假设"	你设想……,这样的吗? 你能用其他设想替代吗? 为什么? 这种假设总是有效吗?
针对"观点"	不同意你的观点的人可能会说些什么? 你似乎采用了……的观点,为什么? 你能用别的方法看该问题吗?
针对"证据"或"原因"	你有什么样的证据? 有理由怀疑这些证据吗? 你是如何知道的? 你的思想发生了什么改变?
针对"结果"	会产生什么样的效果? 发生的可能性有多少? 可替代的方法是什么? 可能涉及的结果是什么?

(4)采用促进评判性思维的九个问题:

①期望达到的主要结果是什么? 护士清晰地描述期望在临床实践中观察的主要结果,使护士的思维目标明确。期望达到的主要结果也是在护理计划终止后,期望观察到的有益结果。这些预期结果可能来自标准护理计划或由护士自己提出。

②为了达到主要结果,应提出哪些问题? 为了达到主要结果,护士需要提出一些相关的

问题,然后采取必要的行动去预防、控制或解决这些问题。回答该问题有助于护士确定优先顺序。在临床实践过程中,护士要面对许多现存的和潜在的健康问题,需要对这些问题进一步进行精简,把迫切需要解决的问题提出来。

③在什么样的环境下? 问题发生的时间、地点、发生发展情况,服务对象的文化背景如何等相关资料不同,评判性思维的方法也各不相同。

④需要哪些知识? 具备相应的知识基础是进行评判性思维的必备条件。例如,如果护士不知道正常血压及血压下降常见于哪些疾病,当遇到血压降低的服务对象时,就很难正确处理。临床护理决策中常需要三方面的知识:①与特定问题相关的知识,如健康问题的临床表现、诊断、常见病因、危险因素、并发症及其预防和处理;②护理程序及相关的知识和技能,如伦理学、健康评估、人际沟通等;③相关学科的知识,如解剖学、生理学、病理生理学、药学、心理学、社会学等。

⑤允许误差的空间有多大? 临床上允许误差的空间通常很小,主要根据服务对象的健康状况和干预的风险而定。当允许误差空间较小时,护士就必须仔细地评估情况、检验所有可能的解决方案,努力做出审慎的决策。

⑥决策的时间有多少? 当护士遇到一些很难做出决策的临床情境时,在允许决策的时间充足的情况下,护士可以利用教科书等资源,从容地进行独立思考。如果允许决策的时间不够充足,就必须运用已有的知识或立即将问题提交专家以便及时实施护理措施。临床护理决策的时间主要取决于护理问题的紧迫性及与服务对象接触的时间,护士应根据实际情况,确定要完成的决策以及需要尽早完成的决策。

⑦可利用的资源有哪些? 正确识别有用的资源,如教科书、计算机、临床专家等,能够帮助护士获取评判性思维所需要的信息。

⑧必须考虑哪些人的意见? 要找到有效解决问题的方法必须考虑所有主要参与者的意见。在考虑过程中,服务对象的意见最重要,除此之外,比较重要的还包括家属、其他重要的关系人、其他护士和相关的第三方人员(如保险公司)等的观点。

⑨影响思维的因素是什么? 护士的思维会受到很多因素的影响,认识到影响评判性思维的因素可帮助护士客观地思维。

(二)促进临床护理决策能力发展的其他策略

培养护士的评判性思维能力是发展临床护理决策能力的有力措施。除此之外,护士还应注意从下列方面采取措施以促进其临床护理决策能力的发展。

1. 遵守政策和法规 与诊疗护理工作相关的政策和法规能够为护士在法律规定的范围内进行临床护理决策提供依据。护士应学习这些政策和法规,特别应该注意和服务对象健康问题相关的一些标准,如相关的协议、政策、操作步骤、临床路径,并以此来规范自己的行为,做出更好的临床护理决策。

2. 熟练运用护理程序 在临床护理决策过程中,提高护士运用护理程序的能力和技巧,如在护理评估的过程中,注意形成系统的评估方法,提高评估效率。在对相关问题不了解时,不要盲目行动,应注意积累相关知识,了解健康问题的症状、体征、常见原因,以及处理方式。

3. 熟悉护理常用技术 熟悉护理常用技术,如静脉注射泵、计算机、监护仪等的使用,有助于正确实施决策。

4. 注意运用其他资源 在日常的学习和工作中,护士还应注意学习他人的智慧,如向教师、专家、同学和其他护士学习,有意识地训练和提高自己的临床护理决策能力。评判性思维能力是个体在复杂情景中，能灵活地应用已有的经验及知识，对面临的问题及解决方法进行选择，在反思的基础上进行分析、推理、做出合理的判断，在面临各种复杂问题及各种选择的时候，能正确进行取舍。

小 结

1. 评判性思维是护士面临复杂抉择进行正确反思与选择，做出适宜临床护理决策的重要工具。学习评判性思维和临床护理决策的相关知识和技巧，能够帮助护士对各种护理问题进行有目的及有意义的判断、反思、推理及决策，有效地解决护理实践中的问题，提高护理服务质量，促进护理专业向科学化的方向发展。

2. 循证护理又称实证护理或以证据为基础的护理，是循证医学在护理专业中的应用。循证护理的基本含义是以有价值、可信的科学研究结果为依据，提出问题，寻找并运用证据，对服务对象实施最佳的护理，其核心思想是批判性地接受现有的专业知识，并将其转化为可应用于临床实践的证据。

3. 临床护理决策是指在临床护理实践过程中由护士做出关于服务对象护理的专业决策的复杂过程，它反映护士的思维和行为方式。即面临临床护理现象或问题，护士从若干个可供选择的方案中做出决断并付诸实施的专业抉择过程。

4. 护士在临床护理决策中要对服务对象的问题进行最优比较，在此过程中需要使用评判性思维的方法。循证护理也是临床护理决策过程中常用的方法之一。循证思想使临床护理决策能够依据科学研究的结果，而不是护士个人的经验，因此提高了临床护理决策的有效性。

思考题

一、选择题

1. 评判性思维的专业标准不包括（　　）。

A. 职业标准 　　　　　B. 评价标准 　　　　　C. 专业职责标准

D. 伦理标准 　　　　　E. 临床现象正确识别标准

2. Chaffee 将评判性思维定义为一种（　　）。

A. 认知过程 　　　　　B. 分析过程 　　　　　C. 判断过程

D. 逻辑思维过程 　　　E. 综合思维过程

3. 临床上护士对患者的判断主要依靠（　　）。

A. 思维的概括性 　　　B. 思维的间接性 　　　C. 思维的逻辑性

D. 思维的物质属性 　　E. 思维的深刻性

二、简答题

1. 简述护理程序与评判性思维的关系。

2. 简述发展临床护理决策能力的策略。

3. 简述发展评判性思维的条件。

三、案例题

1. 护士小李刚从护理学院毕业参加工作，小李在工作中勤奋、努力，她确信临床护理专家对每个问题都有正确答案,在对患者进行护理时,严格按照操作规范手册,遵循每个操作步骤,小李对自己的工作感到非常满意。但是,患者确认为小李不能很好地满足自己的健康需求。

请问:

(1) 你认为护士小李的评判性思维处于哪个层次?为什么?

(2) 护士小李应如何改进思维方法和工作方式?

2. 张护士在执行医嘱"20床 李军 青霉素过敏试验 st"时突然想到,他要做青霉素过敏试验,我记得他是青霉素高敏反应,他不能用青霉素,患者主诉上次做过敏试验时发生过敏性休克。我该不会记错吧?我还得去问问患者……是高敏反应呀……会不会是医生有别的考虑?我该怎么办?……不管怎样,我得去问问医生。"

请问:

(1) 该护士是否具有评判性思维意识?为什么?

(2) 结合该情境,护理评判性思维的构成要素有哪些?

(3) 怎样才能提高护理评判性思维能力?

3. 患者吴先生,72岁,因脑出血卧床3个月,二便失禁,且不能自行翻身。今晨张护士查体发现其骶尾部皮肤呈红色,压之不褪色。张护士根据临床护理经验,认为用50%乙醇按摩受压部位的皮肤能促进局部的血液循环。

请问:

(1) 张护士的临床护理经验有无科学证据?你从中可得到什么启示?

(2) 如何探究最佳护理实践方法和路径?

4. 请你回顾自己或熟悉的人所经历过的两三件事,分析主人公在处置这些事务时,是否运用了评判性思维技巧?

(陈 丽)

第八章　护理程序

学习目标

识记:

1. 解释护理程序及护理诊断的概念。

2. 描述资料收集的内容和方法。

3. 鉴别主观资料和客观资料。

4. 复述护理诊断的排序原则。

5. 描述护理诊断的陈述结构与方式。

6. 描述制订预期目标和护理措施的要求。

7. 列举临床护理记录常用的记录方法。

8. 列举护理诊断排序的原则。

理解:

1. 应用系统论观点阐述护理程序的结构与功能。

2. 举例说明护理诊断的四种类型及组成部分。

3. 鉴别护理诊断与合作性问题、医疗诊断。

应用:

1. 运用相关标准判断护理诊断、护理目标、护理措施的正误。

2. 运用护理程序相关知识进行临床见习,主动与护理对象沟通,收集资料。

3. 根据护理诊断和护理目标,书写护理计划。

护理程序是护理活动中一个连续的工作过程,是一种科学地确认问题和系统地解决问题的工作方法和思维方法。它从收集资料入手,评估护理对象的健康,提出护理诊断,制订护理计划,实施护理措施,最后进行护理效果评价,最大限度地满足护理对象的需要,解决护理对象的健康问题,提供护理对象身心全面的个体性的整体护理。护理程序的应用,体现了护理工作的科学性、专业性和独立性,展示了护理的服务内涵、职业行为和专业形象,是现代护理理论逐步完善的标志。

 案例

刘某,女,59岁,6个月前因中风导致下肢瘫痪,卧床在家,骶尾部无知觉,需他人协助翻身。因发现骶尾部出现一直径4.5 cm、深度约1 cm的压疮入院。护士做出"皮肤完整性受损"的护理诊断。请列出该护理诊断的诊断依据及相关因素。

第一节　护理程序的概述

护理程序是现代护理学发展到一定理论水平,在吸收多学科理论成果的基础上构建而成的。护理程序体现了护理过程中思考与行动的结合,有助于引导护士在工作中做出有效判断,确认护理对象现存的或潜在的健康问题,制订符合护理对象需求的护理措施,并通过其健康状况的改变情况确定护理措施是否有效。学习护理程序,可以帮助护士合理地安排护理活动,以系统科学的方法满足护理对象的健康需求,提高护理质量。

一、护理程序的概念及发展史

(一)护理程序的概念

护理程序(nursing process)是一种有计划、系统而科学的护理工作方法,目的是确认和解决护理对象对现存或潜在健康问题的反应。

护理程序是一个综合的、动态的且具有决策和反馈功能的过程。综合性是指在护理活动中需要运用多学科的知识处理护理对象的健康问题;动态性是指要根据护理对象健康问题的不断变化提出并随时调整护理措施;决策性是指针对护理对象的健康问题做出护理诊断与护理计划;反馈性是指护理措施实施后所达到的结果又将影响和决定下一步的护理措施的制订,使护理活动质量得以提高和保证。

护理程序是以增进和恢复人类健康为目标所进行的一系列护理活动,不仅适用于护理对象、健康的人,也适用于家庭和社区,是护士提高护理服务质量的根本保证,更是防病、治病、促进人类健康的科学方法。

(二)护理程序的发展史

护理程序的提出受益于美国护理学博士教育的开展。一些接受博士教育的护理学家对护理现象进行系统的理论总结与研讨,并从不同角度提出了护理程序的思想。

1955 年,美国护理学家赫尔(Hall)首先提出"护理程序"的概念,认为护理程序是一种观察、测量、收集资料及分析结果的科学工作方法。继赫尔之后,1959 年约翰逊(Johnson)、1961年奥兰多(Orlando)、1965 年威登贝克(Wiedenbach)等护理理论学家尝试着将护理程序描述为三个步骤,但具体内容各异。约翰逊将护理程序分为评估、决定及行动;奥兰多认为护理程序包括护理对象的行为、护士的反应、护理行动;而威登贝克则将护理程序分为识别、行动及评价,首次将评价纳入护理程序。

1967 年,尤拉和沃尔什(Yura & Walsh)完成了第一部权威性的教科书《护理程序》,将护理程序发展成四个步骤,即评估、计划、实施、评价。1973 年,盖比和拉文(Gebbie & Lavin)在护理程序中加入了护理诊断,从而使护理程序由以往的四个步骤发展成为目前的五个步骤,即评估、诊断、计划、实施、评价。同年,美国护士协会(American Nurses Association,ANA)正式发表声明,规定护理程序包括评估、诊断、计划、实施及评价五个步骤,并将其列入护理实践的标准,使护理程序走向合法化。

20 世纪 80 年代初期,美籍华裔学者李式鸾博士来华讲学,将护理程序引入我国。

（三）护理程序的步骤

护理程序是一个持续循环的过程,由评估护理对象的健康状况、确认护理诊断、制订护理计划、实施护理措施和评价护理效果五个步骤组成(图 8-1),各步骤相互关联,具有交叉运用的特性。

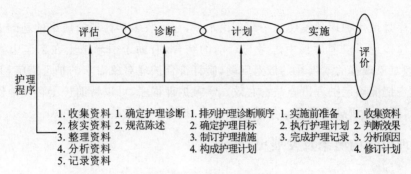

图 8-1 护理程序示意图

（四）护理程序的特征

1. 目标性 护理程序以识别并解决护理对象的健康问题及对健康问题的反应为特定目标,全面计划及组织护理活动,通过收集资料、综合评估护理对象现存的和潜在的健康问题,并根据问题制订护理计划及组织护理活动,从而满足护理对象生理、心理、社会等方面的整体需要,帮助其达到符合自身状况的最佳健康状态。

2. 个体性 护理程序以护理对象为中心,在护理实践中根据护理对象的具体情况和需求设计护理活动。由于护理对象的健康问题不同,要达到的预期目标也不同,护理活动也因人而异。

3. 科学性 护理理论在其形成及发展过程中,运用和借助了许多其他相关学科理论,如系统理论、需要层次理论、压力与适应理论、沟通理论、信息论等学说为理论基础,体现了现代护理学的理论观点。

4. 系统性 护理程序以系统论为理论基础,指导护理工作的各个步骤有组织、有计划地进行,保证了护理活动的整体性、目的性、相关性、层次性及动态性。

5. 动态性 从总体上讲,护理程序是按照评估、诊断、计划、实施和评价这一顺序进行的。但护理程序的运用并非限于某特定时间,而是随着护理对象反应的变化而随时进行的。当护理对象情况发生变化时,需要不断地评估护理对象的健康状况,并随时修改护理计划和采取相应的护理措施,护理程序的五个步骤往往是相互重叠、反复循环进行的。

6. 互动性 护理程序在运用过程中,需要护士与护理对象、其他医务人员及其家属密切合作、共同参与,以全面满足护理对象的需要。

7. 普遍性 护理程序适合在任何场所、为任何护理对象安排护理活动。无论护理对象是个人、家庭、还是社区;无论其工作场所是医院、家庭病房、社区诊所,还是保健康复机构,护士都可以运用护理程序组织工作。这种有目的、有计划的科学的工作方法,为实现整体护理和高质量护理提供了保证。

二、护理程序的理论基础

护理程序是在吸收了多学科理论成果基础上构建而成,这些理论相互联系、相互支持,共同为护理程序提供理论支持,同时又分别在护理程序实践过程中的不同阶段、不同方面发挥特有的作用。

(一)系统论

系统作为一种思想,早在古代就已萌芽,但作为科学概念的使用,却是在现代。20 世纪20 年代,由美籍奥地利生物学家路德维希·冯·贝塔朗菲(Ludwig von Bertalanffy)提出将有机体当作一个整体或系统来考虑的观点,即系统论(systems theory)。1937 年,他又进一步提出和发展了一般系统理论(general systems theory)。20 世纪 60 年代后,系统论得到广泛应用,其理论与方法渗透到有关自然和社会的许多学科领域,日益发挥重大而深远的影响。护理学领域也不例外,系统论已成为护理程序的主要支持理论。

1. 系统的概念 系统是由若干要素相互联系、相互作用,组成具有特定结构及功能的整体。系统广泛存在于自然界、人类社会及人类思维中。

2. 系统的特征 系统各有不同,但都具有以下共同特征。

(1)集合性:每一系统都由两个或两个以上的要素组成,单个元素或简单事物不能称为系统。

(2)整体性:系统中的每一个要素都具有独特的结构和功能,但系统的功能并不是各要素功能的简单相加。理想的系统整体功能大于各要素功能之和,具有孤立要素所不具备的新功能。当系统中的每一部分均能积极扮演各自的角色时,将有助于提高其他部分的效果,增进整体的效果。

(3)相关性:系统各要素之间相互影响,其中任何要素的变化,都会影响其他要素甚至整个系统。例如当一个人循环系统发生病变,就可能影响其神经系统、消化系统的功能。

(4)层次性:系统由要素构成,同时自身又是组成更大系统的要素之一。因此,系统具有不同层次。例如人作为一个系统是由呼吸、循环、消化、神经等多要素构成,同时人又组成了更大的系统,如家庭、社区及社会。

(5)动态性:包括系统内部的动态变化及与环境的相互作用。系统内部需要不断调整以达到最佳的功能状态。同时,系统还要与环境进行物质、能量及信息的交换,以适应环境,维持生存和发展。

3. 系统的分类 不论是自然界还是人类社会,都存在千差万别的各种系统,人们可以从不同角度对它们进行分类。常用的分类方法有以下几种。

(1)按组成系统的要素性质分类:系统可分为自然系统和人造系统。自然系统是指由自然物所组成的、客观存在的系统,如人体系统、生态系统等。人造系统是指为达到某种目的而人为建立起来的系统,如计算机软件系统等。实际上,现实生活中,大多数系统是自然系统与人造系统的结合,也称复合系统,如卫生系统、教育系统等。

(2)按组成系统的内容分类:系统可分为物质系统和概念系统。物质系统是指以物质实体构成的系统,如动物、仪器等。概念系统是指由非物质实体构成的系统,如科学理论系统、计算机系统等。大多数情况下,物质系统与概念系统是相互结合、密不可分的。物质系统是概念系统的基础,概念系统为物质系统提供指导服务。

(3)按系统运动的状态分类:系统可分为动态系统与静态系统。动态系统指系统状态随着时间的变化而变化,如生物系统。静态系统是指系统状态不随时间变化,具有相对稳定性。静态系统是动态系统的一种暂时的极限状态,绝对静止不变的系统是不存在的。

(4)按系统与环境的关系分类:系统可分为闭合系统和开放系统。闭合系统是指不与外界环境进行物质、能量和信息交流的系统。闭合系统是相对的、暂时的,绝对的闭合系统是不存在的。开放系统是指与外界环境不断进行物质、能量和信息交换的系统。开放系统与环境联系是通过输入、转换、输出与反馈来完成的。输入是指物质、能量和信息由环境进入系统的过程,例如人摄入食物、获取新信息等。反之,物质、能量和信息由系统进入环境的过程称为输出,例如人体排泄、发出信息等。系统的输出反过来影响系统的再输入,称为反馈。反馈是开放系统与环境相互作用调控的过程。开放系统正是通过输入、输出和反馈保持与环境的协调、平衡并维持自身稳定。因此,人是一个开放的系统(图 8-2)。护士应视护理对象为一个整体,尝试整合所有部分,认识到护理对象的健康问题是整个系统失调的结果,而非单一的功能障碍。

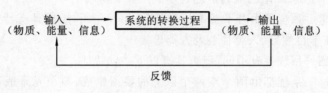

图 8-2　开放系统示意图

4. 系统论与护理程序　护理的对象是人,人是由生理、心理、社会、精神、文化等多要素组成的整体,是一个系统。人的生理、心理、社会等方面相互依存、相互作用。不断与外界环境进行物质、能量及信息的交换,以维持生命和健康状态;人是一个动态的系统,健康机体内可能存在潜在的致病因素,患病机体内也存在有利于康复的因素,人的健康状态总是相对的,并保持动态变化。

护理程序以满足护理对象身心需要、恢复或促进健康为目标,要求把护理对象看作一个具有多要素的整体来分析和认识,注意各要素的相互作用和关系,重视整体与环境的关系。护理程序作为一个开放系统,与周围环境相互作用。护理程序中输入的信息是经过护士评估后的护理对象的基本健康状况、护士的知识与技能水平、医疗设施等,经过正确评估和科学决策,制订最优护理计划并实施计划;输出的信息是实施护理计划后护理对象达到的身心状况和健康水平,评价预期健康目标实现的程度,并进行信息反馈。若护士能够全面、准确地收集护理对象健康资料,做出符合实际情况的护理诊断,制订周密细致的护理计划,并深入落实各项护理措施,达到预期目标,护理程序终止;反之,若由于资料收集不全或不确实,诊断不准确,计划不周详,或护理措施有偏差,导致目标未达到,则需要重新收集资料,修改护理计划及实施过程,直至达到预期健康目标(图 8-3)。

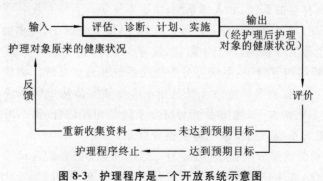

图 8-3　护理程序是一个开放系统示意图

（二）控制论

控制论（cybernetics）于 1948 年由美国数学家维纳（N. Wiener）首先提出，是研究动物和机器中控制及通信的规律，即各种开放系统的控制规律的科学。控制论可应用于任何系统，主要研究系统行为的操纵控制和反馈调节，即研究系统在何种条件下处于稳定状态，采取何种措施可使系统稳定，以及如何使系统从一种稳定状态向另一种所期望的稳定状态过渡。

黑箱是控制论中的一个重要概念，是指既不能打开箱盖，也无法从外部观察内部状态的系统。所谓黑箱方法是指不打开黑箱，也不考虑系统内部结构，只通过对系统外部的考察，分析系统的输入、输出及其动态过程，通过研究对象的功能及行为推断系统的内部结构和机制。将这种方法引入到护理程序中，护理对象相当于不打开的"黑箱"系统，通过观察其外部功能、行为是否达到预期目标，进行信息反馈，控制调节系统的再输入，直到系统输出的功能及行为达到预期目标。

（三）其他

在运用护理程序过程中，还需要引用其他理论，如需要理论、成长与发展理论、压力与适应理论、信息论以及解决问题论等。这些理论在护理程序的不同阶段、不同方面发挥着独特的指导作用。需要理论可用于收集或整理护理对象的资料，为确定护理对象身心需要提供理论依据，按照需要层次的划分、排列护理诊断的顺序，确定护理的重点。成长与发展理论帮助护士观察评估不同年龄阶段护理对象的身心变化及健康问题。压力与适应理论帮助护士观察和预测护理对象的生理和心理反应，判断护理对象的适应水平和能力，并依此制订护理计划，采取护理措施减轻压力源的作用，提高护理对象的适应能力。信息论研究信息的获取、传输、储存、处理和交换，可赋予护士与护理对象交流的技巧与知识，从而确保护理程序的最佳运行。解决问题论揭示了问题解决过程的规律及相应策略，可帮助护士有效进行护理干预。护理程序是解决问题论在护理学专业中的具体实践。

第二节　护理评估

护理评估是护理程序的第一步，是指系统而有计划地收集护理对象生理、心理、社会、精神和文化等方面的资料，加以整理与分析，以判断护理对象的健康问题，继而确定预期目标与护理措施，为护理活动提供可靠依据。护理评估是护理程序的基础，贯穿于护理程序始终。

一、护理评估的概念

护理评估（nursing assessment）是指有系统、有组织地收集资料，并对资料加以整理与分析的过程。目的是明确护理对象所要解决的健康问题。评估是一个动态、循环的过程，贯穿于护理程序各个步骤，既是确立护理诊断和实施有效护理措施的基础，也是评价护理效果的参考。如果评估不准确，将导致护理诊断、计划的错误以及预期目标的失败。

二、护理评估的步骤及内容

护理评估分为收集、核实、整理、分析和记录资料五个步骤。

（一）收集资料

收集资料是指护士系统、连续地收集护理对象健康状态信息的过程，可根据医院设计的入院护理评估单进行。资料应包括护理对象生理、心理、社会等方面的整体资料,对所收集到的各种资料应进行详细、客观地记录。

1. 资料的内容 在进行护理评估时,护士不但要了解护理对象的身体状况,还要关心其心理、社会、文化、经济等情况,才能做出全面评估。内容主要包括一般资料、生活状况及自理程度、健康检查及心理社会状况等。

(1)一般资料包括:①护理对象的姓名、性别、年龄、职业、民族、婚姻状况、文化程度、宗教信仰、家庭住址、联系方式等。②现在健康状况:包括本次住院情况、主诉、现病史、入院方式、医疗诊断及目前用药情况。③既往健康状况:包括既往病史、婚育史、住院史、手术史、过敏史、传染病史、用药史、有无特殊嗜好等。④对健康的预期:对治疗方案、家庭照顾方案、治疗结果等的预期。了解护理对象对健康的预期对提高护理服务满意度非常重要。

(2)生活状况及处理程度包括:①饮食形态:护理对象饮食的种类、营养搭配及摄入情况、食欲、咀嚼及吞咽情况。②睡眠休息型态:护理对象在睡眠、休息后的体力恢复情况以及是否需要辅助睡眠。③排泄形态:护理对象排便、排尿情况以及有无排便异常。④健康感知与健康管理型态:护理对象保持健康的能力以及寻求健康的行为、生活方式、保健知识及遵守医嘱的情况。⑤活动与运动型态:护理对象生活自理能力、活动能力、活动耐力的情况以及躯体有无活动障碍。

(3)健康检查包括:生命体征、身高、体重、各系统的生理功能及认知感受形态。①神经系统:意识状态、定向力和语言能力。②皮肤黏膜:皮肤的颜色、温度、干燥程度、弹性、完整性、伤口外观、眼睛和口腔黏膜。③呼吸系统:呼吸的节律、频率、有无呼吸困难及咳嗽、咳痰情况、呼吸方式及呼吸音是否正常等。④循环系统:心率、心律、心音、有无杂音、组织有无水肿、脱水以及足背动脉搏动情况等。⑤消化系统:有无消化道症状如恶心、呕吐、腹痛、腹胀等反应,腹部有无肌紧张、压痛、反跳痛,有无引流管、造瘘口及引流液的颜色、性质及量等。⑥性生殖系统:月经周期及月经量是否正常,外阴、阴道及乳房有无异常,性生理及心理情况等。⑦肌肉骨髓系统:骨骼发育情况、活动能力、活动耐力、步态等。⑧认知感受型态:护理对象的感受性,如有无疼痛、眩晕、麻木、瘙痒等;感觉,如知觉、听觉、嗅觉、味觉、触觉有无异常;认知过程,如思维活动、记忆能力等有无障碍。

护士在收集资料时应详细询问相关资料,如发病时间、症状持续时间和强度、发生部位等信息。例如一位护理对象描述其感到疲乏,护士应询问护理对象活动中或运动后疲乏是否加剧,是在某一特定时间出现还是持续存在,有无其他加剧或减轻疲乏的行为或因素等。

(4)心理社会方面的资料包括:①自我感知与自我概念形态:护理对象有无焦虑、恐惧、愤怒等情绪反应;有无负罪感、无用感、无能为力、孤独无助感、自我否定等心理感受。②角色与关系形态:体现了护理对象的支持系统,如就业状态、角色问题(配偶、子女、家庭成员)和社交状况。③应对与压力耐受形态:护理对象近期有无重大生活事件,应对能力,应对方式,应对效果及支持系统等。④价值信念形态:护理对象的人生观、价值观以及宗教信仰等。

2. 收集资料的方法
(1)观察:护士运用感官(眼、耳、鼻、手等)或借助一些辅助器具如血压计、听诊器、体温计等获取资料的方法。
①视觉观察:通过视觉观察病情、了解护理对象一般情况的一种检查方法,如观察护理对象的外貌、步态、精神及意识状态、皮肤黏膜和呼吸、引流液的颜色、排泄物的性质等。
②触觉观察:通过手的感觉来判断护理对象某些器官或组织的物理特征的一种检查方

法,如脉搏的节律和速率、皮肤的温度和湿度、肿块的位置及表面性质等。

③听觉观察:通过听觉辨别护理对象的各种声音,如护理对象的语调、呼吸的声音、咳嗽声音等。还可借助听诊器听心音、呼吸音及肠鸣音等。

④嗅觉观察:通过嗅觉辨别发自护理对象体表、呼吸道、胃肠道或呕吐物、排泄物等的异常气味,以判断疾病的性质和变化。

(2)护理体检:护士运用视、触、叩、听、嗅等方法,对护理对象生命体征及身体各系统进行的检查。

(3)交谈:护士与护理对象及其家属之间的交谈是一种有目的的活动,可使护士获得有关护理对象病情和心理反应的资料,也可使护理对象及其家属获得有关病情、检查、治疗和康复的信息,以及获得心理支持,同时也有利于建立良好的护患关系。

① 交谈方式:通过交谈了解护理对象的健康状况,是获取主观资料的途径。交谈有正式交谈和非正式交谈两种。正式交谈是事先通知护理对象有计划的交谈,如护理对象入院评估时的收集资料;非正式的交谈是指护士在日常工作中与护理对象随意而自然的交谈。护士应重视非正式交谈的内容,因为从中可以获得护理对象真实的想法和感受。在交谈中应注意运用沟通技巧,并建立相互信任的关系。

② 提问方式:提问的方式有开放式与封闭式两种。开放式提问能引导护理对象无约束、不受限制地说出自己的想法与感受,有助于护士获取护理对象病情和心理方面等丰富的资料,有利于建立融洽的护患关系,如"今天感觉怎么样?""昨晚睡得如何?"等。封闭式提问用于说明具体问题或澄清某些事实,简明扼要,占用时间少,资料获取率高,但不便于护理对象表达心理变化和情感信息,交谈气氛冷淡,不利于护患的沟通与交流,如"你用过青霉素吗?""现在还头痛吗?"等。

护士应根据护理对象的状态、配合程度、时间和场合的不同而选择不同的提问方式,也可遵循开放式与封闭式两种提问方式两者交替运用的原则,如"您感觉哪里不舒服?""多长时间了?"等,这种提问方式,既可使护理对象畅所欲言,又可掌握时间节奏,确保谈话的预期效果。

③ 注意事项:选择安静、舒适、不受干扰、有利于谈话的环境,让护理对象在轻松的情绪下,陈述自己内心的感受;说明交谈的目的及需要的时间,使护理对象有充分的心理准备;引导护理对象抓住交谈的主题,但不要随意打断对方;避免使用护理对象难以理解的医学术语,问话要符合对方的身份和文化程度;避免暗示性和刺激性的提问,如"服药后你感觉好多了吧?""你怎么还躺在床上?"等,注意倾听,交谈时与护理对象保持目光接触,适当使用非语言沟通技巧,如点头、会意的微笑等;尊重护理对象的隐私,其不愿表述的内容不得追问或套问;护理对象在极度痛苦或不舒适时,不宜交谈。

(4)查阅资料:查阅包括护理对象的病历、各种护理记录以及有关文献等。

除以上收集资料的方法外,也可以用心理测量及评定量表对护理对象进行心理社会评估。

3. 资料的分类

(1)按照资料的来源划分:可分为主观资料和客观资料。

① 主观资料:指护理对象对自己健康状况的认知和体验,包括其知觉、情感、价值、信念、态度、对个人健康状态和生活状态的感知,例如护理对象描述"头晕"、"胸闷"、"我感觉越来越疼"、"我真有些害怕"等。一般来说,主观资料无法被具体观察或测量。主观资料的来源可以是护理对象本人,也可以是其家属、重要影响人或其他医务人员。

② 客观资料:指检查者通过观察、会谈、体格检查和实验室检查等方法获得的有关护理对象健康状况的资料,如口唇发绀、外阴黏膜充血、血压升高、体重下降等资料。检查者需具有敏锐的观察能力及丰富的临床经验以全面而准确地获取客观资料。

当护士收集到主观资料和客观资料后,应将两者加以比较和分析,以证实资料的准确性。如护理对象自述未饮酒,但护士可闻到其呼吸中有酒精味道;护理对象自述不痛,但护士可观察到护理对象眉头皱起、拳头紧握,测量脉搏加快。当这种主观资料与客观资料不一致时,护士应进一步核实资料,得出准确判断。

(2)按照资料的时间划分:可分为既往资料和现在资料。

① 既往资料:指与护理对象过去健康状况有关的资料,包括既往病史、治疗史、过敏史等。如过去手术经验、吸烟史、常用避孕方法、血糖状况等。

② 现在资料:指与护理对象现在健康状况有关的资料,如现在的血压、脉搏、睡眠、饮食、排便状况等。

护士在收集资料时,需要将既往资料和现在资料结合起来比较分析。例如一名 32 岁的护理对象,现测量脉搏为 88 次/分,看起来属于正常范围,但该护理对象过去 10 年脉搏都在 50 次/分左右,那么现在的脉搏状况提示护士需要加以特别注意。

4. 资料的来源

(1)护理对象:护理对象是资料的最佳来源。护理对象所提供的资料是其他途径无法得到的。只要护理对象意识清楚、精神稳定、非婴幼儿,就应通过会谈、观察、身体评估等方法来获取资料,包括护理对象的主诉、肢体语言、面部表情、个人健康需求、生活形态、既往病史和现病史、日常生活的改变等资料。病情处于急性期的护理对象虽然意识清楚,但往往不能提供很准确的信息,需要护士结合其他资料进一步核实。

(2)家属及重要影响人:对意识不清、精神状态不稳定、语言障碍的护理对象及婴幼儿,其家属或重要影响人是获取资料的重要来源。当护理对象病情危重或急诊情况下,家属或重要影响人可能成为资料的主要来源。有时即使护理对象本身能提供资料,但当资料必须澄清时,家属或重要影响人都是很好的资料来源。重要影响人包括主要的照护者及对护理对象的健康有重大影响力者,如父母、配偶、兄弟姐妹、其他亲戚、朋友、同事等。家属和重要影响人除了提供额外的补充资料,也可以从他们提供的资料中,验证护理对象本身提供的资料是否正确,如护理对象是否按时服药、睡眠、饮食如何等资料。有时家庭关系紧张的护理对象并不希望护士询问家庭成员,护士应尊重护理对象的意见。

(3)其他医务人员:主要是指共同或曾经参与照护护理对象的医疗成员,包括其他护士、医师、营养师、康复师、药剂师等,都可提供重要资料。例如对于住院的护理对象,会有不同级别的医师去诊疗,不同护士照顾他,有护士长、营养师与其接触沟通。因此,其他医务人员也是很好的资料来源。

(4)病历和记录:病历有护理对象既往病史和现在健康情况,如症状、病程及治疗等,同时也有许多辅助检查的客观资料,如 X 线、实验室检查报告等。社区记录包括社区的卫生记录和儿童的预防接种记录等。病历和记录上已有的资料不需要重复询问护理对象,只有存在疑问时,才需要澄清。

(5)医疗护理文献:护理学及其他相关学科的文献可为护理对象的病情判断、治疗和护理等提供理论依据。

（二）核实资料

1. 核实主观资料 主观资料常来源于护理对象的主观感受,不可避免地会出现一定偏差,如护理对象自觉发热,而测试体温却在正常范围。核实主观资料不是对护理对象不信任,而是运用客观方法进一步验证主观资料。

2. 澄清含糊资料 如果在资料收集整理过程中,发现有些资料内容不够完整或不够确切,应进一步进行取证和补充,以保证资料的完整性及准确性。例如一位术前的护理对象对护士说:"我很担心手术,我的一个朋友做过这样的手术,很长时间都没有完全恢复。"护士此时可推测护理对象心理焦虑,但还须进一步验证,问道:"您是不是很担心手术? 不确定手术后会怎样?"护理对象回答:"是啊,我从没做过任何手术,不知术后会怎样,也没有人告诉我。"此时护士可推测护理对象缺乏手术相关知识,应该继续询问护理对象对手术的认知情况及信息来源,如"是否有人告诉过您手术后的情况?""您知道术后需要注意哪些事项吗?"等问题。

（三）整理资料

整理资料是护理评估的重要组成部分,是将收集的资料进行归纳、分类,以暴露护理对象的护理需求,确定护理问题。资料的分类可按马斯洛(Maslow)的需要层次论、戈登(Gordon)的11种功能性健康形态,或NANDA的人类反应形态分类法Ⅱ进行诊断分类。

1. 按马斯洛需要层次论进行整理分类

（1）生理的需要:如体温升高、心动过速、腹痛、稀便等。

（2）安全的需要:如对医院环境感到陌生,夜间睡眠需开灯,术前精神紧张,走路易摔倒等。

（3）爱与归属的需要:如护理对象害怕孤独,希望有亲友来探望等。

（4）尊重的需要:因疾病导致自卑,如护理对象说"我现在什么事都干不了"等。

（5）自我实现的需要:如担心住院会影响工作、学习,无法实现自己的理想等。

2. 按戈登的11种功能性健康形态整理分类

（1）健康感知-健康管理型态:指护理对象对自己健康状态的感知,以及维持健康的方法,如疾病起因、既往入院情况、本次入院期望等。

（2）营养-代谢型态:与代谢需要有关的食物、液体消耗的状况,以及局部营养供给情况。如营养、液体的摄入、组织完整性及生长发育等的需求。

（3）排泄型态:包括排便、排尿以及皮肤的排泄状况。

（4）活动-运动型态:指护理对象运动、活动、休闲与娱乐状况,如日常活动情况,有无移动障碍或疲劳等。

（5）睡眠-休息型态:指护理对象睡眠、休息以及精神放松的状况。

（6）认知-感受型态:指护理对象的认知能力及感官功能,如有无听觉、视觉、触觉障碍,有无疼痛、眩晕等。

（7）角色-关系型态:指护理对象从事的角色任务及人际关系的互动情况,如支持系统、婚姻状况、有无父母或亲属等。

（8）自我认识-自我概念型态:指护理对象对于自我价值与情绪状态的信念与评价,如对自我的描述,疾病对自我概念的影响等。

（9）性-生殖型态:指护理对象的性态度及生殖器官功能,如生育史、性欲、月经等。

（10）应对-压力耐受型态:指护理对象的压力程度、应对与调节压力的状况,如主要生活变化、解决问题的能力等。

（11）价值-信念型态：指护理对象的进行选择及决策的价值观，如宗教信仰等。

3. 按 NANDA 的人类反应形态分类法 Ⅱ 进行诊断分类

（1）健康促进：完好状态或功能正常的意识以及继续控制或增强完好状态或功能正常的对策。

（2）营养：摄入、吸收和应用营养素的活动以满足生理需要和健康的能力。

（3）排泄：分泌和排泄体内废物的能力。

（4）活动/休息：能量的产生、转化、消耗和平衡。

（5）感知/认知：对信息的感觉、整合和反应的能力。

（6）自我感知：对自我认识的感觉、整合和反应的能力。

（7）角色关系：建立或维持人际关系的方式和能力。

（8）性/生殖：性别的认同、性功能和生殖。

（9）应对/应激耐受性：处理生活事件、环境变化的能力。

（10）生命准则：针对生活事件的个人观点、行为方式及所遵循的原则。

（11）安全/防御：避免危险、机体损伤或免疫系统的损伤，保障安全。

（12）舒适：感觉精神、身体和社会的完好状态或放松状态。

（13）成长/发展：机体和器官的生长与年龄相适应。

（四）分析资料

1. 检查有无遗漏 将资料进行整理分类后，应仔细检查有无遗漏，及时补充，以保证资料的完整性和准确性。

2. 找出异常 收集资料的目的在于发现护理对象的健康问题。因此护士应掌握常用指标的正常值，将所收集到的资料与正常值进行比较，并在此基础上进行综合分析，以发现异常情况。

3. 找出相关因素和评估危险因素 对于异常资料，应找出其相关影响因素。有些资料虽然目前还在正常范围，但是由于存在危险因素，若不及时采取预防措施，以后很可能会出现异常，损害护理对象的健康。因此，护士应及时收集资料评估这些危险因素。

护理评估通过收集护理对象的健康资料，对资料进行组织、核实和分析，确认护理对象对现存的或潜在的健康问题或生命过程的反应，为做出护理诊断和进一步制订护理计划奠定了基础。

（五）记录资料

记录资料是护理评估的最后一步，目前无统一格式，一般可根据收集资料时的分类方法，自行设计表格记录。记录时应遵循全面、客观、准确、及时的原则，并符合医疗护理文件书写要求。在记录过程中应注意以下几个问题：

（1）记录应做到及时、客观、真实、准确、完整，避免错别字。

（2）主观资料尽量用护理对象的原话，并加上引号，如"我感到恶心，不想吃饭"。

（3）客观资料要求使用医学术语，描述应具体、确切，避免护士的主观判断和结论。

（4）记录时避免使用"好、坏、佳、尚可、正常、增加、严重"等无法衡量的词语。如"护理对象睡眠严重不足"，可根据护理对象情况记录为"护理对象每天睡眠时间为 4 h，白天感觉疲乏"。

第三节　护　理　诊　断

护理诊断是护理程序的第二步,是在评估的基础上对所收集的健康资料进行分析,从而判断护理对象现存的或潜在的健康问题及引起健康问题的原因。它是科学地确认问题和解决问题的具体体现,是护士创造性思维的展示。

一、护理诊断的概念及命名意义

(一)护理诊断的概念

目前使用的护理诊断的定义来自北美护理诊断协会(North American Nursing Diagnosis Association,NANDA)1990 年提出并通过的定义:护理诊断(nursing diagnosis)是关于个人、家庭、社区对现存或潜在的健康问题及生命过程反应的一种临床判断,是护士为达到预期的结果选择护理措施的基础,这些预期结果应能通过护理职能达到。

从护理诊断定义可以看出,所描述的人类健康问题必须在护理工作范围之内。护士可通过对护理对象的评估,判定其健康问题,通过护理职能解决或缓解问题。因此,护理诊断是护理人员执行其独立性功能的表现,但并不能涵盖所有护理活动,例如遵医嘱给护理对象应用药物。

(二)护理诊断的命名意义

在护理工作中,使用统一命名的护理诊断具有以下意义。

1. 促进护理学科的发展　护理学是一门独立的学科,具有自身独特的理论基础。护理诊断发展了专业术语,强调了护理的整体性,为护理学科向科学性的方向发展奠定了基础。

2. 有利于临床护理质量的提高　护理诊断为护士有针对性地制订护理计划提供了依据,便于护士有目的、有计划地为护理对象提供高质量的护理,体现了以人的健康为中心的护理理念。同时诊断名词的统一,也有利于总结和交流护理经验,进一步提高临床护理质量。

3. 引导护理教育和研究向专业化方向发展　护理诊断能提高护理教育和护理研究的条理化程度,同时将教学和研究的重点指向护理对象的护理问题,而不是医疗问题。

4. 促进护理信息管理现代化　护理诊断的统一命名,便于护理信息的储存和提取,也使应用计算机进行护理资料管理成为现实。

二、护理诊断的发展

护理诊断的概念于 1950 年由美国的麦克迈纳斯(Mchmanus)首先提出。1953 年弗吉尼亚・弗莱(Virginia Fry)认识到护理计划中应包括护理诊断这一步骤,并强调护士应充分发挥其独立性功能。当时,护理界的许多同仁及其他健康科学工作者对"护理诊断"一词持有异议。直到 1973 年,美国护士会出版的《护理实践标准》一书才将护理诊断纳入了护理程序,确立了 34 项护理诊断,并授权在护理实践中使用。同年在美国密苏里州的圣路易斯市召开的美国全国护理诊断会议上,提出了护理诊断的基本框架,并建立了"全国护理诊断分类小组",旨在对现行的已应用于临床的一系列护理诊断方法给予推广、考察和确认。之后,该组织每两年召开一次会议,不断地对现有的护理诊断进行补充和修改。1982 年 4 月召开的第五次会议因有加拿大代表参加而改名为北美护理诊断协会(North American Nursing Diagnosis Association,NANDA),在1988年第8次会议上修订成97项护理诊断,1994年第11次会议上修订成128项护理诊断,1998年第13次会议上修订成148项护理诊断,至2000年NANDA第14次会议上修订、增补,审定通过了155项护理诊断,护理诊断逐渐由不成熟阶段发展到成熟阶段,此次会议讨论通过了新的分类系统——分类法Ⅱ(详见附录3护理诊断一览表)是护理诊断发展史上的一个重要里程碑。

我国1995年9月由卫生部护理中心主办,在黄山召开全国第一次护理诊断研讨会,建议在我国医院中使用被NANDA认可的护理诊断名称。

三、护理诊断的分类与组成

针对健康问题的性质可将护理诊断分为现存的、潜在的、健康的、综合的护理诊断四种类型。护士需明确不同类型的护理诊断,才能结合护理对象实际情况,制订出满足个体需要的护理计划。

(一)护理诊断的分类

1. 现存的护理诊断 现存的护理诊断(actual nursing diagnosis)是对护理对象进行评估时所发现的当前正存在的健康问题或反应的描述。书写时,通常将"现存的"省略,如"体温过高"和"睡眠型态紊乱"即为现存的护理诊断。

2. 潜在的护理诊断 潜在的护理诊断(risk nursing diagnosis)是对易感的护理对象的健康状况或生命过程可能出现反应的描述,有学者翻译为危险的护理诊断。护理对象目前虽尚未发生问题,但因危险因素存在,若不进行预防处理就可能会发生问题。潜在的护理诊断要求护士有预见性,能够识别当前危险因素,预测可能出现的问题。如术后护理对象存在"有感染的危险",昏迷躁动的护理对象存在"有受伤的危险"。

3. 健康的护理诊断 健康的护理诊断(wellness nursing diagnosis)是对个体、家庭或社区护理对象具有的达到更高健康水平潜能的描述。健康是生理、心理、社会、精神、文化各方面的完好状态,护理工作者的任务之一是帮助健康人促进健康。如一位母亲的护理诊断为"母乳喂养有效",护士应帮助这位母亲坚持母乳喂养的良好行为。

4. 综合的护理诊断 综合的护理诊断(syndrome nursing diagnosis)是指一组由某种特定的情境或事件所引起的现存的或潜在的护理诊断。如"强暴创伤综合征"是指受伤害者遭受违背意愿的、强迫的、粗暴的性侵犯后所表现的持续适应不良反应,包括情感反应、多种躯体症状,生活方式发生紊乱的急性期和生活方式重整的长期过程等。

(二)护理诊断的组成

护理诊断有四个组成部分:名称、定义、诊断依据和相关因素。

1. 名称 名称(label)是对护理对象健康状况的概括性描述。常用改变、受损、缺陷、无效或有效等特定描述语,但不能说明变化的程度。每一项NANDA公认的护理诊断都有其特定名称。根据健康状态分为三类。

(1)现存的:是对个人、家庭或社区护理对象目前已存在的健康问题或生命过程中出现问题的反应的描述。如"焦虑"、"气体交换受损"、"清理呼吸道无效"等。

(2)潜在的:是对易感的人、家庭或社区护理对象可能出现的健康问题或生命过程中出现问题的反应的描述。其特点是有危险因素的存在,若不采取护理措施,就极有可能发生的问题,用"有……的危险"进行描述。如长期卧床的患者,存在"有皮肤完整性受损的危险";白血病患者化疗后白细胞下降,则存在"有感染的危险"。

（3）健康的:是对个人、家庭或社区护理对象具有的达到更高健康水平潜能的描述。鼓励、帮助健康的人更健康。如"母乳喂养有效"、"执行治疗方案有效"等。

2.定义　定义(definition)是对名称的一种清晰的、准确的表达,并以此与其他护理诊断相鉴别。NANDA 在经过临床实践确认后,对每个护理诊断做出明确的定义。每一个护理诊断都具有其特征性定义。例如"组织完整性受损"的定义为"角膜、皮肤或黏膜组织破损或机体结构受到侵害(切口、皮肤溃疡、角膜溃疡或口腔破损)"。

有些护理诊断的名称虽然十分相似,但仍可通过定义中彼此的差异而区分开。例如"功能性尿失禁"的定义是"个体处于由于无能力或难以及时到达卫生间而尿失禁的一种状态","反射性尿失禁"的定义是"个体在没有要排泄或膀胱满胀的感觉下可以预见的不自觉地排尿的一种状态"。虽然两者都是尿失禁,但前者的原因可能是躯体移动障碍或环境因素,后者原因可能是由于脊髓损伤、肿瘤或感染引起的反射弧水平以上神经冲动传输障碍导致无法抑制的膀胱收缩。因此,确定护理诊断时必须认真鉴别。

3.诊断依据　诊断依据(defining characteristics)是指做出护理诊断的临床判断依据,常常是护理对象所具有的一组症状和体征,以及有关病史,也可以是危险因素。对于潜在的护理诊断,其诊断依据则是原因本身(危险因素)。明确诊断依据是正确做出护理诊断的前提。诊断依据分为主要依据和次要依据。

（1）主要依据是指形成某一特定诊断所应具有的一组症状和体征及有关病史,是诊断成立的必要。

（2）次要依据是指在形成诊断时,多数情况下会出现的症状、体征及病史,对诊断的形成起支持作用,是诊断成立的辅助条件。

例如"体液不足"的主要依据是"经口摄入液体量不足;摄入与排出呈负平衡;体重减轻;皮肤或黏膜干燥"。次要依据是"血清钠升高;尿量减少或过量排尿;尿浓缩或尿频;口渴、恶心或食欲缺乏"。

4.相关因素　相关因素(related factors)是指引发护理对象健康问题的原因或情境。护士要制订出有针对性的预期目标和护理计划,必须明确护理诊断的相关因素。常见的相关因素包括以下几个方面。

（1）病理生理方面:指与病理生理改变有关的因素。例如"体液过多"的相关因素可能是右心衰竭。

（2）心理方面:指与护理对象的心理状况有关的因素。例如"活动无耐力"可能由疾病后护理对象处于较严重的抑郁状态引起。

（3）治疗方面:指与治疗措施有关的因素(用药、手术创伤等)。例如"语言沟通障碍"的相关因素可能是使用呼吸机时行气管插管所致,"便秘"可能是药物的副作用引起。

（4）情境方面:指环境、情境等方面的因素(陌生环境、压力刺激等)。例如"睡眠型态紊乱"可能与住院后环境改变有关;"角色紊乱"的原因可能是由于护理对象承担过多角色,一时出现角色冲突所致。

（5）年龄方面:指在生长发育或成熟过程中与年龄有关的因素,如婴儿、青少年、中年、老年各有不同的生理、心理、社会、情感等方面特征。

护理诊断组成举例:

【名称】疲乏

【定义】在正常状态下,个体经历到无法承受的耗竭感,且体能和心智活动能力也降低。

【诊断依据】

注意力无法集中;性欲减低;行为表现退步;对周围事物没有兴趣;嗜睡;因无法承担责任而内疚;无法维持一般肢体活动;即使在睡眠之后也无法恢复精力;身体不适的抱怨增加;休息频率增加;自我反省;缺乏精力、无精打采;个人觉得需要额外精力才能完成日常活动;主诉有持续的精力缺乏。

【相关因素】

①病理生理因素:失眠、疾病状态、体力消耗增加、营养不良、睡眠剥夺。

②心理因素:焦虑、无聊生活方式、抑郁、压力。

③治疗因素:放疗、化疗、药物副作用、手术损伤组织及麻醉。

④情境因素:温度、湿度、灯光、噪音等环境因素,负性生活事件。

⑤年龄因素:儿童营养不良、妊娠期生理改变、产后照顾新生儿导致睡眠型态改变。

四、护理诊断的陈述结构与方式

护理诊断的陈述包括三个结构要素:①健康问题(problem,P),是指护理对象现存的和潜在的健康问题。②原因(etiology,E),是指引起护理对象健康问题的直接因素、促发因素或危险因素。疾病的原因往往是比较明确的,而健康问题的原因往往因人而异,如失眠,其原因可能有焦虑、饥饿、环境改变、体位不舒适等,而且不同的疾病可能有相同的健康问题。③症状或体征(symptoms or signs,S),是指与健康问题有关的症状或体征。

护理诊断的陈述方式主要有以下 3 种:

1. 三部分陈述 三部分陈述即 PES 公式,多用于现存的护理诊断,例如:

营养失调(P):肥胖(S),与进食过多有关(E)。

低效性呼吸型态(P):呼吸困难(S),与脊髓损伤导致通气量减少有关(E)。

2. 两部分陈述 两部分陈述即 PE 公式,只有护理诊断名称和相关因素,而没有临床表现,例如:

皮肤完整性受损(P):与长期卧床导致局部组织受压有关(E)。

便秘(P):与生活方式改变有关(E)。

3. 一部分陈述 只有 P,多用于健康的护理诊断,例如:执行治疗方案有效(P)。

以上三种陈述方式中,两部分陈述即 PE 公式最为常用。

五、合作性问题、护理诊断与医疗诊断的关系

(一)合作性问题——潜在并发症

在临床护理实践中,护士经常遇到一些护理问题没有包含在 NANDA 制定的护理诊断中,而这些问题也确实需要护士提供干预,与其他医务人员共同合作解决。1983 年 Lynda Juall Carpenito 提出了合作性问题(collaborative problem)的概念。认为护士需要解决的问题可分为两类:一类是护士直接采取措施可以解决的,属于护理诊断;另一类需要护士与其他健康保健人员,尤其是医生共同合作才能解决的,属于合作性问题(详见附录 4 常见医护合作处理的问题)。在合作性问题的处理过程中,护理的重点是监测问题的发生和发展,同时需要应用医嘱和护理措施共同预防或减少并发症的发生。

合作性问题有固定的陈述方式,即"潜在并发症:××××"。如"潜在并发症:心律失常"。并不是所有的潜在问题都是合作性问题。若并发症可通过护理措施预防和处理,属于潜在的护理诊断。如小儿腹泻存在"有皮肤完整性受损的危险:与排泄次数增多及排泄物刺激有关",护士可以通过做好臀部的皮肤护理,避免局部皮肤破损。若并发症不能由护士预防和独立处理,处理决定来自于医护双方,护理措施的重点是监测,则属于合作性问题。如手术后的护理对象可能有出血的问题,主要与术中血管结扎及缝合不良有关,护理措施无法预防其发生,需要采取措施,加强监护,因此可提出"潜在并发症:出血"。护士的主要作用是严密观察护理对象的血压、脉搏、面色、切口敷料、腹腔引流液等方面的情况,一旦发现出血征兆,要及时与医生共同合作解决问题。

(二)护理诊断与医疗诊断的区别

诊断是指经过仔细精密的研究,发现事物本质的过程。"诊断"一词不属于医疗的专有名词,但由于临床上医疗诊断的使用的历史较长,使用护理诊断时容易与医疗诊断混淆,二者主要区别见表 8-1。

表 8-1　护理诊断与医疗诊断的区别

项　　目	护 理 诊 断	医 疗 诊 断
诊断核心	护理对象对健康问题/生命过程问题的反应	对个体病理生理变化的临床判断
问题状态	现存或潜在的	多是现存的
决策者	护理人员	医疗人员
职责范围	护理职责范围	医疗职责范围
适用范围	个体、家庭、社区	个体
数量	可同时有多个	通常只有一个
稳定性	随健康状况变化而变化	一旦确诊不会改变
陈述方式	PES 公式	特定的疾病名称或专有名词

医疗诊断是医生基于护理对象出现的病理变化所确立的疾病名称,它描述的是一个具体疾病或病理状态,用来作为医疗团队治疗疾病的依据,仅用于个体。护理诊断是护士对护理对象因病理状态所引起的生理、心理和社会反应的描述,包括现存的或潜在的健康问题,由护士提出并在护士的职责范围内解决,可用于个人、家庭和社区。对某护理对象来说,一般医疗诊断只有一个,并在病程中相对稳定保持不变,而护理诊断可有多个,且可发生动态性的改变。

六、护理诊断书写的注意事项

(1)使用 NANDA 认可的护理诊断名称,书写准确、规范,利于护理人员之间的交流与探讨,规范教学。

(2)护理诊断应贯彻整体护理的观点,应包括生理、心理、社会、精神及文化各方面。一个护理诊断针对一个健康问题,一个护理对象可有多个护理诊断,并随病情发展而变化。

(3)避免用症状或体征代替护理诊断。如某护理对象大便次数增多,呈黄色稀水样便,伴明显口渴、尿量减少。其护理问题应是"体液不足:与腹泻造成体液丢失有关",而不是把资料当中的"腹泻"、"少尿"等表现当做护理诊断。

（4）护理诊断相关因素的描述要准确,因同一护理诊断的相关因素不同护理措施即不同。

（5）护理诊断"知识缺乏"的陈述方式较特殊,其陈述方式为"知识缺乏:缺乏××的知识"。如"知识缺乏:缺乏妊娠保健的知识"。

（6）避免使用可能引起法律纠纷的语句,如将一个长期卧床护理对象的护理诊断书写为"皮肤完整性受损:与护士未及时给护理对象翻身有关"、"有受伤的危险:与病房照明不足有关",可能会引起法律纠纷,对护理人员造成伤害。

（7）避免价值判断,如"卫生不良:与懒惰有关"、"社交障碍:与缺乏道德有关"之类的文字。

第四节　护　理　计　划

护理计划(nursing planning)是护理程序的第三步,是以护理诊断为依据,系统地拟定护理措施的过程。其目的是要确定护理对象的护理问题,明确预期目标,提供护理评价标准,设计护理措施的实施方案。通过护理计划,可以指导护理活动有组织、有目标、有系统地进行,以满足服务对象的具体需求。

一、护理计划的目的与意义

1. 指导护理活动　护理计划可指导护士有计划、有系统、有目标、有组织地进行护理活动,以满足护理对象的各种合理需求。

2. 实现个体化护理　护理计划应针对护理对象的具体健康问题而制订,从而满足其独特而具体的需要。

3. 有利于护理人员之间的沟通　护理计划可帮助各班次护士之间进行沟通,保证护理活动的连续性和协调性。

4. 提供护理评价的标准　护士为护理对象制订护理计划时需要确定预期目标,预期目标既可为护理活动指明方向,又可作为护理活动的评价依据。

5. 增进护患关系　护士应鼓励护理对象及其家属参与护理计划的制订,在调动他们积极配合的同时,可增进护患关系。

6. 提高护士的业务水平和能力　制订护理计划需要护士综合运用医学、护理学、人文社会科学知识,以及评判性思维能力,从而促进护士业务水平和能力的提高。

二、护理计划的种类

护士从与护理对象初次接触开始到护理对象离开医疗机构终止护患关系,护士应根据护理对象在不同时期的不同需要制订相应的护理计划。临床上常用的护理计划分为以下几种。

1. 入院护理计划　入院护理计划是指护士对入院护理对象进行第一次护理评估后,根据获得的资料初步制订出护理计划,并在实施中不断修改,并逐步加以完善。

2. 住院护理计划　住院护理计划是指护士在护理对象住院期间获得新的资料后,制订出比入院护理计划更具体、更个体化的护理计划。护士根据日常交接班的情况,获得的评估资料,判断护理对象的健康状况是否发生改变,确定当时需要优先解决的问题,制订相应的护理计划,从而提高护理活动的效果和质量。

3. 出院护理计划 出院护理计划是指护士根据护理对象住院期间和出院时的评估资料推测如何满足护理对象出院后的需要并制订相应的计划。

三、护理计划的过程

护士在为护理对象作出护理诊断后,就需要根据护理诊断制订护理计划,以便预防、缓解或消除护理问题。制订护理计划的过程包括:①排列护理诊断的优先顺序;②确定预期目标;③制订护理措施;④护理计划成文。

(一)排列护理诊断的优先顺序

当护理对象存在多个护理诊断或护理问题时,在实际工作中需要考虑到护理诊断或问题的紧迫性和重要性,因而需要对这些护理诊断进行排序,然后根据问题的轻、重、缓、急合理地安排护理工作。排序时把对护理对象生命威胁最大的问题排在最前面,其他问题依次排列。按照优先顺序常将护理诊断分为首优问题、中优问题和次优问题三类。

1. 首优问题 首优问题(high-priority problem)是指直接威胁护理对象的生命、需要立即采取行动去解决的问题。如昏迷患者的"清理呼吸道无效",休克患者的"体液不足"、"心输出量减少",小儿因各种原因导致的"体温过高"等问题;如果不及时采取措施,将直接威胁护理对象的生命。急危重患者在紧急状态下,常可能同时存在多个首优问题。

2. 中优问题 中优问题(medium-priority problem)是指虽不直接威胁护理对象的生命,但也能导致其身体上的不健康或情绪上变化的问题。如"睡眠型态紊乱"、"体温过高"、"疼痛"、"有感染的危险"、"便秘"、"压力性尿失禁"等。

3. 次优问题 次优问题(low-priority problem)是指个人在应对发展和生活变化时所遇到的问题,与此次发病关系不大,不属于此次发病所反应的问题。这些问题并非不重要,同样需要护士给予帮助,使问题得到解决,以帮助护理对象达到最佳健康状态。如护理对象在疾病急性期存在"营养失调:高于机体需要量",这与此次发病没有直接联系,在急性期护士会把这一问题列为次优问题,待护理对象进入到恢复期后再进行处理。

在对护理诊断进行排序时,护理诊断的优先顺序在疾病的全过程中不是固定不变的,而是随着护理对象病情的发展而发生变化。

(二)排列护理诊断顺序的原则

1. 按照马斯洛需要层次论排列 按照马斯洛(Maslow)的人类基本需要层次理论,个体只有生理需要得到满足,才能考虑更高层次的需要。如与呼吸有关的"低效型呼吸型态"、"气体交换受损",与食物有关的"营养失调",与水有关的"体液不足",与排泄有关的"尿潴留",与休息有关的"睡眠型态紊乱"等,但马斯洛的学说并未区别各种生理需要的优先顺序,因此应将对机体生理功能平衡状态威胁最大的问题排在最前面。例如对氧气的需要优先于对水的需要,对水的需要优先于对食物的需要等。

2. 注重护理对象的主观感受 护理对象为不同的个体,在排序时也应考虑护理对象自身的需求,尤其是对于较高层次的需求,不同的人,其重要性可能不同。如果护理对象主观感觉最为迫切需要解决的问题,在与治疗、护理方案无冲突时,可考虑优先解决。

3. 护理诊断顺序的可变性　护理诊断的先后顺序并不是固定不变的,而是随着疾病的进展、病情及护理对象反应的变化而发生变化。因此,护士应该充分运用评判性思维的方法,创造性地进行工作。例如心力衰竭的患者会出现"体液过多"、"心输出量减少"、"活动无耐力"等诊断,与前两个严重威胁患者生命的护理问题相比,"活动无耐力"只能列入中优问题。但随着患者病情好转,度过急性期后,如何恢复活动耐力、尽早活动以减少并发症就成为护理的重点,成为首优问题。

4. "潜在的护理诊断"和"潜在并发症"排序　一般优先解决现存问题,但有时"潜在的护理诊断"和"潜在并发症"比现存问题更重要,常被列为首优问题而需立即采取措施或严密监测。例如意识不清并躁动不安的患者,存在"有跌倒或坠床的危险";腹部术后患者,有"潜在并发症:出血"的问题,这些问题一旦出现可能会危及患者生命,应列为首优问题,需要护士严密监测并及时采取措施加以预防。

（三）制订预期目标

目标是护理计划中很重要的一部分,每一个护理诊断都要有相应的预期目标。预期目标应针对护理诊断而提出,是制订护理措施的依据,也是护理评价的标准。

1. 目标的种类　根据实现目标所需的时间长短可将护理计划的目标分为短期目标和长期目标。

（1）短期目标（short-term goals）:又称近期目标,是指在相对较短的时间内（几小时或几天）要达到的目标,如"12 h 后患者能自行排出大便"、"2 天后患者能下床独立行走 10 m"等。

（2）长期目标（long-term goals）:又称远期目标,是指需要相对较长时间才能实现的目标,通常需要超过一周甚至数月才能实现。如长期卧床的患者存在"有皮肤完整性受损的危险"的护理诊断,其目标是"住院期间患者无压疮发生",为达到这个目标需要护士严格做好预防压疮的工作,而且整个住院期间要连续做好这些工作才能保证目标实现,这个目标即为长期目标。有时长期目标也可通过实现一系列短期目标而达到。如"营养失调:高于机体需要量"的患者,长期目标是半年内体重下降 12 kg。这一长期目标需要一系列"每月体重减轻 2 kg"的短期目标来实现。另外,长期目标也可以包括一系列渐进性的短期目标,例如,长期目标是"7 天后患者能够自我护理人工肛门",短期目标如下:

1 天内患者能够说出学会自己护理假肛的重要性。

1 天后在护士为患者护理假肛时,患者不回避注视伤口。

3 天后在护士为患者护理假肛时,患者能给予配合协助。

5 天后患者在护士协助下完成假肛的护理。

7 天后患者能够自己护理假肛。

在临床实践中,长期目标往往需要一系列短期目标才能更好地实现,短期目标不仅可以使护士分清各阶段的工作任务,也可以因短期目标的逐步实现而增加患者达到长期目标的信心。长期目标和短期目标在时间上没有明显的分界,所谓"长期"、"短期"是一个相对的概念。有些护理诊断可能只有短期目标或长期目标,有些则可能同时具有长、短期目标。

2. 目标的陈述方式　预期目标的陈述包括 5 个要素:主语、谓语、行为标准、条件状语和时间状语。

（1）主语:目标是期望护理对象经过护理后所发生的改变,因此目标的主语应是护理对象,也可以是护理对象的生理功能或机体的一部分,如患者的皮肤、体重等。护理对象在目标陈述中充当主语时,有时可省略。

(2)谓语:指主语将要完成且能被观察到的行为。

(3)行为标准:指主语完成该行为所要达到的程度。

(4)条件状语:指主语完成某行动时所处的条件状况,条件状语不一定在每个目标中都出现。

(5)时间状语:指护理对象应在何时达到目标中陈述的结果,即何时对目标进行评价,这一要素的重要性在于限定了评价时间,可以督促护士帮助护理对象尽快达到目标。下面以几个预期目标为例分析以上各个要素:

出院前　　　患者　　学会　　　皮下注射胰岛素
时间状语　　主语　　谓语　　　行为标准

一周后　　　患者　　借助双拐　　行走　　100 m
时间状语　　主语　　条件状语　　谓语　　行为标准

3. 制订预期目标时的注意事项

(1)目标应有明确的针对性:一个预期目标只能针对一个护理诊断,即与护理诊断的问题或相关因素相对应。一个护理诊断可有多个预期目标,但每个目标只能有一个行为动词,不然会造成无法判断目标是否实现。

(2)目标应以护理对象为中心:目标的主语应是护理对象或护理对象的一部分,陈述的应该是护理对象的行为,而不是护士的行为或者护士采取的护理措施。如"出院前教会产妇给新生儿洗澡"应改为"出院前产妇学会给新生儿洗澡"。

(3)目标应具有可行性:在制订预期目标时,应对护理对象、环境以及资源进行全面评估,要在护理对象能力可及的范围内,不仅要考虑其身体心理状况、智力水平、既往经历及经济条件,还要考虑目标完成期限的可行性和目标结果设定的可行性。例如要求一位肥胖患者24 h 内体重减轻 5 kg 是不可能达到的。另外,护士应尽量鼓励护理对象参与具体目标的制订,使护理对象认识到自己的健康不仅是医护人员的责任,也是自己的责任,护患双方应共同努力以保证目标的实现。

(4)目标应具体:预期目标应是可测量的和可评价的,其中的行为标准应尽量具体,避免使用含糊、不明确的词句,如"增强"、"正常"等。

(5)目标应是护理范畴内的,是通过护理措施可以达到的。

(6)目标应有时限性:预期目标应注明具体时间,以帮助患者确定患者的进步是否按照合理的进程实现,为护理评价提供依据。

(7)关于潜在并发症的目标:潜在并发症是合作性问题,有些潜在并发症通过护理措施可防患于未然,但有的潜在并发症通过护理措施往往无法阻止其发生,护士的主要责任在于监测并发症的发生及发展。如"潜在并发症:心律失常"的预期目标不能是"住院期间患者不发生心律失常",因为仅靠护理措施是无法阻止心律失常的发生。潜在并发症的目标可以这样叙述:护士能及时发现并发症的发生并积极配合处理。

(四)制订护理措施

护理措施是护士为帮助护理对象达到预定目标所需采取的具体方法。护理措施的制订是建立在护理诊断所陈述的相关因素的基础上、结合评估所获得的护理对象的具体情况,运用知识和经验做出决策的过程。

1. 护理措施的种类 护理措施可分为以下三种类型。

(1) 独立性护理措施:指护士不依赖医生的医嘱,能够运用护理知识和技能独立完成的护理活动。包括:①协助患者完成日常生活护理,如协助洗漱、进食、如厕等;②治疗性的护理措施,如吸氧、吸痰、导尿管等管道的护理;③对患者病情和心理社会反应进行监测和观察,为患者提供心理支持;④为患者及其家属提供健康教育和咨询;⑤危险问题的预防,如保护护理对象安全的措施、预防护理对象皮肤完整性受损的措施等;⑥制订出院计划。

(2) 合作性护理措施:指护士与其他医务人员共同合作完成的护理活动。如患者出现"营养失调:低于机体需要量"的问题时,护士应与营养师一起制订符合护理对象病情的饮食计划。

(3) 依赖性护理措施:指护士执行医嘱的护理活动,如"遵医嘱给药"等。护士执行依赖性护理措施并非机械地执行,要求护士具备相应的知识和技能。如遵医嘱给药要求护士掌握药物的分类、药理作用及副作用等。

(五)制订护理措施时的注意事项

(1) 应具有针对性:护理措施应针对预期目标而制订。措施还应针对护理诊断的相关因素,否则即使护理措施没有错误,也无法促使目标的实现。如肺炎患者有"清理呼吸道无效"的问题,目标是患者能顺利咳出痰液,但如果措施是教患者预防肺炎就不合适了。

(2) 应切实可行,制订措施时需考虑:①患者的具体情况,护理措施应符合患者的年龄、体力、病情、认知情况以及患者自己对改变目前状况的愿望等;②医院病区现有的条件、设施、设备等是否能实施护理措施;③护理人员的知识水平、技术水平是否能胜任实施所制订的措施等。

(3) 应确保护理对象的安全:护士所实施的护理措施必须考虑患者的病情和耐受程度,如协助患者进行肌肉及关节的锻炼应循序渐进,以免损伤。

(4) 应明确和具体:使护士和护理对象均能准确、容易地执行措施。一项完整的护理措施应包括日期、具体的内容、执行的方法、执行的时间以及签名。

(5) 应基于科学的基础上:每项护理措施都应有依据,这些依据可来自于自然科学、行为科学、人文科学的知识,护士可依据循证护理寻找最新最佳的科学证据,并结合护理对象的实际情况,制订恰当的护理措施,禁止将没有科学依据的措施用于患者。

(6) 应鼓励护理对象参与制订护理措施:护理措施的顺利执行需要护理对象及其家属的配合,因此应鼓励护理对象及其家属参与制订护理措施,有助于其理解护理措施的意义和功能,以便更好地接受和配合护理活动,从而保证护理措施的最佳效果。

(六)书写护理计划

护理计划是将护理诊断、预期目标、护理措施以一定的格式记录下来形成护理文件。完整的护理计划是对患者的问题做出诊断和处理的记录,体现出患者病情发展情况,也是护士之间以及护士与其他医务人员之间相互交流信息资料的工具。各个医疗机构护理计划的书写格式不尽相同,一般都包括日期、护理诊断、预期目标、护理措施以及效果评价几项内容,下面介绍两种护理计划的书写格式。

1. 个体化的护理计划 针对护理对象的具体情况,做出个体化的护理诊断、预期目标和护理措施(表 8-2)。

表 8-2 护理计划表

姓名_____ 科别_____ 病室_____ 床号_____ 住院号_____

开始日期	护理诊断	护理目标	护理措施	效果评价	停止日期	签名
2014-4-1	营养失调：高于机体需要量：肥胖，与摄入量过多有关	1. 1周内体重下降 0.5 ～ 1 kg	1. 控制每日摄入量在6.8 MJ内	体重下降 0.5 kg	2014-4-8	张三
			2. 鼓励户外散步，每日至少0.5 h			
			3. 进行一次合理饮食的健康教育			
		2. 2周内会制订低脂肪食谱	1. 每日指导患者制订食谱一次	能独立制订低脂肪食谱	2014-4-15	张三
			2. 告知患者哪些食物属于低脂食物			

2. 标准护理计划 目前临床为节省护士用于文书处理的时间，根据病种的不同制订了相应的标准护理计划。标准护理计划是根据临床实践经验，推测出在某一特定的护理诊断或健康状态下，护理对象的共性问题，由此形成的护理计划表（表8-3）。

护士在护理相应疾病的患者时，可以参照标准护理计划，从中选择适合患者的部分。如果患者还存在除标准护理计划外的特殊个性问题，护士可对标准护理计划加以补充，使其适合患者的需要。

表 8-3 剖宫产术后标准护理计划表

护理诊断	预期目标	护理措施
1. 生活自理能力下降：与剖宫产手术、术后输液有关	基本生活需要得到满足	1. 在自理能力恢复以前，协助进食，休息，穿衣，如厕及照顾婴儿 　①提供患者喜欢吃的食物，并保持食物合适的温度 　②提供良好的进餐环境，如疼痛影响食欲可在进餐前缓解疼痛 　③饭前饭后做好口腔清洁，并及时洗手 　④协助洗脸，如褥汗多时可擦澡 　⑤1％新洁尔灭冲洗会阴，一日2次 　⑥协助穿衣及修饰 　⑦提供便器并及时倾倒排泄物 　⑧做好婴儿护理，协助母乳喂养 2. 鼓励尽早下床活动，术后24 h尿管拔出后即可下床 3. 鼓励生活自理，执行如厕，扶行如有头晕心慌立即休息 4. 教会产妇护理婴儿及母乳喂养 5. 观察输液情况，保证输液管道畅通

续表

护理诊断	预期目标	护理措施
2. 疼痛:与剖腹产手术有关	1. 患者疼痛减轻或消失 2. 患者呈舒适感	1. 取舒适卧位,如硬膜外麻醉去枕平卧 6 h 后改半卧位 2. 及时系腹带,减轻伤口张力 3. 指导患者有效咳嗽,咳嗽时轻按伤口 4. 可提供轻音乐或教患者数数转移疼痛的注意力 5. 遵医嘱给予止痛剂 6. 观察伤口情况,看有无渗液和渗血
3. 腹胀:与手术、麻醉有关	1. 腹胀减轻或消失 2. 排气排便	1. 鼓励患者尽早下床活动以促进肠蠕动,尿管拔出后即下床活动 2. 禁糖,禁奶,以防产气过多,少量多餐半流质饮食促进肠蠕动 3. 给予腹部热敷,轻轻按摩腹部 4. 遵医嘱给予新期的明肌内注射或穴位封闭 5. 口服排气中药 6. 可使用开塞露,肛管排气 7. 可行体位排气,如膝胸位
4. 剖宫产术后保健知识缺乏:与以前未做过剖宫产手术有关	患者能复述剖宫产手术后注意事项	1. 耐心解答患者的问题 2. 讲解术后可能出现的不适情况及应对措施 3. 讲解术后保健知识 　①饮食:排气后可正常饮食,进食高蛋白、高维生素、高热量、易消化食物;多喝汤类如鸡汤、鱼汤等,有利于体质恢复和乳汁分泌 　②休息:保证睡眠 9～10 h/d,有利于乳汁分泌,学会与婴儿同步睡眠 　③锻炼:尽早下床活动有利于子宫复旧、恶露排出及早排气。产后四天可做产后体操有利于形体恢复 　④卫生:注意会阴清洁卫生,使用消毒卫生巾,勤换内衣裤,如褥汗多注意清洁干燥,保持室内空气流通,每日通风 2 次,每次 30 min,产褥期禁盆浴,禁性生活 　⑤母乳喂养:尽早开奶,麻醉清醒后即可开奶,学会正确哺乳,让婴儿有效衔乳 4. 提供适合患者需要的学习资料

第五节　护 理 实 施

护理实施(nursing implementation)是执行护理计划的过程。所有的护理诊断都要通过实施各种护理措施得以解决。实施这一步不仅要求护士具备丰富的专业知识,还需要具备熟练的操作技能和良好的人际沟通能力,才能保证护理计划顺利地进行。一般来讲,实施应发生于护理计划完成之后,但在某些特殊情况下,如遇到抢救危重患者时,护士需先在头脑中迅速形成初步的护理计划,立即采取紧急救护措施,事后再补上完整的护理计划。

一、护理实施的过程

（一）实施前的思考

这一阶段要求护士思考与实施有关的以下几个问题，即解决问题的五个"W"。

1. 做什么（What） 回顾已制订好的护理计划，保证其内容是与患者目前情况相符合的，是合适的、科学的、安全的护理计划。护士每次接触护理对象时，可执行多个针对不同护理诊断的护理措施，在实施前应将这些护理措施集中起来，以保证护理工作有条不紊、正确有序地进行。例如护士早晨到患者床旁按顺序做以下工作（括号内是措施针对的护理诊断）：评估昨晚睡眠情况（睡眠型态紊乱），查看受压部位皮肤（有皮肤完整性受损的危险），遵医嘱给药（腹泻），记录患者尿量（体液过多）。

2. 谁去做（Who） 确定护理措施由谁去完成。护理措施可由以下人员完成：①护士；②其他医务人员；③患者及其家属。

3. 怎样做（How） 实施时将使用什么技术或技巧，如涉及护理技术操作或仪器操作，应回顾操作步骤；如与患者交流时的沟通技巧，应考虑在沟通中可能会出现哪些问题，如何去应对等。

4. 何时做（When） 选择执行护理措施的时间，如有关患者饮食指导的健康教育可安排在家属探视时进行。

5. 何地做（Where） 确定实施护理措施的场所，如护理活动涉及护理对象隐私的操作，更应注意选择环境。

（二）实施前的准备

1. 重新评估 由于护理对象的健康状态在不断发生变化，护理评估应贯穿于护理程序的全过程。因此在实施护理措施前，护士必须重新对护理对象进行评估。例如对于清理呼吸道无效的患者，一般会制订"定时叩背协助咳嗽"和"雾化吸入"等护理措施。护士在执行护理措施之前，应重新评估患者的咳痰情况（如痰液的量、性质、次数及黏稠度等）及叩背和雾化的效果，并听诊双肺呼吸音后，再决定是否维持原来的护理计划。

2. 审阅和修改护理计划 执行护理措施前应了解护理对象的健康状况，注意所制订的护理计划是否适合护理对象现阶段的健康问题、护理诊断是否需要修改、预期目标是否合适。如发现护理计划与护理对象的情况不符合，应立即修改护理计划。例如护士到病房准备协助活动无耐力的患者进行主动和被动的肢体活动，但发现患者表现得很疲乏，主诉肢体和后背疼痛，护士随即修改护理计划，将协助患者活动的护理计划暂时推迟。

3. 分析所需知识和技能 随着医学技术的发展，护士常需要使用新的技术和仪器设备。因此护士在执行护理措施前需要分析所需的知识和技能，若存在欠缺，应及时查阅资料或请教他人。

4. 预测可能的并发症及预防措施 护士应凭借自己丰富的专业知识和技能，在执行护理措施前能评估和预测实施过程中可能出现的并发症及存在的危险因素，从而采取必要的防护措施。例如为颈椎病患者进行热敷理疗时，应注意控制温度并严密观察患者该部位的皮肤情况，以免烫伤。

5. 组织资源 在实施护理措施前，护士应根据预期目标和护理计划，调动人力资源和做好环境准备。人力资源包括医护人员、患者家属及朋友等。例如在帮助脊柱损伤的患者更换体位时需要其他人员的协助;在为糖尿病和高血压的患者做饮食指导时可将其家属纳入。环境的准备要根据护理对象的具体情况和预期目标而定,如护理活动涉及患者的隐私问题时,应拉上围帘或用屏风遮挡。

（三）实施的过程

实施护理计划的过程是护士运用操作技能、沟通技巧、观察能力、合作能力和应变能力去执行护理措施的过程。在此过程中,护士不仅要与其他医护人员相互协调配合,还要充分发挥护理对象及其家属的积极性,鼓励他们积极参与配合护理活动,同时,要密切观察执行护理计划后患者的反应,有无新的问题出现,及时收集资料,正确处理一些新的健康问题。实施的内容主要包括如下几个方面:

(1) 将所计划的护理活动加以组织并落实。

(2) 执行医嘱,保持医疗与护理有机结合。

(3) 解答护理对象及家属的咨询问题。

(4) 及时评价实施的效果及护理质量、观察病情、处理突发急症。

(5) 继续收集资料,及时准确地完成护理记录,不断补充和修正护理计划。

(6) 与其他医务人员保持良好关系,做好交班工作。

（四）实施过程中应注意的事项

1. 贯彻"整体"观念　护理活动的核心是整体的人,在实施护理措施时尽可能适应护理对象的需要,应全面考虑护理对象各个方面的情况,如信仰、价值观、年龄、健康状况和环境等。如进行饮食营养方面的指导和护理时,了解护理对象的习惯、信仰情况十分必要,否则可能会造成不良的影响。

2. 注重科学性　护理活动的实施应以科学知识和护理科研为基础,在制订和实施护理措施的过程中,应以科学知识为依据。例如协助产妇进行口腔清洁护理时,应该用科学的知识和科研结果为依据,进行宣传教育。

3. 不盲目执行医嘱　护士在执行医嘱时,应明确其意义,对有疑问的医嘱应该在澄清后执行。

4. 注重安全性　护理措施必须保证安全,预防并发症的发生。护士应凭借自己的专业知识和经验,充分评估执行护理措施的过程中可能发生的并发症及存在的危险因素,采取必要的预防措施,防止并发症的发生。如给护理对象使用热水袋保暖时,应注意水温并给热水袋加套,以免烫伤。

5. 鼓励护理对象参与　应鼓励患者积极地、主动地参加护理活动,在实施过程中应注意与护理对象交流,适时给予教育、支持和安慰。护理对象对护理活动的理解与合作有助于提高护理活动的质量和效率。

6. 注重灵活性　护士在实施计划时,不要机械地完成任务,而要把病情观察和收集资料贯穿在实施过程中,根据病情灵活实施计划。

二、实施护理计划的技能与方法

（一）实施护理计划所需的技能

1. 认知能力　护士在实施护理计划的过程中,需运用评判性思维整合所有相关信息,做出最佳临床护理决策。

2. 人际沟通能力 当护士与护理对象及其家属、其他医护人员接触时,尤其是护士在为护理对象做健康教育和心理护理时,需运用人际沟通技巧为护理对象提供相关信息满足其需求。

3. 护理技术能力 在护理活动中护士需运用各种护理技术,如注射法、导尿术等,护士精湛的护理技术能提高护理质量,增加患者满意度。

（二）实施护理计划的方法

1. 操作 护士运用各种护理技术完成护理计划,如口腔护理、皮肤护理等。

2. 管理 护士按护理计划的先后次序进行排序,必要时委托其他护士或医务人员执行护理措施,确保护理活动有效进行。

3. 教育 护士需评估护理对象对信息的需求及影响其接受信息能力的相关因素,如文化程度、社会因素等,对护理对象及其家属进行有针对性的健康教育。

4. 咨询 当护士提供健康咨询的服务时,不仅要耐心解答护理对象对健康问题的各种疑问,还要合理运用沟通技巧为其提供心理支持,以促进其心理健康。

5. 记录与报告 详细并准确地记录护理计划的执行情况及护理对象的病情变化情况,及时向医生报告护理对象出现的身心反应以及病情的进展情况。

三、护理实施的动态记录

护士对其所执行的护理措施及执行过程中观察到的问题进行记录是一项很重要的工作。

1. 记录的意义

（1）可记录护理对象接受护理照顾期间的全部经过。

（2）便于其他医护人员了解该护理对象的情况。

（3）可作为护理质量评价的一项内容。

（4）为以后的护理工作提供资料和经验。

（5）护士辛勤工作的最好证明。

2. 记录的内容 实施护理措施后护理对象及其家属的反应,护理对象出现新的健康问题与病情变化,所采取的治疗和护理措施,护理对象的身心需要及满足情况,护理对象各种症状、体征、心理状态等。

3. 记录的方法 记录要求及时、准确、真实、完整、重点突出,比较常用的是 PIO 格式、以问题为中心的记录格式（POR）、要点记录表格及问题、干预、评价系统记录表格（PIE）。

（1）PIO 的含义是 P 代表护理问题,I 代表措施,O 代表结果,举例如表 8-4 所示:

表 8-4 护理记录单

姓名_____ 床号_____ 科别_____ 病室_____ 住院号_____

日期	时间	护理记录（PIO）	签名
2015-4-8	8 am	P:疼痛:与口腔黏膜溃疡有关	张三
	9 am	I:①取下义齿,洗净浸泡冷水中,建议暂缓戴义齿	张三
		②口腔护理 4 次/日,温盐水漱口,金霉素涂溃疡处	
		③按医嘱口服维生素 B_2 10 mg tid	
		④适当休息	
2015-4-9	10 am	O:溃疡愈合,患者感到舒适	张三

(2) 以问题为中心的记录(POR):按照主观记录、客观资料、评估、计划、干预、评价的格式进行记录。它以护理诊断为基础,根据护理问题做出护理干预措施的书面计划。SOAPIE格式的记录包括以下几个方面:S 代表主观资料,即患者的感觉、主诉等,如头痛头晕、乏力等;O 代表客观资料,即护士检查、观察的结果,如生命体征、化验报告等;A 代表评估,指护士对所收集的主观和客观资料进行整理分析后的资料;P 代表计划,指护士对护理对象实施的治疗和护理措施;I 代表干预,指实际执行的护理措施;E 代表评价,指采取护理措施后,对护理对象效果以及存在问题的评价。

(3) 要点记录表格:它不同于以"问题"为基础,而是强调"要点",记录中包括资料(D)、措施(A)和反应(R)。资料(D)是指支持陈述要点的资料或护士对护理对象进行观察所获得的相关资料。措施(A)是指护士针对护理对象存在的护理问题立即采取的或将要采取的措施,以及对目前所实施计划的评价。反应(R)是护理对象经过治疗或护理措施后的反应。

(4) 问题、干预、评价系统记录表格(PIE):又称评估、问题、干预、评价(APIE)系统记录表格,是一种系统记录护理过程和护理诊断的方法,包括以下几个方面:A 代表评估,护士应对护理对象进行全面评估,并记录评估结果;P 代表问题,即护理对象存在的健康问题;I 代表干预,即护士为解决护理对象存在的问题而采取的护理措施;E 代表评价,护士应记录护理措施实施的结果,包括护理对象的反应以确定护理措施是否有效。

第六节 护理评价

护理评价(nursing evaluation)是将实施护理计划后所得到的护理对象健康状况的信息与预期目标对照,按评价标准对护士执行护理程序的效果、质量做出评定的过程。护理评价是护理程序的最后一步,但并不意味着护理程序的结束,通过评价可能发现新问题、做出新诊断和计划,或对以往的方案进行修改,因此护理评价贯穿整个护理过程。

一、护理评价的目的与意义

1. 了解护理对象的健康状态 护士通过护理评价,可了解护理对象目前的健康状态,以及生理、心理和行为表现是否向有利于健康的方向发展。

2. 验证护理效果 通过护理评价,可了解在执行各项护理措施后,护理对象的健康问题是否解决,预期目标是否达到。

3. 调控护理质量 通过对护理工作的自我评价、同行评价,以及护士长或护理部主任的评价等,不断改进护理服务的方法和手段,从而提高护理服务质量。

4. 积累护理经验 护理评价可以了解护理诊断是否正确,预期目标是否可行,护理措施的执行情况及各种护理措施的优缺点等。护理人员通过对护理评价的记录,可积累护理经验,为护理研究和发展护理理论提供资料。

二、护理评价的过程

评价包括以下几个步骤:

(一)建立评价标准

护理计划阶段确定的预期目标既可作为评价护理效果的标准,还可指导护士确定评价阶段所需收集资料的类型。例如,预期目标是"患者 1 个月内体重减轻 1 kg",根据这一预期目标护士在做护理评价时应收集患者体重方面的资料。

（二）收集资料

根据评价标准和评价内容收集有关患者目前健康状态的各种主观资料和客观资料,资料涉及的内容与评估所包含的内容一致。

（三）评价预期目标是否实现

护理计划已详细阐明了护理对象的预期目标,这些预期目标可作为判断护理活动是否有效的标准。依据预期目标实现的程度可分三种情况:①目标完全实现;②目标部分实现;③目标未实现。例如,预期目标为"患者 2 个月体重减少 5 kg",2 个月后的评价结果为:

患者体重减少了 5 kg——目标实现。

患者体重减少了 3 kg——目标部分实现。

患者体重增加了 5 kg——目标未实现。

（四）重审护理计划

评价的目的就是及时发现问题,不断地对护理计划进行修订。如果预期目标部分实现或未实现,护士应探寻原因,可从以下几方面分析。

1. 所收集的资料是否真实、准确、全面　护理评估是护理程序的第一步,所收集资料的准确性程度必然会影响后续步骤的进行。评估有所偏差的原因可能是护士对护理对象提供的主观资料没有认真核实,也可能是收集的客观资料不全面,以上原因都可能导致护士在制订护理计划时出现偏差。

2. 分析护理诊断是否正确　如果护理诊断不正确,相应制订的护理措施自然不能解决患者的问题。导致出现这类问题的原因常包括:①资料收集不够准确、全面;②护士没有严格按照诊断依据判断患者是否存在问题;③寻找的相关因素不正确;④"危险的护理诊断"和"潜在并发症"相混淆。

3. 制订预期目标是否正确　制订预期目标不科学或不切合实际,超出了护理专业范围,或者超出了护理对象的能力和条件,从而导致无法实现目标。

4. 分析护理措施的设计是否恰当　护理措施应针对护理诊断而设计,如针对"清理呼吸道无效:与痰液黏稠有关"这一护理诊断,预期目标是"患者能顺利咳出痰液",如果护理措施中缺少"雾化吸入"这一措施,则预期目标很难达到。

5. 执行护理措施是否有效　如果护理计划很全面,护理措施也针对护理问题的相关因素,但是在执行过程中出现问题,也会影响预期目标实现。

6. 患者的病情是否已经改变或有新的问题出现　有可能在执行护理措施的过程中,患者的病情已发生改变或者又有新的问题出现,这样原有的护理计划可能会失去有效性,导致原定的预期目标无法实现。

护士在经过重新审定护理计划后,可能会做出以下调整:①停止:预期目标全部实现,护理对象的问题已解决,这时应停止此诊断,同时包括停止其相应的措施。如高血压患者已能够完成"正确叙述有关高血压饮食的注意事项"的预期目标,护士可停止有关高血压饮食注意事项的健康教育。②修订:预期目标部分实现或未实现,此时应重新收集资料,分析造成的原因,找出问题所在,然后对护理诊断、目标、措施中不恰当的地方加以修改。如腹部手术后的患者最初的预期目标为"患者术后 2 日内可自行下床行走 50 m",但由于患者害怕疼痛和担心伤口而不敢下床活动,此时,护士可将目标改为"患者术后2日内可在护士的协助下下床行走50 m"。③取消:对于潜在的护理问题若未发生,通过进一步收集资料,确认后取消。如术后全身麻醉未清醒的患者,存在"有误吸的危险",经过护理,患者没有出现这一问题,则在患者完全清醒后该护理诊断可取消。④增加:评价本身也是一个再评估过程,所得到的资料若表明患者出现了新的护理问题或以前未发现的护理诊断,应将这一诊断及时加入到护理计划中。如患者在住院期间出现了"腹泻"的问题,则应将"腹泻"加入到该患者的护理诊断中,列出相应的护理措施。

三、护理质量评价

护理评价除评价个体目标是否达到,还可评价并改善护理质量。护理质量评价主要涉及护理的三个方面,即结构、过程和结果。①结构评价:主要评价护理环境对护理质量的影响,如先进的设备和高素质的工作人员等是结构评价的标准。②过程评价:关注如何提供护理,护理是否能满足护理对象的需要,护理是否适当、完善和及时,过程评价的标准是护士运用护理程序的规范行为,如执行护理措施时的"三查七对"等。③结果评价:则侧重护理后护理对象的健康情况的改变,结果评价的标准是护理对象的反应或健康状态,如长期卧床患者发生压疮的人数等。护理质量评价可确保护理对象得到高质量的护理。

护理评价虽然是护理程序的最后一个步骤,但并不代表只有到护理活动的最终阶段才能进行评价。护理程序的五个步骤相互联系、相互依赖、相互影响,是一个循环往复的过程,每个步骤的顺利实施都依赖于上一步的正确进行,而评价是一个十分重要的部分,始终贯穿于护理程序的各个步骤。评价从收集资料开始,就不断地在进行。护理评价按时间可分为以下几类:①及时评价:护士实施护理程序的每一个步骤或每一项护理措施后,根据护理对象的反应及病情变化进行评价。②阶段评价:主管护士进行一个阶段的工作之后进行的评价。③最终评价:在护理对象出院、转科或死亡后进行的总体评价。

护理程序是护士通过科学解决问题的方法确定护理对象的健康状态、明确健康问题,以此制订适合护理对象的护理计划,采取正确的护理措施以解决护理对象健康问题的过程。护理程序作为一种科学的工作方法和理论框架,无论是对个体、家庭、社区的护理,还是对护理临床实践、护理管理、护理教育、护理科研等方面都起到了积极作用。这就要求护士必须学习和应用护理程序这一系统而科学的工作方法,为护理对象提供更系统、更全面、个体化、高质量的健康照顾与服务。

小 结

1. 护理程序是护理活动中一个连续的工作过程,是一种科学地确认问题和系统地解决问题的工作方法和思维方法。它从收集资料入手,评估护理对象的健康状况,提出护理诊断,制订护理计划,实施护理措施,最后进行护理效果评价,最大限度地满足护理对象的需要,解决护理对象的健康问题,提供护理对象身心全面的个体化整体护理。

2. 护理计划包括排列护理诊断的优先顺序、确定预期目标、制定护理措施以及书写护理计划。实施护理措施前应思考做什么、谁去做、怎么做、何时做以及何地做,实施过程应注意运用一定的方法和技能,并及时、准确地记录。护理评价包括建立评价标准、收集资料、评价预期目标是否实现以及重审护理计划。

3. 护理程序上的应用,体现了护理工作的科学性、专业性和独立性,展示了护理的服务内涵、职业行为和专业形象,是现代护理理论逐步完善的标志。

思考题

一、选择题

下列属于医护合作性问题的是( )。

A. 便秘:与长期卧床有关

B. 知识缺乏:与缺乏高血压病自我护理知识有关

C. 有皮肤完整性受损的危险:与长期卧床有关

D. 潜在并发症:脑出血

E. 睡眠型态紊乱:与环境陌生有关

二、案例题

1. 李先生,67岁,因脑膜炎球菌性脑膜炎入院。查体:T 39 ℃,P 92次/分,R 24次/分;神志清楚,面色潮红,口角疱疹,痰液黏稠,不易咳出,情绪烦躁,生活不能自理,医嘱给予抗生素静脉输液。

请问:

(1) 应该如何评估护理对象的病情?

(2) 针对护理对象存在的健康问题列出护理诊断。

(3) 根据其中一项护理诊断制订护理计划,并以PIO格式进行护理记录。

2. 张先生,54岁,因全身乏力、右上腹不适等症状入院,诊断为"肝硬化"。护理体检:T 39.6 ℃,神志清,腹部明显膨隆,可见轻度静脉曲张,双下肢凹陷性水肿。

请问:

(1) 以上资料中主观资料和客观资料各是哪些?

(2) 在护理该护理对象前,护士需要思考哪些问题?

3. 患者,王某,因车祸导致严重外伤,护士经评估后确认患者存在心输出量减少、严重体液不足、语言沟通障碍、皮肤完整性受损等健康问题,护士应优先解决的护理问题是什么?

(刘晨冰 乔桂圆)

第九章　健康教育

学习目标

识记：

1. 能正确阐述健康教育的概念。

2. 能正确阐述健康教育的基本原则和程序。

理解：

1. 能解释健康教育、健康促进与卫生宣传三者之间的关系与区别。

2. 能举例说明知-信-行模式、健康信念模式、格林模式在健康教育中的指导作用和局限性。

应用：

1. 能用合理行为理论和计划行为理论解释在预防和控制糖尿病中的指导作用。

2. 针对不同对象和场所，说明选择和运用不同健康教育形式或多种健康教育形式的理由和依据。

随着医学科学和人类社会的发展，人们对健康提出了更高更新的要求。世界卫生组织（WHO）提出了"人人享有卫生保健"的全球战略目标，而健康教育是达成这一目标最重要的方法之一。世界卫生组织西太平洋办事处提出的 21 世纪卫生保健的战略纲领《人类健康的新地平线》，进一步明确了健康教育与健康促进将作为 21 世纪保护人类健康的主要方法。因此，掌握健康教育的理论、知识和方法，提升健康教育的能力对护理专业学生未来发展具有举足轻重的作用。

案例

在查阅某地区的健康档案时发现，该地区居民的高血压患病率为 26％，同全国平均水平 16％相比，患病率高出 10％，通过进一步了解得知，该地区居民普遍喜欢腌制食物，对高血压疾病相关知识了解不够，缺乏自我保护意识和自我保健知识。

第一节　健康教育概述

健康教育是一项以改善教育对象的健康相关行为，提高其健康水平为目的的教育活动，是组成健康促进的基本要素之一。健康促进为健康教育提供指导和支持,是健康教育的发展与延伸,其最终目的是提高教育对象的健康素养。护理人员要明确健康教育的相关概念,借助多学科的理论,完善健康教育的理论体系与方法,从而促进健康教育的发展。

一、健康宣教的基本概念

(一)健康教育(health education)

世界卫生组织指出:健康教育是引导人们养成并保持有利于健康的生活方式,合理并明智地利用已有的保健设施,自觉自愿地从事改进个人和集体卫生状况或环境的活动,是通过信息传播和行为干预,帮助个人和群体掌握卫生保健知识,树立健康观念,自觉采纳有利于健康行为和生活方式的教育活动和教育过程。

在此定义中,强调了健康教育特定的目标是改善对象的健康相关行为。健康教育主要以人群为对象,干预活动应以调查为前提,干预措施为信息传播。健康教育的任务是促使人群或个体自觉采纳有利于健康的行为和生活方式,从而避免或减少暴露于危险因素,帮助实现疾病预防、治疗康复以及提高健康水平的目的。

综上所述,健康教育可以定义为:通过有计划、有组织、有目的、有评价的社会教育活动,促使人们自愿采纳有利于健康的行为和生活方式,减轻或消除危险因素,从而预防疾病、增进和恢复健康,提高生活质量。

(二)健康教育学

健康教育学(health pedagogy)是研究健康教育与健康促进的基本理论、方法和实践的一门科学,是医学与行为学相结合、健康学与教育学相交叉综合所形成的一门边缘学科。在我国,健康教育学还是一门年轻的学科。其研究对象为个人、群体和社区,研究方法涉及众多学科领域,如医学、预防医学、行为学、教育学、心理学、社会学、传播学、人类学、经济学等。因此,健康教育学是一门以人类健康发展为中心,借助多学科的理论和方法,研究人类行为与健康之间的相互联系与规律,探索有效、经济、可行的干预措施,以及对干预效果和效益进行评价的学科。健康教育学不仅具有很强的理论性和实践性,还有很强的政策指导性,为制定卫生政策提供依据,并通过教育活动的广泛开展,将研究成果推广应用,从而服务民众与社会。

(三)健康素养

健康素养(health literacy)是指个体能够获取和理解基本的健康信息和服务,并能运用这些信息和服务做出正确的判断和决策,用以维持并促进自己的健康。健康素养包括基本知识和理念、健康生活方式与行为、基本技能三方面内容。

关于健康素养的定义,目前普遍被人们接受的有两种。美国国家医学图书馆提出,健康素养为"个体获得,理解和处理基本的健康信息或服务并做出正确的健康相关的决策和能力"。这一定义强调个体需要有更复杂的思考或理解力来做出有关健康的决定。WHO给出了包含提高和改善个人能力的健康行为的定义,即"健康素养代表着认知和社会技能,这些技能决定了个体具有动机和能力去获得、理解和利用信息,并通过这些途径能够促进和维持健康"。在这个定义里,健康素养被赋予更宽泛的概念,它被视为健康促进与健康教育的结果。具有高的健康素养意味着个体具有理性的思考分析,并通过做出健康决策以及解决健康问题等高级认知技能和沟通提问等社会技能来改善自身的健康状况,从而提高整个社会的健康水平。

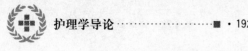

研究表明,健康素养水平的高低与健康结局有直接的关系,一个人的健康素养决定了个人获取、理解、利用信息的能力。健康素养较低的个体一般对个人的健康状况、治疗及康复等方面的内容理解能力较差,这样不仅影响个人的恢复及转归,同时也会增加医疗卫生成本。健康素养是衡量健康教育的一项重要指标,而健康教育则是提高健康素养的主要方法。

(四) 健康教育与健康促进

健康促进(health promotion)最早出现于20世纪20年代的公共卫生学文献中,关于健康促进的定义有很多种说法。1955年WHO西太平洋办事处发表的"健康新地平线"中指出:"健康促进是指个人与其家庭、社会和国家一起采取措施,鼓励人们采取有利于健康的行为,增强人们改进和处理自身健康问题的能力。"1986年11月WHO在加拿大渥太华召开的第一届国际健康促进大会发表的《渥太华宪章》指出:"健康促进是指促使人们提高、维护和改善其自身健康的过程,是协调人类与他们环境之间的战略,规定个人与社会对健康各自所负的责任。"美国教育学家格林(Lawrence W. Green)认为:"健康促进是指一切能促使个体行为和生活条件向有益于健康的方向改变的教育与环境支持的综合体。"2000年,WHO进一步对健康促进做出了更为清晰的解释:"健康促进是促使人们尽一切可能让他们的精神和身体保持在最优状态,宗旨是使人们知道如何保持健康,以健康的生活方式生活,并有能力做出健康的选择。"总之,健康促进是指用教育、组织、法律和经济等手段干预对人们健康有害的生活方式、行为和环境,以促进其健康。其目的在于努力改变人群不利于健康的行为,改善预防性服务以及创造良好的社会与自然环境。健康促进是健康教育的发展与延伸,其概念要比健康教育更广泛。其重点是通过促进社会动员和社会倡导,实现相关部门单位协调和协作及改善社区健康问题的目标。

健康教育是健康促进的核心,健康促进是健康教育的结果。健康教育与健康促进紧密联系,但不能相互等同,更不可相互代替,它们均有各自的工作目标。具体表现为以下几个方面。

(1) 健康教育着眼于传播健康相关知识、树立健康理念、建立健康行为以及如何提高保健技能等问题,并采取一系列科学的干预措施,是健康促进的重要内容和基础。

(2) 健康教育在健康促进中起主导作用。它对促进教育对象行为改变、激发领导者拓展健康教育的政治意愿,促进公众积极参与、寻求社会的全面支持以及促成健康促进氛围的形成均起到极其重要的作用。

(3) 健康促进涉及整个人群的健康和生活的各个层面,其内涵包括了健康教育以及其他能促进行为与环境向有益于健康方向改变的一切支持系统,并重视发挥个人、家庭、社会的健康潜能。具体包括个人行为改变和政府行为改变两个方面。

(4) 健康教育是实现健康促进目标的必要条件,但如果健康教育得不到良好的环境(包括政治、社会、经济、自然环境)支持,健康教育的作用也将十分有限。

(五) 健康教育与卫生宣传

健康教育与卫生宣传既有联系又有区别。联系在于:健康教育是在卫生宣传的基础上发展而来,健康教育的很多内容依然采用卫生宣传的方式来实现。两者区别在于:健康教育有明确的工作目标,即促使人们采用健康的生活方式,从而预防和控制疾病,达到增进健康的目的。其次,健康教育不是单一的知识传递,而是基于调查研究的有计划、有组织、有目的、有评价的涉及多层面、多内容的社会活动;再次,健康教育在融合医学科学、行为科学、社会学、传播学、管理学等多个学科知识的基础上,已经发展形成自己的理论体系。

二、健康教育相关学科

健康相关行为及其影响因素的复杂性,决定了健康教育需要多学科领域的知识作为支撑。随着健康教育实践过程的发展,相关学科也可能随之增加。在相关学科中,与健康教育密切相关的学科有预防医学、社会医学、教育学、传播学、健康行为学等。

(一) 预防医学

预防医学(preventive medicine)是以"环境-人群-健康"为模式,以群体为研究对象,依据预防为主的思想,应用现代医学知识以及流行病学、统计学、毒理学等方法,研究自然环境和社会环境对健康与疾病的影响及作用的规律,制订疾病的预防措施,以达到预防疾病、促进健康、减少伤残及提高生命质量为目的的一门综合性医学科学。

随着现代医学的发展,以及预防医学与临床医学的相互渗透和相互促进,"预防为主"已成为现代医学观的主导思想,"疾病预防与控制"成为现代医学的核心任务,"人人享有健康"成为现代医学的最高目标。健康教育在帮助患者更好地治疗和康复的同时,其首要任务是致力于疾病的预防控制。

预防医学中疾病的"三级预防"模式对护理人员开展健康教育尤为重要。①一级预防的主要任务是自我保健,防止疾病发生。而健康教育是帮助人们培养和建立有利于健康的行为和生活方式,预防疾病的发生,使人们自觉自愿地对自身健康负责,形成自我保健行为,提高自我保健能力。②二级预防是在疾病尚处于临床前期时,争取早期发现、早期诊断、早期治疗。这项社会性工作只有通过护理人员对人群进行广泛的健康教育,使其对健康和疾病的相关知识有正确的认识,才能完成。③积极进行合理有效的治疗,从而阻止病情的发展、减少并发症的发生、降低残疾程度是三级预防的主要任务。护士通过传播健康知识、指导促进健康的行为活动等健康教育内容,一方面可以帮助患者建立遵医行为和配合行为,提高自我护理能力;另一方面组织家属参与,教会家属健康护理技巧,从而有效降低疾病并发症发生率和住院率,提高患者的生活质量,促进其向健康状态发展。

(二) 社会医学

社会医学(social medicine),又称社会卫生学、社会病理学、社会诊断学等,是应用流行病学、统计学、社会学和管理学等方法,研究社会因素与个体及群体健康和疾病之间的相互作用及其规律,制订相应的社会措施,从而保护和促进人群的身心健康和社会适应能力,保证人们积极地、全面地发展,提高生活质量,使医学科学有效地增进人们健康服务。社会医学在研究医学问题时更侧重理论性、目的性和战略性,健康教育正是借鉴这一点,从社会角度研究和分析人群的主要健康问题,制订宏观与微观结合的适合不同人群的干预措施,提高其生活质量。

健康教育的内容涉及范围广,不仅包括整个卫生体系健康问题的开展,还包括农业、教育、交通和住房等许多非卫生部门的卫生问题。因此,实施健康教育的护士要提高健康教育的成效就必须了解国家的大卫生方针和政策,取得当地和社区相关部门的支持及相关人员的配合,从社区的自然环境、社会环境以及社区人群的健康方面实施管理,充分发挥社会功能。

(三) 教育学

教育学(pedagogy)是以教育现象、教育问题为研究对象,归纳总结人类教育活动的科学理论与实践,探索解决教育活动产生、发展过程中遇到的实际教育问题,从而揭示出一般教育规律的一门学科。教育是一种广泛存在于人类社会生活中、有目的地培养人才的活动。健康教育对象从接受到有关健康的信息开始,到建立起有利于健康的行为,尽管是对目标人群进行健康知识的教育,但其中所体现的仍然是一个教育过程,需遵循教育的一般规律。此外,在健康教育过程中需要掌握教育学的理论、教学手段和方法,这样有助于指导健康教育者科学地开展健康教育活动,提高健康教育效果。

(四)传播学

传播学(communication studies)是研究人类一切传播行为和传播过程发生、发展的规律以及传播与人和社会的关系的学科。传播过程由 5 个因素组成,即传播者、接收者、信息、传播媒介和传播效果。健康传播是健康教育的重要手段和策略,是指运用各种传播媒介和方法,为维护和促进人类健康而收集、制作、传递、分享健康信息的过程。传播学作为健康教育的基础课程,为健康教育的顺利开展提供了科学依据和行动指南。传播学中涉及的很多理论、方法和技巧都被普遍运用于健康教育的实施过程中。健康教育工作者借助于传播学的理论,利用先进的传播手段,使健康信息得以传播,达到能够被健康教育对象接受,并逐步建立起有益于健康的行为,摒弃有害健康的行为效果,这才能说明健康传播是成功的。

(五)健康行为学

健康行为学(health ethology)是研究健康相关行为发生、发展规律的一门新兴学科,属于行为科学的分支。健康相关行为(health-related behavior)多用于卫生保健领域,是指个体或团体与健康和疾病相关的行为。健康相关行为一般分为两大类,即促进健康行为(health-promoted behavior)和危害健康行为(health-risky behavior)。健康行为学运用行为科学的理论和方法研究人类个体和群体与健康相关的行为,探索其动因、影响因素及其内在机制,为健康教育策略和方法提供科学依据,是健康教育的学科基础。

健康教育的目的是使人们自觉采取有益于健康的行为和生活方式。因此,作为开展健康教育的护士,应具备扎实的行为科学理论,理解各种行为存在的原因,并指导改变这些行为的途径与方法。在实施健康教育时,通过对受教育者的健康相关行为进行分析和诊断,确定影响健康行为的影响因素,确立健康教育的目标,为健康教育计划的实施和评价提供依据。在教育过程中鼓励并促使人们采用健康的行为方式,消除或转化其不良的生活及行为方式,达到预防疾病、促进健康的目的。

三、健康教育发展简史

健康教育的历史大约与人类历史一样长。但是直到近 30 年,健康教育才在世界范围内得到普遍重视。各国政府逐渐认识到健康教育在预防疾病、提升全民健康素养中的重要作用,加大了对健康教育的投资和支持,使健康教育和健康促进得到较为迅速的发展。

(一)国外健康教育的发展

世界健康教育事业的发展与社会和医学的进步是同步的,综合看来,国外健康教育的发展大致经历了三个巅峰阶段。

1. 生物医学阶段 20 世纪 70 年代以前是以疾病为中心的阶段。主要以机体的功能机制为出发点,强调"以疾病为中心"的生物医学模式,忽视了健康与心理、社会及自然环境之间的互动关系、社会的公正与平等及非卫生部门的干预作用,以及人民群众对自己的生活和健康的作用,极大地限制了社区的开发与利用。这个时期的健康教育多处于一般的卫生知识宣传层面,相应的研究亦十分薄弱。

2. 行为阶段 20 世纪 70 年代早期开始引入改善行为或生活方式的工作方法,提出了"生活方式产生行为的危险因素"的观点,此时又是新的医学模式"生物-心理-社会医学模式"提出的阶段,新的医学模式对健康教育发展有极大的影响和推动作用,大大地扩宽了健康教育的领域,超越了生物医学的范畴。俄、英、美、加等国家先后设立了各类健康教育机构,加大了健康教育的经费投入,并将健康教育列为医学院校的必修课,推进了健康教育的发展,同时健康促进开始萌芽。

3. 新公共卫生或后医学阶段 20 世纪 80 年代后,人们认识到行为与生活方式的改善在很大程度上受到社会与自然环境因素的制约,健康的理念已超出医学范畴,扩展到人文、社会和自然科学等诸多领域。健康问题不是孤立的医学问题,它关系到基本人权、社会进步与社会的安定。政府对人民的健康负有责任,这种责任需通过政府的领导、社会的支持、跨部门的合作和社区的参与来实现。该阶段强调整体性、系统性、多元性、综合性和协同性,强调以促进健康为中心,以人类为中心。健康促进的理念得到进一步的发展,提出以"生态-群体-健康"为纲,健康成为一项社会目标。此阶段是健康教育和健康促进得到较快发展和真正受到重视的阶段。

护理健康教育在各国的发展并不平衡,与发展中国家相比,发达国家更加重视护理健康教育的研究,对健康教育给予了极大的投入。以美国为例,20 世纪中期以来,美国健康教育事业蓬勃发展。之所以能够取得较好的发展,得益于以下几个方面:①政府重视、机构健全、经费有保障。②鼓励地方参与和社区发展。③重视专业教育和人才培养。④重视理论指导和科学研究。⑤制定卫生保健方面的法律。

(二)我国健康教育的发展

中国是人类文明的发源地之一,也是医药文化发祥最早的国家之一。中华民族的健康教育活动可以追溯久远。早在两千多年前我国就有传播养生和保健知识的记载。如《黄帝内经》中论述到健康教育的重要性:"知之则强。知,谓知七益八损、全性保命之道也。不知则老。"甚至谈及健康教育的方法:"人之情莫不恶死而乐生,告之以其败,语之以其所善,导之以其所便,开之以其所苦,虽有无道之人,恶有不听者乎?"春秋时期著名的政治家、军事家管仲认为"善为国者"必须注重"除疠(瘟疫)""以寿民",而"明于化(教化)"是重要措施。历代仁人志士,多有健康教育的实践,留下许多传播医药、防病、养生健体知识的著述。但在漫长的封建社会里,传播健康知识的只有少数人自发的活动,对人民健康影响不大。然而,一个国家对健康的投入和关注程度与其经济和文化水平息息相关。中国的封建帝制沿袭了数千年,特别是清朝后期政府的腐败和没落,民不聊生,根本无暇顾及民众的健康,健康教育更无从谈起。

我国最早的健康教育机构成立于 1912 年,系国民政府卫生司下属的卫生展览馆。20 世纪 20 年代,首次将"health education"一词引入我国。1915 年至 1939 年先后成立了"中华医学会""中华卫生教育社""中华健康教育研究会"等全国性医学和健康教育学术团体,这对我国健康教育事业的发展有积极的促进作用。1924 年创立的《卫生》期刊,成为我国最早的健康教育期刊;1931 年,中央苏区创办了《健康报》;中央大学设立了卫生教育科,学制 4 年,培养了专业人才 92 名,先后因经费困难而停办;1934 年出版了《健康教育原理》和《学校健康教育》等专著;1939 年,"中华健康教育协会"和"中华医学会"联合创办。此后的几十年,我国省市级健康教育行政机构不断增加。至 1949 年前,全国已有 19 个省、6 个市成立了健康教育委员会。在新中国成立初期,传染病、寄生虫病和性传播疾病等疾病的流行仍然严重威胁着我国人民的健康。

新中国成立后,我国政府高度重视卫生事业的发展,健康教育事业有了很大的发展,大致可以分为三个时期。

1. 卫生宣教与爱国卫生运动时期　1950 年,第一届全国卫生工作会议召开,明确了卫生宣传教育的基本任务。随后全国范围内开展了以"除四害、讲卫生"为宣传教育重点的"爱国卫生运动",全国人民在"预防为主"的方针指导下,依靠广大医务工作者的力量,采取"人人参与、社会支持和适宜技术"的政策,广泛普及卫生知识,基本消灭了天花、鼠疫、丝虫病等传染病,有效控制了血吸虫病、性病等,取得了举世瞩目的成就。这一时期的卫生宣传教育紧密围绕政府经济发展的决策目标,因而具有鲜明的时代特征。至 1959 年全国有 20 个省和省会市建立了卫生教育馆(所)。由于 1960 年以后受"三年困难时期"和"文化大革命"的影响,除上海、哈尔滨和贵阳外,其余健康教育机构均被陆续撤销。

2. 学科建立与网络化形成时期　1986 年成立了中国健康教育研究所,各省、自治区、直辖市健康教育所也相继成立。同时,中国预防医学科学院、各医科大学、省市防疫站、健康教育协会、吸烟健康协会等学术机构及非政府组织也参与了各项健康教育工作,一个全国性的健康教育网络已初步形成。除此之外,北京医科大学、华西医科大学、上海医科大学、同济医科大学等先后开办了健康教育专科,招收培养了一批人才,健康教育作为一个独立的学科领域在我国卫生界初露端倪。这些工作促进了我国健康教育事业走上系统化、科学化的轨道,并逐步与国际健康教育发展的趋势接轨。

3. 健康教育与健康促进时期　20 世纪 90 年代中期以后,随着我国健康教育事业的发展,健康教育工作模式发生了深刻的变化,已从原来单纯通过传播教育增进人们的卫生知识与良好行为扩展到通过教育与环境支持,即通过以健康教育为核心制定相应公共卫生政策,创立支持性环境,社区行动与调整卫生服务方向等健康促进策略来协同促进健康。2001 年,卫生部将健康教育正式列为国家公共卫生职称系列,学科名称也改为"健康教育与健康促进"。2005 年,卫生部制定了《全国健康教育与健康促进工作规划纲要(2005—2010 年)》。2008 年,正式提出实施"健康中国 2020"战略,同年又颁布了《中国公民健康素养 66 条》及《中国公民健康素养—基本知识与技能(试行)》,这一系列政策的出台极大地推动了我国的健康教育和健康促进事业的发展。

2011 年 3 月,全国健康教育与健康促进工作座谈会提出"十二五"时期健康教育与健康促进工作将重点加强健康教育体系建设、开展全面健康素养促进行动和减少烟草危害行动。健康教育和健康促进得到了前所未有的重视。

四、健康教育的意义

健康教育是一项造福人类、造福社会的系统工程,其目的是通过教育的手段宣传普及医学科学和卫生防病保健知识,使人们自觉地采用有益于健康的生活和行为方式,改变不良生活习惯,从而增强健康意识和自我保健能力,提高全民族的身心素质和健康水平。

健康教育的意义主要表现在以下几个方面。

1. 提高全民健康水平的重要措施　世界卫生组织提出了"人人享有卫生保健"的全球卫生战略目标,而健康教育是实现这一目标的基本途径和基本策略。《阿拉木图宣言》指出:"健康教育是所有卫生问题、预防方法及控制措施中最为重要的,是能否实现初级卫生保健任务的关键。"健康教育不仅适用于个体,还适用于家庭、社区等群体组织。

2. **实现自我保健的根本手段** 健康教育是通过有目的、有计划、系统地为教育对象提供健康相关知识，帮助其建立健康的行为和生活方式。群众通过参加健康教育可以充分了解和掌握自我保健相关知识，培养守护自身健康的责任感，促使其改变不良的生活习惯和行为方式，提高个人的自我保健能力。同时更加明确自己对社会和健康应尽的责任，积极维护公众环境，保障自身和他人的健康权益。

3. **降低医疗费用和提高效益的需要** 健康教育的成本投入所产生的效益远远大于医疗费用高昂投入所产生的效益，因此健康教育是一种小投入大回报的举措。各国的健康教育实践充分说明，人们只要改变不良的生活习惯和行为方式，采取有益于健康的生活方式，就能有效地降低疾病的发病率和死亡率，从而减少医疗费用，可以节省社会卫生资源，减轻国家负担，对社会进步和经济的可持续发展做出重要贡献。

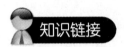

健康教育成功案例——芬兰的北加里里曙光

北欧美丽的千湖之国芬兰经济繁荣，国民生活富足，冠心病年死亡率却达 800/10 万，居世界之冠。

老师在课堂上问小学生，谁家因冠心病失去了父母，竟有 1/3 的孩子举起了手。严峻的形势下政府决定请世界卫生组织的专家到发病率最高的北加里里地区指导冠心病社区防治。10 年后，男性烟民从 50% 下降到 33%；吃黄油的人从 90% 下降到 20% 左右。北加里里男、女冠心病死亡率分别下降了 24%、51%。全国范围内冠心病年死亡率下降了 44%，从 500/10 万降至 280/10 万，其中 35～64 岁的男性冠心病死亡率下降了 49%，即从 20 世纪 70 年代的 720/10 万，下降到 20 世纪 90 年代的 360/10 万。

这一出人意料的结果，被称为照亮了心血管病预防之路的"北加里里曙光"，为许多国家仿效。

五、护士在健康教育中的作用

护士既是人类健康的守护者，又是健康知识的传播者和教育者，也是健康教育具体的组织者和实施者。护士在健康教育中的作用主要包括以下几个方面。

1. **为服务对象提供健康相关信息** 健康教育的着眼点在于通过传播健康相关知识改变人们不良的生活及行为方式，达到预防疾病促进健康的目的。因此护士应该根据不同人群的特点，了解其健康需求，传播相应的健康知识，从而影响其产生有益于健康的生活及行为方式，达到预防疾病增进健康的目的。

2. **帮助服务对象认识影响健康的因素** 世界卫生组织（WHO）对健康的定义为：健康不仅是没有疾病，还包括良好的生理、心理和社会适应能力。可见，影响健康的因素是多方面的。护士应该帮助人们认识到危害其健康的各种因素，包括环境因素、社会因素、个体不良的行为和生活方式等，并对其进行有针对性的教育，帮助人们建立有益的行为和生活方式，保护环境，提高人群的健康素质。

3. **帮助服务对象确定健康问题** 通过对个人、家庭、社区的全面评估，可以帮助服务对象识别现存的和潜在的健康问题，从而进一步进行健康教育指导，帮助其解决问题，达到恢复和保持健康的目的。

4. 指导服务对象采纳健康的行为　护士通过为服务对象提供健康相关知识的健康教育,可以帮助患者认识到自身的健康问题,建立有益于健康的行为方式,从而获得解决自身健康问题的能力,提高人们的健康水平。如指导产妇进行科学母乳喂养、教会社区妇女乳房自我检查的方法、教育儿童进行正确的刷牙、为慢性病患者举办健康讲座等。

5. 开展健康教育的研究　健康教育在我国还是一门年轻的学科,需要不断地完善和提高。护士是健康教育的组织者和实施者,也是健康教育研究的主力军。健康教育研究的内容涉及面很广,需要针对不同人群、不同地域等方面对健康教育方法与手段加强研究。如不同患者的健康教育;城市、农村、学校等不同社区的健康教育;不同职业人群的健康教育;不同人生阶段的健康教育;不同领域的健康教育,如心理卫生、环境保护、生殖健康、不良生活和行为方式等方面的健康教育。

随着人们健康需求的增加和健康意识的增强,护士在预防疾病、促进健康、维护健康和恢复健康中发挥着越来越重要的作用。同时,其在健康知识传播和健康行为方式干预中的作用也日趋重要。

第二节　健康教育的相关理论与模式

健康教育相关理论和模式是健康教育活动的指南,是评估健康需求、实施健康教育计划、评价健康教育结果的理论框架,可以帮助我们理解、分析行为变化的过程。关于健康教育的理论及模式,各国学者都有研究,但应用较多也较为成熟的理论模式有知-信-行模式、健康信念模式、格林模式、合理行为理论和计划行为理论。

一、知-信-行模式

(一)知-信-行模式概述

知-信-行(knowledge-attitude-belief-practice,KABP/KAP)模式是行为改变的较为成熟的模式,是认知理论在健康教育中的应用,即知识→信念→行为。

知-信-行是知识、信念与态度、行为的简称。"知"是指人们获得和利用信息的全部过程和活动,包括接收信息的刺激,对信息做出解释,对信息做出反应并采取适当的行动。"信"主要是指对已获得的疾病相关知识的信任,对健康价值的态度。有了"信",人们才会积极探索与寻求相关知识,知识的内化又会强化信念,促使态度的改变。"行"主要指在健康知识、健康信念和态度的动力下,产生的有利于健康的行为。知-信-行理论认为,信息是建立积极、正确的信念与态度,进而改变健康相关行为的基础,而信念和态度是行为改变的动力。目标人群在接收卫生保健知识信息后,通过分析思考,认同信息的内容,建立正确的信念与态度,进而改变危害健康的行为,并主动地形成有益于健康的行为。知识是行为改变的基础,信念和态度是行为改变的动力。如对艾滋病的健康教育,教育者通过利用多种途径将艾滋病在全球蔓延的趋势、严重性、传播途径和预防方法等知识传授给群众,群众获得信息后,树立坚定的信念,即只要杜绝能够引起艾滋病传播的行为就一定能预防艾滋病,同时在这种信念的支配下,最终摒弃艾滋病的相关行为。知-信-行的范围与难度的理论模式见图9-1。

知识是行为转变的必要条件,但不是充分条件。这也可以解释为什么在我国有相当一部

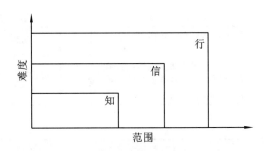

图 9-1　知-信-行范围与难度理论模式

分知识分子甚至包括医务人员,他们完全了解吸烟有害健康的知识,但却难有戒烟的行动。说明知识不等于信念,从知识到认知再到行为的转变并非易事,其中诸多因素均可影响知识行为的顺利转化。

(二)知-信-行模式在健康教育中的应用

该模式是行为改变较为成熟的模式,在健康教育中有很广泛的应用。以吸烟者戒烟为例,首先需要向吸烟者传递吸烟有害健康、吸烟引发的疾病以及吸烟有关的死亡数字等信息;有了这些知识和信息,吸烟者才能加强保护自己和他人健康的意识,形成吸烟有害健康的信念和积极戒烟的态度;在信念形成、愿意并相信自己有能力戒烟的情况下,吸烟者就可能逐步建立不吸烟的健康行为。

但是,在一些特殊情况下,态度对行为的作用可能会产生不一致的效果。如某人已经产生了吸烟有害健康的信念,但在某次朋友聚会时看到大家都在吸烟,于是出于趋同和从众心理就吸上几支,这时知识和信念之间出现了不一致。可见,认知和信念确立以后,并不一定会产生积极的行为。如果没有坚决的态度为前提,那么也很难实现行为的转变。

二、健康信念模式

(一)健康信念模式概述

健康信念模式(health belief model,HBM)是用社会心理学方法解释健康相关行为的重要理论模式。它以心理学为基础,由刺激理论和认知理论综合而成。健康信念模式主要由"对疾病威胁的认知""提示因素""影响及制约因素"三部分组成。健康信念模式结构模型见图 9-2。

1. 对疾病威胁的认知　对疾病威胁的认知是指人们如何看待健康与疾病,如何认识疾病的严重程度及易感性,如何认识采取预防措施后的效果及采取措施所遇到的障碍等,即对健康的信念。人的健康信念通常会受以下 4 种认知程度的影响。

(1)对疾病易感性的认知:指个体主观上对罹患某种疾病可能性的认识,包括对医师诊断的认可程度和对自身疾病发生、复发可能性的判断。认为罹患疾病的可能性越大,越容易产生积极的预防行为;反之,则不容易产生预防行为。但人的认知有时候会与实际易感性有很大的差异。如有的人认为人很容易被感染艾滋病,哪怕是与艾滋病患者握手或面对面的交谈就可能被传染,故而采取过度保护的措施;反之,则不以为然。

(2)对疾病严重程度的认知:指对疾病可能产生的医学和社会学的严重后果的认知程度。包括对疾病引起的临床后果的判断,如死亡、伤残、疼痛等,以及对疾病引起的社会后果的判断等。若认为疾病会给自己、家庭和工作带来影响,越是相信后果严重,越可能采取健康

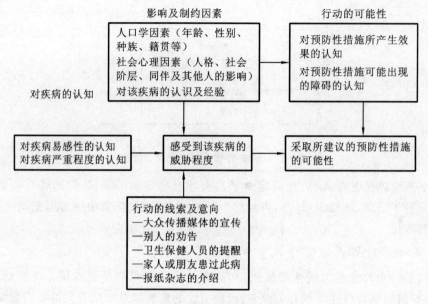

图 9-2　健康信念模式

的行为。

（3）对采取健康行为获益程度的认知：指人们相信采取或放弃某种行为后，将有效降低患病的危险性和减轻疾病后果，因而产生行动。即相信采取某项措施一定会对预防某个疾病有益。如相信低盐、低脂饮食会有效降低心血管病的发生率。

（4）对采取健康行为障碍的认知：指人们意识到采取或放弃某种行为所遇到的困难，如经济问题、疼痛程度等。只有人们对这种困难有充分认识，才能保证健康行为的维持与稳固。如认为吸烟确实有害健康，但是能意识到在大家都吸烟的环境中戒烟将变得更困难，一般的措施可能会没有效果。

2. 自我效能　自我效能指个体对自己能力的评价和判断，即是否相信自己有能力控制内、外因素而成功采纳健康行为，并取得期望的效果。自我效能感越高，其采纳健康行为的效果越好。

3. 提示因素　提示因素指促使或诱发健康行为发生的因素，包括自身躯体症状，他人的提醒，报纸杂志等大众信息的宣传、同事或朋友患病，医生建议等。提示因素越多，人们采纳健康行为的可能性就越大。

4. 影响及制约因素　影响及制约因素包括社会人口学及心理学因素，如年龄、性别、民族、人格、社会压力、文化程度、职业、经济收入、同伴影响、健康知识水平等。一般来说，教育程度及社会地位高、老年人、曾经患过该病的人会较为愿意采取建议的预防性行为。

（二）健康信念模式在健康教育中的应用

健康信念模式在健康教育和健康促进中的应用越来越广泛，是用于指导各种健康相关行为改变的一种最常用的模式。它不仅用于解释各种健康行为的变化和维持，也成为指导行为干预、促使健康行为形成的重要理论框架。健康信念模式在改变行为的实践中遵循以下步骤：首先要让人们意识到目前的行为方式对自身健康的威胁和严重程度；其次，让人们坚信一旦改变不良行为会得到非常大的收益，即知觉收益；同时也要认识到行为改变中可能出现的困难，即知觉到障碍；最后，使人们有信心、有能力改变不良行为。

三、格林模式

(一)格林模式概述

格林模式(PRECEDE-PROCEED model)是由美国学者 Lawrence W. Green 提出。他认为人们的健康行为受到个人和环境两方面因素的影响。因此格林模式的健康诊断包括个人和环境两部分内容。第一部分为教育诊断——PRECEDE,PRECEDE 是 predisposing,reinforcing and enabling constructs in educational/environmental diagnosis and evaluation 的英文缩写,指在教育的诊断和评价中应用"倾向因素"、"促成因素"和"强化因素"。第二部分为生态环境诊断——PROCEED,"PROCEED" 是 policy,regulatory and organizational constructs in educational and environmental development 的英文缩写,指执行教育或环境干预中运用政策、法则及组织等手段。格林模式的特点是从"结果入手"来演绎的方式进行思考,从最终的结果追溯到最初的起因。该模式不仅解释个体行为改变的原因,还把与健康相关的环境纳入视野,由个人健康扩大到社区群体健康,并且强调健康教育中教育对象的参与,将教育对象的健康与社会环境紧密联系在一起,考虑了影响健康的多重因素。该模式主要用于指导卫生保健人员鉴别影响人们健康决策和行为的因素,制订适宜的健康教育和健康促进规划、计划和行为干预措施。虽然健康教育的项目、内容、目标等各不相同,但设计健康教育计划和方法的步骤是大致相同的。

格林模式的干预步骤是非常系统的,包含了诊断、实施、评价等系列过程。其中评价不仅是指对实施情况和干预结果的总评价,也包括对进入下一循环框架前的系统评估。格林模式主要由 3 个阶段 9 个基本的步骤组成,涉及诸多学科。9 个步骤前后呼应,形成一个连续循环的过程(图 9-3)。

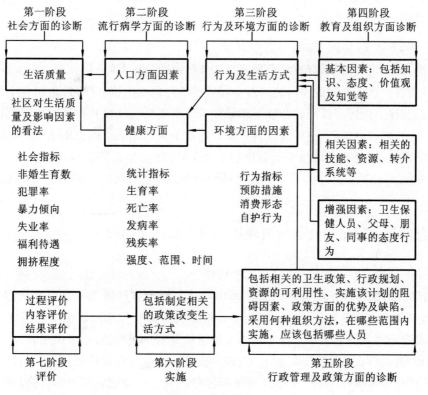

图 9-3　格林模式

1. 评估阶段(PRECEDE stage) 又称诊断阶段,包括对社会、流行病学、行为及环境、教育及组织、行政管理及政策5个方面的评估(诊断),其中教育和组织诊断是该模式的核心。教育和组织诊断主要是找出促使人们行为改变的倾向因素、强化因素及促成因素。

2. 执行阶段(PROCEED stage) 又称实施阶段,是指执行教育、环境干预中应用政策、法规和组织的手段。执行阶段工作包括制定实施时间表、控制实施质量、建立实施的组织机构、配备和培训实施工作人员、配备和购置所需的设备物品。

在实施中应该进行过程评价,即对项目计划的各个环节进行评价,包括对计划项目的目的、实施方法、影响因素等。在计划中应详细列举各项活动的要求、预期目标,翔实登记监测的影响因素等评价,以便于对实施的计划做出及时的调整。

3. 评价阶段 评价阶段包括近期、中期和远期的效果评价。评价的内容包括计划措施是否得当、目标或目的达到的程度等。合格的效果评价是检验健康干预有效性的指标。格林模式干预效果指标主要分4类:生物学指标、社会心理学指标、知-信-行改变指标及其他。

(1)近期效果评价:在健康教育与健康促进实施过程中进行经常性的评价。如目标是否符合对象人群的特点,干预策略、活动是否可行,计划、规划实施是否遵循了最初的设计,有无偏离既定计划、规划的要求,分析规划实施的情况等。

(2)中期效果评价:又称近中期效应评价。重点了解健康教育对目标人群知识、态度、行为的影响,即规划中各项具体干预措施对目标行为及其影响因素(包括倾向因素、强化因素、促成因素及环境因素等)改变程度的评价。

(3)远期效果评价:又称结果(或结局)评价。主要着重于是否达到长期目标或总目标。如目标人群的生活质量指标、患病率、死亡率,以及成本-效益和成本-效果分析。评价健康教育计划或规划改变人群健康状况所带来的远期社会效应和经济效益。

(二)格林模式在健康教育中的应用

格林模式提示我们在制订教育干预前要先进行诊断分析,即先从分析目标人群的生活质量入手,寻找被干预人群的健康问题以及引起其健康问题的原因,针对性地制订干预对策,最后加以实施与评价。运用该模式开展健康教育需要重视机构建设和政策改革,动员多部门参与,建立一个完善的政策环境;需要重视项目管理水平和实施人员的技术水平,提高实施健康促进活动的能力;需要重视以社区为基础的干预策略,建立系统的质量控制体系以提高干预效果。格林模式不仅为我们提供了实用性的设计框架,也为我们开展健康干预提供了新的思路。

四、合理行为理论和计划行为理论

(一)合理行为理论和计划行为理论概述

1. 合理行为理论(theory of reasoned action,TRA) 又称理性行动理论,由美国学者菲什拜因和阿耶兹于1975年提出。主要用于分析态度如何有意识地影响个体行为,关注基于认知的态度形成过程。其基本假设是认为个体通常是颇为理性的,在决定是否参与一个特定行为之间就考虑到行动的意义和后果。该理论模式已经在艾滋病预防行为、饮食行为、吸烟、饮酒、体育锻炼等健康相关行为和卫生保健研究中得到了广泛的应用和成功的尝试。

该理论认为个体的行为在某种程度上可以由行为意向合理地推断,而个体的行为意向又是由对行为的态度和主观准则决定的。人的行为意向是人们打算从事某一特定行为的量度,态度是人们对从事某一目标行为所持有的正面或负面的情感,它是由对行为结果的主要信念以及对这种结果重要程度的估计所决定的。理性行为理论是一个通用模型,它提出任何因素只能通过态度和主观准则来间接地影响使用行为,这使得人们对行为的合理产生有了一个清晰的认识。该理论有一个重要的隐含假设:人有完全控制自己行为的能力。但是,在组织环境下,个体的行为要受到管理干预以及外部环境的制约。因此,需要引入一些外在变量,如情境变量和自我控制变量等,以适应研究的需要(图 9-4)。

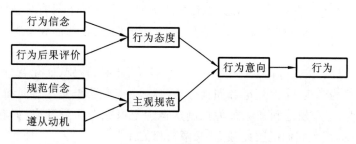

图 9-4 合理行为理论

对于模型中的每一个概念,菲什拜因和阿耶兹都给出了明确的定义和测量方法。

(1)行为信念(behavioral beliefs):个体对目标行为可能结果的信念。

(2)行为结果评价(evaluations of behavioral outcomes):个体对行为所产生的结果的评估。

(3)行为态度(attitude toward behavior):个体对执行某特定行为喜爱或不喜爱程度的评估。

(4)规范信念(normative beliefs):个体预期到其重要关系人或团体对其是否应该执行某特定行为的期望。

(5)遵从动机(motivation to comply):个体服从于这种期望的动机。

(6)主观规范(subjective norm):个体认为对其有重要影响的人希望自己使用新系统的感知程度。由个体对他人认为应该如何做的信任程度以及自己对与他人意见保持一致的动机水平所决定。

(7)行为意向(behavior intention):指行为趋向的意图,是做出行为之间的思想倾向和行动动机。

这些因素结合起来,便产生了行为意向,最终导致了行为改变。

2. 计划行为理论 计划行为理论(theory of planned behavior,TPB)是由多属性态度理论(theory of multi-attribute attitude)与合理行为理论结合发展而来的。多属性态度理论认为态度决定行为意向,预期的行为结果及结果评估又决定行为态度。合理行为理论假设行为的发生都能够由个人的意志所控制时,该理论中对个人行为的解释能力会出现降低。因此,阿耶兹将合理行为理论加以延伸,引入了感知行为控制变量,并提出了计划行为理论。该理论认为行为意向除了由态度和主观准则决定之外,还会受到感知行为控制的影响。感知行为控制是个人对其所从事的行为进行控制的感知程度,由控制信念和感知促进因素共同决定。控制信念是人们对其所具有的能力、资源和机会的感知。感知促进因素是人们对这些资源的重要程度的估计。

计划行为理论主要包括以下几个观点:

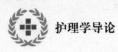

（1）非个人意志完全控制的行为不仅受行为意向的影响,还受执行该行为的个人能力、机会以及资源等实际控制条件的制约,在实际控制条件充分的情况下,行为意向直接决定行为。

（2）准确的知觉行为控制反映了实际控制条件的状况,因此它可作为实际控制条件的替代测量指标直接预测行为发生的可能性,预测的准确性依赖于知觉行为控制的真实程度。

（3）决定行为意向的 3 个主要变量是行为态度、主观规范和知觉行为控制,态度越积极,重要的人支持越大;知觉行为控制越强,行为意向就越大;反之就越小。

（4）个体拥有大量有关行为的信念,但在特定的时间和环境下只有少量的行为信念能被获取。这些可获取的信念也称突显信念,它们是行为态度、主观规范和知觉行为控制的认知与情绪基础。

（5）个人以及社会文化等因素(如人格、智力、经验、年龄、性别、文化背景等)通过影响行为信念间接影响行为态度、主观规范和知觉行为控制,并最终影响行为意向和行为。

（6）行为态度、主观规范和知觉行为控制从概念上可完全区分开来,但有时它们可能拥有共同的信念基础,因此它们既彼此独立,又两两相关。

用结构模型图表示计划行为理论如图 9-5 所示。

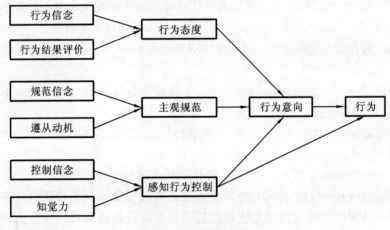

图 9-5 计划行为理论

（二）合理行为理论及计划行为理论在健康教育中的应用

合理行为理论及计划行为理论为健康行为的理解提供了较好的理论框架,对行为干预有良好的指导作用,目前已被广泛用于健康行为的认识和干预。如可通过测量青少年对于艾滋病等性传播疾病的行为信念、态度、动机、意向等,指导和制订预防控制的策略等。然而,人的行为不仅受"理"的影响,也同时受"情"的影响,还会遇到没有机会做思考与决策等情况。因此,该理论模型也存在一定的局限性,它忽略了情境、个人行为标准、习惯等在行为发生、维持和消退中的作用。

用于指导健康教育和健康促进的其他模式还有健康促进模式、行为转变阶段模式、保健系统模式、恐惧驱使模式、自我调节模式、压力与适应模式等。以上介绍的几种模式对于健康教育和健康促进均有指导作用,可以从不同的角度解释人们行为改变的规律,但也各有局限性。因此,需要具体问题具体对待,灵活地应用适宜的模型指导健康教育工作的开展。

第三节 健康教育的原则、程序及方法

健康教育是一项有目的、有计划、系统科学的教育活动。为了保障健康教育取得良好的效果,在组织实施健康教育时必须遵循一定规律、原则和科学的程序。

一、健康教育基本原则

1. 科学性 健康教育的首要原则是教育内容的科学性和准确性。缺乏科学性的教学内容和方法往往起到适得其反的效果。因此,在健康教育实施中,要正确传播医学知识,举例要实事求是,避免片面绝对、夸大事实。并注意应用新的科学研究结果,及时摒弃陈旧过时的内容,引用的数据要可靠无误。

2. 可行性 健康教育是面向个体和群体的教育活动,因此只有建立在符合当地的经济、社会、文化及风俗习惯的基础上,才能达到预期的效果和目的。改变人的行为和生活方式不能只依靠简单的说教或个人良好愿望实现。人的生活和行为方式的养成受社会习俗、文化背景、经济条件、卫生服务等影响,如居住条件、饮食习惯、工作条件、市场供应、社会规范、环境状况等。在健康教育实施之前必须充分考虑这些因素的制约作用,才能保证健康教育目标的顺利实现。

3. 针对性 健康教育是面向整个人群的,每个人在不同年龄阶段会有不同的健康问题。教育对象的年龄、性别、健康状况、个性、嗜好、学习能力等不同,其对卫生保健知识的需求也会各不相同。因此,在实施健康教育计划之前,应全面评估学习对象的学习能力、个性特点等,了解学习对象对健康问题的需求,制订出有效可行的健康教育计划。在实施健康教育时,根据不同人群的特点选择不同的教育策略与方法,设计与之相应的教学活动,因材施教才能达到理想的效果。

4. 启发性 健康教育要运用教育学的一般原则,如启发性原则,才能让人们理解其中的意义。通过启发教育,鼓励与肯定其行为的改变对其健康的意义,让人们理解不健康行为可能及已经产生的危害性,从而自觉自愿地采取有益于健康的生活方式。启发教育的形式可以有很多种,根据不同的对象、不同的内容以及不同的场景选择适合的启发方式。如可以组织同类患者或人群进行经验与教训的交流,其示范和启发作用往往比单纯的说教效果更好。

5. 规律性 任何教育要想取得好的效果就必须掌握一定的规律。在进行健康教育时,需要按照不同人群的认识和思维特点,正确运用记忆规律,由简到繁、由浅入深、从具体到抽象、由一般到特殊地进行。要注意知识间相互联系的重要性,如每次学习活动应该建立在上一次学习的基础上。还要注意遵循量力性原则,一次的教学内容不宜安排过多,逐渐累积才能达到良好的教育效果。

6. 通俗性 健康教育的根本是以健康为中心,面对全社会人群的全民性教育。开展健康教育工作时,尽量使用大众化语言避免过多地使用医学术语,采用学习者易于接受的教育形式和通俗易懂的语言是保证教学效果不容忽视的因素。

7. 直观性 形象直观的教学是提高教学效果的有效手段。在健康教育过程中,要化抽象为直观,充分运用直观手段。如运用投影、幻灯、视频、照片、模型等现代技术手段,生动地展现教学内容,提高受教育人群的学习兴趣,加深对知识的理解,从而达到良好的教育效果。

8. 合作性　健康教育不仅需要教育者与受教育者参与,还需要动员社会和家庭等支持系统,如父母、子女、同事、朋友等的参与,充分发挥群体的作用,保证健康教育的效果。护士在进行健康教育时,还需要其他医务人员的配合与支持,如医疗卫生服务部门的参与以及受教育者所在社区、家庭的配合。合作与支持系统运用的越好,健康教育的效果就越好,其目标也越容易实现。

9. 行政性　健康行为的形成不仅需要个体的努力,还需要政府部门的参与与支持,需要医疗卫生部门的协作与帮助。政府部门的领导与支持是保证健康教育全面顺利开展的重要基础,医疗卫生部门的参与是推进健康教育开展的中坚力量。

10. 艺术性　健康教育是教育的一种形式,而教育本身具有艺术性。教育者根据学习者的特点充分发挥自身主观能动性,巧妙地运用自己所掌握的知识、技巧,将教育内容传递给学习者,其中包含着教育的艺术性与创造性。

二、健康教育程序

健康教育程序跟护理程序一样,是一种系统科学的思维方法和工作方法。健康教育程序是一个连续不断的过程,包括评估健康教育教育需求、设定教育目标、制订教育计划、实施教育计划及评价教育效果五个步骤。

(一)评估健康教育需求

评估健康教育需求是健康教育程序的第一个步骤,也是健康教育者准备的阶段。评估教育需求旨在了解教育对象需要学习的知识和掌握的技能(包括学习需要、学习准备状态、学习能力及学习资源),为设定教育目标、制订教育计划提供依据。

1. 评估学习者的需要及能力　在健康教育前需了解学习对象的基本情况,如年龄、性别、教育程度、学习能力、环境因素、对疾病或健康问题的知识水平、对健康教育的兴趣及态度等。从而根据不同的学习需要及特点来安排健康教育活动。

2. 评估学习资源　评估达到健康教育目标所需的时间、参与人员、教学环境、教学资料及设备(如小册子、幻灯、投影)等。

3. 评估准备情况　教育者在为服务对象提供健康教育前,应对自己准备情况进行评估。包括制订的计划是否周全、教育者准备是否充分、对教育对象是否了解、教具是否恰当及齐全等。

(二)设定教育目标

设定教育目标是健康教育中的一项重要内容,也是评价教育效果的依据。明确的教育目标为健康教育指明方向。

1. 目标应具有针对性和可行性　执行目标时需要清楚以下情况,如教育对象对健康教育知识的兴趣与态度、缺乏哪些知识与技能、学习的能力如何、支持系统怎么样等。从而为其量身定做,制订切实可行的目标。

2. 目标应具体、明确、可测　目标应标明具体需要改变的行为,以及要达到目标的程度及预期时间等。目标越具体、明确、可测量,其越具有指导性和可及性。如实现戒烟的目标,目标可以明确到每周减少 2 支烟。

3. 目标应以教育对象为中心　教育对象是教育活动的主体,因此制订目标要充分尊重教育对象的意愿,通过共同讨论达成共识,激励和调动其主观能动性,才能取得较好的效果。

（三）制订教育计划

计划是为了实现健康教育目标而事先对措施和步骤进行的部署。一个好的计划是实现目标的行动纲领。计划可以使工作变得有序,减少不确定性和变化的冲击,同时计划也是一种协调,可以减少重叠性和浪费性的活动。

1. 明确实施计划的前提条件 制订计划时应根据目标,列出实现计划所需的各种资源,可能遇到的问题和阻碍,解决相应问题的办法,确定计划完成的日期。

2. 将计划书面化、具体化 整个健康教育计划应有具体、详细的安排。教育计划主要由教育时间、场所、内容、方法和工具及教育人员5个部分组成。每次教育活动前要确定有哪些人员参加、活动地点、环境如何、讲什么内容、如何讲、教育所需的设备和教学资料等都应有详细的计划。

3. 完善和修订计划 完成计划初稿后进一步调查研究,提出多种可供选择的方案,最好邀请有关组织和学习者参与修订,经过比较分析确定最优或最满意方案,使计划更加切实可行。

（四）实施教育计划

在实施计划前应对相关人员作相应的培训,确保相关人员明确教育目标、计划和具体的任务。在实施计划过程中及时观察学习者的反应,了解教育效果。定期进行阶段性的小结和评价,重视与各部门及组织之间的密切配合与沟通,根据需要对计划进行必要的调整,以保证计划的顺利进行。计划完成后应及时进行总结。

在实施教育计划过程中为确保计划的顺利实施,应特别注意以下4点内容:①注重信息的双向传播;②适当重复重点内容;③采取多种教育方法和方式;④注重教育者的态度。

（五）评价教育效果

评价是整个健康教育活动中不可或缺的一环,它应贯穿活动的全过程。评价的目的在于根据评价效果及时修改和调整教育计划、改进教育方法、完善教育手段,以取得最佳的教育效果。

健康教育效果评价可以是阶段性的、过程性的或结果性的。评价的内容包括:对教育对象教育需求的评估是否准确、全面,所提供的健康教育是否为公众所需要,是否达到教育目标,教学目标及计划是否切实可行,教育方法是否恰当,教师是否称职,教材是否适宜,执行教育计划的效率和效果如何,实现目标的程度如何,是否需要修订教育计划等。

三、健康教育方法

护理健康教育可分为:语言教育、形象教育、实践教育、电教化教育以及综合教育等。健康教育的方法有许多种,教学者可依据不同的教育目的,针对不同的学习者选择相应的方法。如为便于学习者更好地掌握知识,可应用个别会谈、讲授、提供阅读材料、讨论等方式;为改变学习者态度,可用小组讨论、角色扮演、辩论等方式;为帮助学习者获得某种技能,可用示范、角色扮演等方法。具体方法介绍如下。

（一）语言教育

语言教育分口头语言教育和文字语言教育两类。

1. 口头语言教育 口头语言教育是通过语言的交流与沟通讲解及宣传健康教育知识，增加受教育者对健康知识的理性认识。常用的口头语言教育如下：

1）讲授法：指借助教具，通过语言向学习者讲授健康相关知识的方法，是最常用的一种健康教育方式。主要适用于除儿童以外的各种大小团体，具有能在有限的时间内提供容量较大的知识和信息、容易组织、比较经济的特点。但是这种教学方法是一种单向性的思想传递方式，教学效果与教学者的语言素养有很大关系。如果听众较多时，讲授者难以了解听众对讲授内容的反应，无法与听众进行良好的沟通，不能充分照顾听众的个别差异。由于不能使教学对象直接体验知识和技能，有时会给理解和应用知识造成困难，容易忘记讲授内容，也不利于学习者主动学习。

在进行讲授时要注意以下几点：

（1）针对听众备课：在提供讲座前应预先了解听众的人数、教育程度、职业等基本资料，进行有针对性的备课。

（2）做好授课环境准备：尽量选择安静、光线充足、温度适宜和教学音响设备良好的学习环境。

（3）注重讲授技巧：做到条理清楚、重点分明、通俗易懂、逻辑清晰；讲授的概念、原理、事实、观点必须正确；最好配有文字资料、幻灯、图片以帮助理解；讲授时注意调动学习者的学习热情，如选择与听众接近的人和事的生动案例，并以提问等方式及时了解听众对知识掌握的情况。

（4）把握授课时间：内容要简明扼要，时间不宜过长，一般以 30～60 min 为宜。

（5）注意与听众的交流。

2）个人会谈法：指健康教育工作者根据学习者已有的知识经验，借助启发性问题，通过口头问答的方式，引导学习者比较、分析、判断来获取知识的教学方法。常用于家庭访视、卫生所的诊治前后，是一种简单易行的健康教育方法。会谈时应该注意与学习者建立良好的关系，及时了解其存在的困难及问题，以便实施正确的健康教育。在运用这种方法时要注意：

（1）事先了解学习者的基本背景资料，如姓名、年龄、教育程度、家庭状态、职业等。

（2）选择安静、舒适的交谈环境。

（3）从学习者最熟悉的人或事物谈起，使其产生信任感。

（4）会谈内容要紧扣主题，及时观察了解学习者的反应，并鼓励其积极参与交谈。

（5）一次教育内容不可过多，以防学习者产生疲劳。

（6）会谈结束后应对本次的教育内容总结，并了解学习者是否确实掌握了教育内容，如有必要，预约下次会谈时间。

3）讨论法：以教学对象为互动主体，教学者加以引导，在教学过程中主要以交流的方式进行，通过让学习者主动探究教学内容完成教学目标。主要是针对学习者的共同需要或存在相同的健康问题，以小组或团体的方式进行健康信息的沟通或经验交流。讨论法使学习的过程化被动为主动，学习者从中分享知识与经验，有利于提高学习者的学习兴趣，从而加深对问题的认识及了解，有利于态度或行为的改变。但是小组的组织及讨论比较浪费时间，如果讨论引导、控制得不好，可能会出现有些人过于主导，而有些人较为被动，或出现小组讨论离题的现象。在使用谈论法时要注意：

（1）参与讨论的人数控制在 5～20 人之间，尽量选择年龄、健康状况、教育程度等背景信息相似的人组成同一小组，选择的讨论场地应便于交流。

（2）讨论前应先确定讨论的主题和基本内容，并制订相关规则。如每人争取发言、把握讨论主题和发言时间、别人发言时要静听、要尊重别人的意见等，以保证讨论顺利进行。

（3）主持者一般由卫生保健人员如护士、医生来担当，开始时先介绍参加人员及讨论主题，在讨论过程中要注意调节讨论气氛，适时予以引导、提示、鼓励和肯定，在结束时要对结果进行简短的归纳及总结。

2. 文字语言教育 文字语言教育是通过一定的文字传播媒介并借助受教育者的阅读能力来达到健康教育目标的方法。常用的文字语言法包括读书指导法、作业法、标语法、传单法、墙报法等。

（二）实践教育

实践教育是通过指导学习者的操作视觉，达到使其掌握健康相关技能的方法。

1. 实地参观法 实地参观法是根据教学目的，组织学习者到实际场景中观察某种现象，从而获得感性知识或验证已经学习过的知识的教学方法。学习者在实际参观中不仅可以增进对教学内容的了解，还可激励其寻找更多的学习经验，有利于提高观察技巧。如带领孕妇实地参观产房，以降低初产妇对分娩的恐惧。但这种方法容易受到条件的限制，由于所需的时间多，有时不易找到合适的参观场所而无法实施。实施参观法的注意事项如下：

（1）做好参观的准备：组织者应事先到参观的地方进行实地考察，选择合适的参观地点，与参观单位沟通参观访问的事宜，全面了解各种需要注意的问题，并据此做好参观计划。

（2）指导参观的进行：参观前告知参观者参观的目的、重点及注意事项；参观时间要充分，允许学习者有时间提问；参观后应配合讨论，以减少疑虑或恐惧。

2. 示范法 示范法是指教学者通过具体动作示范向学习者展示动作的结构、顺序和要领的一种教学方法。即学习者通过观察他人行为而学得或改变行为的过程，常用于传授某项技术或技巧，是一种直观的教学方法。首先由教学者对该技术或技能进行示范，并讲解该项操作的步骤及要点，然后在教育者的指导下让学习者进行练习。使学习者有机会将理论知识应用于实践，以获得某项技巧或能力。示范通常包含有动作、程序、技巧和知识，并且以各种设备和教具做出相应的配合。但是这种方法有时会受到教学条件的限制，如场地受限或示教用具不足。使用示范法的注意事项如下：

（1）为保证示范的效果，示范者一般要站在学习者的正面，使全部学习者都能看清楚。

（2）在实施教学时要充分考虑学习者的接受能力，动作不宜太快，应将动作分解使学习者能清楚地看到，在示范的同时应配合口头说明。

（3）示范的内容较复杂时，可事先利用视听教具。如用录像带等，说明操作步骤及与原理，然后再示范。

（4）提供学习者练习的机会，示范者在指导练习时要分析其存在的困难，并详细说明错误的地方，避免使用责备的语气，注意给予鼓励和耐心的指导。

（5）在结束时，让学习者表演或充当教师角色进行示范，便于了解和评价掌握的情况。

（三）形象化教育

形象化教育是指利用形象艺术创作健康教育宣传材料，并通过人的视觉直观作用来传递健康教育知识的方法。如图标展示法、标本展示法、模型展示法等。

图标、模型展示和视听教学法直观、生动，能激发学习者的学习兴趣，使其在没有压力及紧张的气氛中获得健康知识。图标、模型的展示可在农村、街道、病房等地方，时间可长可短；

视听教学既可针对个体教学,也可针对群体,但是成本较高,需要一定的设备和经费保障。在使用中应注意:

（1）图标、模型的展示要配有通俗易懂、简明扼要的文字说明帮助理解。

（2）图标设计尽可能生动醒目,有利于吸引群众的注意力和易于记忆。

（3）播放试听教学片,要保证光碟、录像带、影象和播放器的质量,选择安静、大小适宜的播放环境,教学内容一次 20～30 min 为宜。

（四）电教化教育

电教化教育是运用现代化的声、光等设备,向学习者传递教育信息的教育方法。如广播、录音法;电影、电视、录像、幻灯、投影法;计算机辅助教学（CAI）;网络教育法等。

此外,护士在健康教育中,可通过多种途径及方法,对服务对象实施健康教育,以达到促进全民健康的目的。如安排专题讲座时,可以运用讲座法、小组谈论法、角色扮演法,还可以综合运用形象化、电教化教育等,将知识用适合的方法更好地呈现给学习者,达到有效传播的作用。

综上所述,健康教育是一项利国利民的重要举措。它对于提高人民健康素养,实现初级卫生保健,促进国家的卫生事业发展具有重要意义。同时,健康教育是一项需要政府领导、各级组织配合,全民共同参与的系统工程。它既是一门知识,也是一门技术,更是一门科学,其理论与实践都有待我们去探索、去挖掘,并且前景非常广阔。

小 结

1. 健康教育是通过有计划、有组织、有系统、科学的社会和教育活动,促使人们自愿采纳有利于健康的行为和生活方式,减轻或消除危险因素,从而预防疾病、增进和恢复健康,提高生活质量。健康教育是一项涉及卫生、教育、农业、大众媒介、交通和住房等多部门的社会活动,它一方面需要人们通过自我学习或相互学习来获得经验和技能,另一方面还需要通过多部门、多学科的社会实践来获得经验。健康教育与健康促进之间既有共同点,又不相互等同。健康教育是健康促进的必要条件;健康促进是健康教育发展的结果,也是健康教育发展的最高阶段。

2. 健康教育相关理论与模式是组织进行健康教育活动的指南,对理解、分析行为变化的过程具有帮助作用,同时也是健康教育过程的理论框架。

3. 健康教育的方法有很多种,可以根据实际情况选择不同的教育方法,具体包括专题讲座法、讨论法、个人会谈法等语言教育;实地参观法、示教法等实践教育;运用图标、模型等的形象化教育以及运用现代化的声、光等设备进行的电教化教育等。

思考题

一、选择题

从结果入手是下列哪一种健康教育模式的特点?（　　　）

A. 健康促进模式   B. 计划行为模式   C. 健康信念模式

D. 格林模式   E. 合理行为模式

二、简答题

1. 简述健康教育的概念及目的。

2. 试述护理人员在健康教育中的作用。

3. 试根据您所在专业学生的健康相关问题制订一份健康教育方案。

三、案例题

张某,男,56 岁,某公司高层领导,吸烟史 28 年,每天抽烟 20 支以上,2014 年秋季因患慢性支气管炎到当地医院就诊,检查结果为肺癌早期,医生向其解释吸烟的危害并劝其戒烟,但其不以为然。

根据案例分析:

(1) 在这种情况下,该采取何种办法?

(2) 其具体过程和理论依据是什么?

(赵文婷)

第十章 护理实践与法律

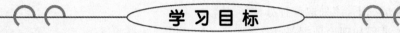

学习目标

识记：

1. 能正确说出法律的特征和作用。

2. 能正确说出医疗卫生违法行为、医疗卫生法律责任的概念和违反法律后应承担的法律责任。

3. 能正确说出医疗事故的概念、特征和分级。

理解：

1. 能正确陈述取得护理资格的法定条件和取得护理资格的法定程序。

2. 能举例说明护士在临床工作中可能的违法犯罪行为。

3. 能举例说明护士在临床工作中的护理法律责任。

应用：

1. 能运用所学的法律知识阐述发生医疗事故后应如何处理。

2. 能运用所学的法律知识阐述护理工作中法律问题的防范措施。

护理工作是医疗卫生事业发展的重要组成部分。在社会经济、文化迅速发展的今天，人们的法律维权意识不断增强，护理工作中所涉及的法律问题日益增多，护患纠纷甚至是暴力事件频发。这不仅扰乱了护士的正常工作秩序，也给护士造成了巨大的心理压力。因此，护士通过本章的学习，了解与医疗护理相关的法律知识，在护理实践中知法守法，自觉规范护理工作行为。这对调节护患关系、减少护患纠纷、促进护理学科的健康发展都具有重要的意义。

 案例

患者，王某，男，46 岁，诊断为：心包积液，恶性肿瘤（原发部位待定），家属要求对患者保密。一天中午，护士小张值班，王某来到医护办公室，要求查看病历，小张拒绝道："对不起，王先生，医院有规定必须经主治医生同意后，您才能翻看病历。"王某已对自己的病情产生不祥之感，情绪很激动，并大声吼道："去你的规定，我有权知道我的病情！"并要强行翻阅病历。正在这时家属赶到并劝说后患者才离开。

问题：

1. 患者本人有无对自身疾病的知情权？

2. 值班护士应如何向患者解释？

第一节 法 律 概 述

法律是由国家立法机关制定的行政规范准则,依靠国家强制力调整各种社会关系。法律的这种调节及保障作用对人们的社会生活、家庭生活、经济生活等都具有极其重要的意义。同时对维持良好的医疗秩序和就医环境,维护护患双方的合法权益有重大意义。只有依法医疗和护理,才能保障医疗和护理安全,才能保证人民群众享受到更好、更满意的医疗卫生服务,才能满足人民群众不断增加的健康需求。

一、法律的定义

法律(law)一词来源于拉丁语"Jurisprudentia",是指调整人类行为的社会规范。法律有狭义和广义之分,狭义的法律是指由拥有立法权的国家立法机关依照立法程序制定的规范性文件;广义的法律是指法律规范的总和,泛指享有立法权的国家机关制定和认可的、以权利和义务为主要内容的、由国家强制力保证实施的行为规则。由此可见,广义的法律除了国家立法机关制定的规范性文件之外,还包括国家行政机关制定的行政法规、地方国家机关制定的地方性法规等。法律对其管辖范围内所有社会成员都具有普遍的约束力,社会成员必须遵守。作为护理人员必须学习了解法律相关知识,才能确保护理行为符合法律规范的要求,避免医疗纠纷的发生。

二、法律的分类

法律的分类体系通常有以下几种划分法:

1. 从法律所规定的具体内容方面划分 可分为实体法和程序法。实体法规定人们在政治、经济、文化等方面的社会关系中具有哪些权利和义务,如刑法、民法通则、婚姻法、合同法、劳动法等。程序法是为保证实体法规定的权利和义务的实现而制定的诉讼程序上的法律,如民事诉讼法、刑事诉讼法、行政诉讼法等。

2. 从法律的制定和文字表现形式方面划分 一般可分为成文法和不成文法。成文法又称制定法,是指有权制定法律的国家机关依照法定程序制定和颁布的具有条文形式的规范性文件,如《中华人民共和国刑法》。不成文法又称习惯法,是指由国家机关认可的、但无文字表现形式的法律。

3. 从法律的调整范围方面划分 可分为一般法和特别法。一般法是指在一国领域内对全体公民和组织普遍适用的法律,如民法。特别法是指在一国特定区域(如香港、澳门特别行政区)或特定的人(如公务员、现役军人)或在特定的时期内适用的法律,如医师法、国籍法、戒严法。一般法是针对一般的人和事,在不特别限定区域内有效,且无时限性。而特别法是针对特定的人和事,在特定的地区和时间内有效。

4. 从法律制定的主体和适用范围方面划分 可分为国际法和国内法。国际法由不同主权国家通过协议制定或公认,用于调整国家之间相互关系。国际法的主要形式是国际条约和国际惯例。国内法由本国制定,适用于本国主权管辖范围内所有地区的法。

5. 从法律的内容、效力和制定程序方面划分 可分为根本法和普通法。根本法即宪法,是一个国家的根本大法,规定国家的根本制度和公民的基本权利和义务,具有最高法律效力。

宪法以外的法律即是普通法,它规定国家的某项制度或调整某类社会关系,法律效力次于根本法。

此外,根据法律的调节手段不同,分为民事法、刑事法、行政法;根据法律渊源不同,分为直接渊源和间接渊源的法律;根据法律所调节的社会关系不同,分为卫生法、经济法、劳动法、教育法等。其中卫生法、民事法、刑事法与护理实践密切相关。

三、法律的特征和作用

(一)法律的特征

法律区别于道德、宗教等其他社会规范的基本特征是法律具有国家意志性。它是由国家制定或认可,并由国家强制力保证实施,以权利、义务、职责为主要内容。法律的主要特征如下:

1. 法律是阶级性和社会性的统一　统治阶级从其根本利益出发,为维护自身利益及整个社会秩序而制定或认可法律。由此可见法律是阶级性和社会性相统一的行为规范。

2. 法律是具有概括性、约束性、严谨性的行为规范　法律首先是指一种行为规范,规范性是指法律为人们的行为提供模式、标准、样式和方向,是法律的首要特征。法律具有概括性,它是人们从大量具体的、实际的行为中高度抽象出来的一种行为模式,它的对象是一般的人,可反复适用。法律还具有普遍的约束性,即法律所提供的行为标准是按照法律规定所有公民一概适用的,不允许有法律规定之外的特殊,即要求"法律面前人人平等",体现法律的公正性。严谨性是指法律有其特殊的逻辑构成,构成要素包括法律概念、法律原则及法律规范。

3. 法律具有国家意志性　法律是由国家制定或认可的行为规范,是一种特殊的社会规范,体现的是国家意志,具有国家意志性。

4. 法律是以国家强制力保障实施的行为规范　任何社会规范都需要一定的强制力保障实施,否则就不能成为一种社会规范。法律是一种国家意志,它的实施由国家强制力来保障。法律具有必须遵守和不可违抗的特征,谁违法就要受到法律的制裁。

5. 法律具有严格的程序性　法律与其他社会规范比较,更强调程序、规定程序和实施程序,是具有严格程序性的规范。

6. 法律是以权利及义务的双向规定为内容　法律所规定的权利和义务,是由国家认可和保障的一种关系,是以权利及义务的双向规定为内容。法律中的行为模式以授权、命令、禁止的形式明确而具体地规定了人们的权利和义务。法律规范下的个体既能享受权利,又要履行义务。

(二)法律的作用

法律的作用也称为法律功能,是对各种社会关系应用法律手段进行的调节,包括法律的规范作用和法律的社会作用。

1. 法律的规范作用　法律的规范作用包括指引作用、预测作用、评价作用、教育作用、强制作用。

(1)法律的指引作用:指法律所具有的、能够为人们提供一种既定的行为模式,从而引导人们在法律范围内活动的作用。法律对人的行为指引有两种形式:一是个别性指引,即通过一个具体指示形成对具体人的具体行为的指引;另一种是规范性指引,即通过一般的规则形成对同类的人的行为指引。法律的指引作用是通过规定人们的权利和义务来实现的,是一种规范性指导,目的并不在于制裁违法行为,而在于引导人们合法地参与社会生活。

（2）法律的预测作用:指人们根据法律可以预先估计相互间的某种行为所具有的、为法律所肯定或否定的性质以及它所导致的法律后果,使人们可以预先估计到自己行为的后果,以及他人行为的趋向与后果。法律的预测分为两种情况:一是对如何行为的预测,二是对行为后果的预测。

（3）法律的评价作用:指法律作为一种行为标准及尺度,在评价他人行为合法与不合法时所起的作用。

（4）法律的教育作用:指法律在调整人们的行为时,对人们的行为起着一种潜在的影响作用,通过其规定和实施影响人们的思想,培养和提高人们的法律意识,引导人们依法行为的作用。法律的教育作用具体表现为警示作用和示范作用。

（5）法律的强制作用:指对于违法者而言,法律能运用国家强制力制裁、惩罚其违法和犯罪行为。法律的强制作用对象是违法者的行为。法律的强制作用是法律其他作用的保障,没有强制作用,法律的指引作用就会降低,预测作用就会被怀疑,评价作用就会在很大程度上失去意义,教育作用的效力也会受到严重影响。

2. 法律的社会作用　法律的社会作用是指法律为达到一定社会目的或政治目的对社会关系所产生的影响。它是从法律的目的和本质的角度来考虑法律的作用。法律的社会作用包括法律的社会控制作用及执行社会公共事务的作用。法律的社会作用的基本方式有确认、调节、制约、引导、制裁等。

（1）法律的社会控制作用主要表现在政治、经济、思想文化方面。在政治方面,法律要维护执掌国家政权利益主体在其国家政治生活中的领导或主导地位;在经济方面,法律要确立和维护有利于执政阶级的经济关系;在思想文化方面,法律要确立符合执政阶级利益的道德文化在社会生活中的主导位置,并大力倡导这种思想文化的发展。

（2）法律的执行社会公共事务的作用是指法律在社会公共事务管理方面的作用,如保护生态环境、兴建水利、交通管理等方面。这些事务在客观上对全社会的成员都有利,且具有公益性。

四、法律意识和法律行为

（一）法律意识

法律意识是人们有关法律现象的知识、思想、认识、观点和心理的总称,包括关于法律的学说、主张和理论,对法律本质、特征、作用等的认识,对权利义务关系的认识和态度,对人们行为的法律评价等内容。正确的法律意识是使人们的客观需要转化为法律规范的重要条件。在法律的实施过程中,法律意识起着调整作用,使人们的社会行为符合法律规范的要求。

（二）法律行为

法律行为分为合法行为和违法行为。

1. 合法行为　合法行为包括立法、执法、司法、守法和法律监督。

（1）立法:法律的制定,是指一定国家机关依据法定职权和程序制定、修改、废止规范性法律文件或认可法律规范的活动。制定法律规范和认可法律规范是法律创制的两种基本形式。

（2）执法:法律的执行,是指国家行政机关及其公职人员依法行使管理职权、履行责任、实施法律的活动。

（3）司法：指国家司法机关根据法定职权和程序，具体运用法律处理案件的专门活动。司法是实施法律的一种方式，有利于实现立法目的，发挥法律功能。

（4）守法：法的遵守，指公民、法人和其他组织以法律为自己的行为准则，依法行使权力、履行义务的活动。

（5）法律监督：根据监督主体和监督权的性质不同分为国家监督和社会监督。国家监督是国家机关进行的法律监督，社会监督的主体是各种社会力量。法律监督在法律运行的整个过程中起保证依法办事的作用。

2. 违法行为 违法行为是指具有一定主体资格的公民或组织由于主观上的过错所实施的具备一定社会危害性，依法应当与予以追究法律责任的行为。根据违法行为所违反的法律和所侵犯的社会关系可分为：民事违法、刑事违法、行政违规和违宪。

五、法律责任与法律制裁

（一）法律责任

1. 法律责任的概念与种类 法律责任指人们对自己的违法行为所应承担的带有强制性、否定性的法律后果。依据不同的标准对法律责任进行如下分类：①依据责任的内容不同分为财产责任和非财产责任；②依据责任的人数不同分为个人责任和集体责任；③依据责任的程度不同分为有限责任和无限责任；④依据引起责任的行为性质不同，分为刑事责任、民事责任、行政责任、违宪责任；⑤根据行为人有无过错可分为过错责任和无过错责任。

2. 法律责任的特点

（1）法律责任与违法相关，如果没有违法，就不需要承担法律责任。

（2）承担法律责任的最终依据是法律。只有法律做了某种规定，人们才承担某种相应的法律后果。

（3）法律责任以国家强制力为保障，依靠国家强制力使违法者承担相应的法律责任。

（4）法律责任必须由国家司法机关或其他国家授权的机关予以追究，其他任何组织和个人都无权行使这种职权。

3. 法律责任的归责 法律责任的归责是指特定的国家机关或国家授权的机关依法对行为人的法律责任进行判断和确认。

（二）法律制裁

1. 法律制裁的概念 法律制裁是由特定的国家机关对违法者依其所承担的法律责任而实施的强制性惩罚措施，是国家保证法律实施的重要形式。法律制裁必须以确定违法行为存在为前提去追究法律责任的直接后果。

2. 法律制裁的种类 法律制裁根据违法行为及法律责任的性质、实施法律制裁的主体和手段不同，分为民事制裁、刑事制裁、行政制裁、违宪制裁。

（1）民事制裁：由人民法院所确定并实施，对民事违法者或应该承担责任的其他组织和个人，依其所承担的民事责任而给予的强制性惩罚措施。其制裁方式有排除妨碍、停止侵害、返还财产、赔偿损失等数十种。

（2）刑事制裁：又称刑罚，是指国家司法机关对触犯刑律的犯罪人员依其应负的刑事责任而施加的法律制裁。刑罚分为主刑和附加刑，主刑包括管制、拘役、有期徒刑、无期徒刑、死刑;附加刑包括罚金、没收财产、剥夺政治权利和驱逐出境。刑事制裁在我国是最严厉的法律制裁,具有惩罚性。

（3）行政制裁:指由主管的国家行政机关或法律授权的社会组织对公民、下级行政机关和其他社会组织违反行政管理法律、法规的行为进行的强制性惩罚措施。行政制裁分为行政处分、行政处罚和劳动教养三种。

（4）违宪制裁:指依据宪法的特殊规定对违宪者实施的强制性措施。违宪制裁权由监督宪法实施的国家机关行使。

六、法律关系

（一）法律关系的概念

法律关系是法律规范在调整人们行为的过程中所形成的一种特殊的社会关系,即法律上的权利和义务关系。法律关系是一种社会关系,但不是所有的社会关系都是法律关系,只有受法律规范调整的社会关系才是法律关系。

（二）法律关系的构成要素

1. 法律关系的主体　法律关系的主体指法律关系的参与者,即在法律关系中依法享有权利和承担义务的人和组织。其中享有权利的一方称为权利人,承担义务的一方为义务人。法律关系主体的范围十分广泛,主要包括自然人、各种机构和组织。

作为法律关系的主体,应该具有一定的资格和能力,包括权利能力和行为能力。权利能力是法律关系主体享有权利和承担义务的资格;行为能力是指法律承认的、法律关系主体通过自己的行为取得享有权利和承担义务的能力。现行世界各国的法律中,依据主体权利能力和行为能力的具体情况,将公民划分为完全行为能力人、限制行为能力人、无行为能力人三种。

2. 法律关系的客体　法律关系的客体是指法律关系主体之间权利和义务指向的对象,包括物、精神产品和行为结果。法律意义上的物指由法律关系支配的、在生产和生活中所需要的客观实体;精神产品属于人类精神文化现象,包括知识产品和道德财富;行为结果是义务人完成其行为所产生的能够满足权利人要求的结果。

3. 法律关系的内容　法律关系的内容是指法律关系主体之间的法律权利和法律义务。法律权利是指法律关系主体在法定范围内享有的能够满足自己利益而采取的、由其他人的法律义务所保证的法律手段;法律义务是指法律关系主体在法定范围内必须做出或不做出一定的行为。必须做出的义务如赡养义务、纳税义务等,而不做出的义务如非法绑架他人、刑讯逼供等。

（三）法律事实

法律事实是指法律所规定的,能够引起法律关系产生、变更和终止的客观情况。根据与法律关系主体的意志是否有关,将法律事实分为法律事件和法律行为。法律事件是指能引起法律后果,但不以主体意志为转移的客观现象。它包括自然现象和社会现象,如地震、水灾、火灾、战争等。法律行为是指能够产生法律后果的,主体有意识的活动。按其性质可分为合法行为和违法行为两种。

（四）法律关系的种类

（1）根据法律关系主体具体化程度不同,分为一般法律关系和具体法律关系。一般法律关系是根据宪法形成的国家、公民、社会组织及其他主体之间普遍存在的社会关系。其主体没有姓名上的个体化,是不具体的个人、社会组织或者国家机关,以一般的法律权利和义务为基础的法律关系。如我国全体公民都是以宪法所规定的公民基本权利与义务为基础的法律关系的主体;具体法律关系是法律关系主体至少一方个体化(姓名化)了的法律关系,具体的法律关系的产生不仅要有法律的规定,而且要有具体的法律事实发生。

(2) 根据法律规范的作用和目的,分为调整性法律关系和保护性法律关系。调整性法律关系不需要法律制裁就能实现主体的法律权利;保护性法律关系是由于违法行为而产生的,是法律规范的"制裁"部分,它执行着法的保护职能,在主体权利与义务不能正常实现的情况下可以通过法律制裁而实现法律关系。

(3) 根据法律关系的主体是单方具体化还是双方具体化,分为绝对法律关系和相对法律关系。绝对法律关系的主体权利人是具体的,而义务人是除了权利人以外的所有人,是一个人对一切人的法律关系,如所有权(公民的健康权、肖像权、著作权等)关系;相对法律关系中的主体权利人和义务人都是具体的,是一方对另一方的法律关系,如合同关系、债权关系、婚姻家庭关系等。

(4) 根据法律调整的方式和主体的相互地位不同,分为平权型法律关系和隶属型法律关系。平权型法律关系又称横向法律关系,是主体双方根据自主、平等或等价有偿的原则建立起来的法律关系,各主体之间的法律地位是平等的,不存在隶属关系;隶属型法律关系又称纵向法律关系,法律关系的主体为隶属关系,一方服从于另一方,如行政法律关系是最典型的隶属型法律关系。

(5) 依据法律规范的调整方式和对主体意志的影响方向,分为积极型法律关系和消极型法律关系。法律规范可以分为三种,即授权性规范、命令性规范和禁止性规范。当这三种法律规范分别作用于不同的社会关系时就形成了积极型法律关系和消极型法律关系。积极型法律关系是依据授权性规范产生的,消极型法律关系是依据命令性规范和禁止性规范产生的。

第二节　中国的法律体系及医疗卫生法规

法律体系(legal system)又称部门法体系,指一国的全部现行法律规范按照一定的原则和标准,划分为不同的法律部门而形成内容一致、逻辑有序的统一整体。其基本构件是法律部门。各个法律部门又包括不同层次的法律及法规。

一、中国的法律体系、形式及立法程序

(一) 中国的法律体系

我国的法律体系包括以下的法律部门:宪法、刑法、民法、行政法、劳动法、经济法、环境法、诉讼法等。

中国社会主义的法律体系贯彻社会主义原则及民主原则,体现公民权利及义务的统一。2011 年 3 月 10 日,全国人民代表大会常务委员会委员长吴邦国同志向十一届全国人民代表大会四次会议作全国人大常委会工作报告时庄严宣布:一个立足中国国情和实际、适应改革开放和社会主义现代化建设需要、集中体现党和人民意志的,以宪法为统帅,以宪法相关法、民法商法、行政法、经济法、社会法、刑法、诉讼与非诉讼程序法等多个法律部门的法律为主

干,包括行政法规、地方性法规等多个层次的法律规范构成的中国特色社会主义法律体系已经形成,国家经济建设、政治建设、文化建设、社会建设以及生态文明建设的各个方面实现有法可依。

这标明中国已在根本上实现从无法可依到有法可依的历史性转变,各项事业发展步入法制化轨道。郑重宣示了中国坚定不移实施"依法治国"基本方略,建设社会主义法治国家。

中国特色社会主义法律体系是中国特色社会主义永葆本色的法制根基,是中国特色社会主义创新实践的法制体现,是中国特色社会主义兴旺发达的保障。

(二) 中国的法律形式

根据宪法及有关的法律规定,我国的法律形式有:宪法、法律、最高行政机关的行政法规和其他规范性文件、地方性法规、民族自治地方的自治条例和单行条例以及特别行政区的法律法规。

(三) 中国的立法程序

立法程序是国家有关机关制定、修改、废除法律时所必须遵循的法定程序及方式。合理、完善的立法程序是提高立法质量的重要保证。根据我国宪法及法律的有关规定,全国人大及其常委会制定法律的基本程序,包括法律草案的提出、讨论和审议、通过及法律的公布四个阶段。

二、医疗卫生法规

(一) 医疗卫生法的概念

医疗卫生法是我国法律体系的重要组成部分,是由国家制定或认可的,并由国家强制保证实施的医疗卫生方面法律规范的总和。它反映医疗卫生领域内人与自然、人与人之间的关系。它规范人们在卫生领域中的权利和义务,是人们处理卫生问题必须遵循的行为准则,也是司法机关解决卫生纠纷的主要法律依据。医疗卫生法既包括国家立法机关正式颁布的规范性文件,也有非正式立法机关颁布发行的在其所辖范围内普遍有效的规范性决定、条例、办法等。

(二) 医疗卫生法的特点

1. 保护公民的健康权利为宗旨 医疗卫生法的主要作用就是维护公民的身体健康。通过医疗卫生法的制定和国家强制保证实施,以保障公民应享有国家规定的健康权和治疗权,惩治违法者对公民健康权利的侵害行为,保护公民的合法健康权益。

2. 技术规范和法律相结合 医疗卫生法将公民防治疾病、保护健康的客观规律加以法律化,使其成为人人必须遵守的行为准则。那些因不遵从医疗卫生法中的医疗卫生技术规范,造成严重后果者,必将受到法律制裁。

3. 多样化的调节手段 健康维护是一项复杂的系统工程,涉及面广,包括食品卫生、防病治病技术、爱国卫生运动、生活环境状况等。由于涉及复杂的社会关系及一系列技术问题,因此不能用单一的调节手段,需要吸收并利用其他部门的法律,如环境法、民法、刑法、行政法等多样化调节手段。

(三) 医疗卫生法律关系的构成

法律关系的构成必须具备法律关系的主体、法律关系的客体、法律关系的内容三个相互关联的基本要素。医疗卫生法律也必须具备这三方面的内容。

1. 医疗卫生法律关系的主体 医疗卫生法律关系的主体是指医疗卫生法律关系的参与者,即享受权利、承担义务的单位及个人。具体包括卫生行政部门、医疗卫生保健机构,与医疗卫生单位发生直接或间接关系的企事业单位,我国公民及境内的外国人。

2. 医疗卫生法律关系的客体 医疗卫生法律关系的客体是法律关系主体权利和义务的指向对象。医疗卫生法律最高层次的主体是人的生命和健康,卫生法的最终目的是保护人的生命和健康,对预防疾病、诊疗疾病、护理、优生保健等方面都有具体的规定。医疗卫生具体法律关系具有各自的客体,如药厂生产的药品、护理服务中的各种护理行为等都属于法律关系中客体范畴。

3. 医疗卫生法律关系的内容 医疗卫生法律关系的内容是卫生法律关系的主体依法享有的权利及承担的义务是法律关系的基础。如护士的权利是在法律规定的范围内实施护理服务,并依法获得相应的报酬。护士的义务是为服务对象提供及时、准确、周到的护理服务,如果护士不履行或没有按要求履行其义务,将承担相应的法律后果。

(四) 医疗卫生违法行为和法律责任

医疗卫生违法行为是指个人、组织所实施的违反医疗卫生法律、法规的行为,分为医疗卫生行政违法、医疗卫生民事违法和医疗卫生刑事违法行为。由于违法行为侵犯了医疗卫生法律法规所保护的社会和个人权益,就必须承担相应的法律责任。医疗卫生法律责任是指违反医疗卫生法的个人或单位所应承担的、带有强制性的责任,分为行政责任、民事责任、刑事责任。

1. 行政责任 行政责任指个人或组织因实施了违反医疗卫生法律法规的一般违法行为而承担的法律后果,分为医疗卫生行政处罚和医疗卫生行政处分。行政处罚包括警告、罚款、没收违法所得、责令停产停业、吊销执照等。行政处分包括警告、记过、记大过、降级、开除等。

2. 民事责任 民事责任指依据民法和医疗卫生专门法律规范的规定,个人或组织对实施侵犯他人人身、财产权的民事不法行为应承担的法律后果。其特点包括:①民事责任主要是一种救济责任;②民事责任主要是一种财产责任;③民事责任主要是一方当事人对另一方的责任,在法律允许的条件下,可由双方当事人协商解决。民事责任主要弥补受害方当事人的损失,以财产责任为主。

3. 刑事责任 刑事责任指行为人实施了犯罪行为,严重侵犯了公民的人身健康权和医疗卫生管理秩序而依刑法应承担的法律后果。犯罪主体可以是不法行为造成严重后果的个人,也可以是不法行为造成严重后果的单位或单位的直接责任人。

(五) 医疗事故

1. 医疗事故的概念 2002 年 4 月 4 日中华人民共和国国务院令第 351 号文件颁布了新的《医疗事故处理条例》,并于 2002 年 9 月 1 日起实施,同时废止了《医疗事故处理办法》。"条例"中指出医疗事故(medical malpractice)是指医疗机构及其医务人员在医疗活动中,违反医疗卫生管理法律、行政法规、部门规章和诊疗护理规范、常规,过失造成患者人身损害的事故。

2. 医疗事故的特征

(1) 主体合法性:医疗事故责任主体必须是经过考核及卫生行政部门批准或承认取得相应资格的各级各类合法的医疗机构及其医务人员,并且事件发生在其合法的医疗活动中。

（2）行为违法性：医疗机构及其医务人员在医疗活动中的过失行为违反了医疗卫生管理法律、行政法规、部门规章和诊疗护理规范或常规。

（3）存在主观过失：医疗事故的直接行为人在诊疗护理活动中存在主观过失，行为人由于疏忽大意和过于自信而不负责任或违反操作规程等所造成的危害结果。

（4）产生了危害结果：患者有明显的人身损害，包括患者死亡、残废、组织器官损伤导致功能障碍以及其他明显的人身损害。

（5）医疗行为和损害结果之间必须有直接的因果关系。

具有下列情形之一的，不属于医疗事故：①在紧急情况下为抢救垂危患者生命而采取紧急医学措施造成不良后果的。②在医疗活动中由于患者病情异常或者患者体质特殊而发生医疗意外的。③在现有医学科学技术条件下，发生无法预料或者不能防范的不良后果的。④无过错输血感染造成不良后果的。⑤因患方原因延误诊疗导致不良后果的。⑥因不可抗力造成不良后果的。

3. 医疗事故的分级 根据对患者人身造成的损害程度，医疗事故分为四级：

（1）一级医疗事故：造成患者死亡、重度残疾的医疗事故。重度残疾指重要器官缺失或功能完全丧失，其他器官不能代偿，存在特殊医疗依赖，生活完全不能自理的情形。如植物人状态、极重度智能障碍、靠呼吸机维持呼吸、临床判定不能恢复的昏迷等。

（2）二级医疗事故：造成患者中度残疾、器官组织损伤导致严重功能障碍的医疗事故。中度残疾指患者器官缺失或功能完全丧失，其他器官不能代偿，可能存在特殊医疗依赖，生活大部分不能自理等。

（3）三级医疗事故：造成患者轻度残疾、器官组织损伤导致一般功能障碍的医疗事故。轻度残疾指存在器官缺损或畸形，有轻度功能障碍，可能存在一般医疗依赖或无医疗依赖，生活能自理。如面部的轻度毁容、膀胱大部分缺损等。

（4）四级医疗事故：造成了患者明显人身损害的其他后果的医疗事故。如颜面部软组织轻度损伤、拔除健康恒牙、产后胎盘残留引起大出血无其他并发症等。

4. 医疗事故的处理 医疗机构应当制定防范、处理医疗事故的预案，预防医疗事故的发生，减轻医疗事故的损害。当发生或发现医疗事故时，正确的处理有助于保护当事医患双方的合法权益，保障正常的医疗秩序和医疗安全，减轻医疗事故损害。

（1）医疗事故的报告：医务人员在医疗活动中发生或者发现医疗事故，或可能引起医疗事故的医疗过失行为及发生医疗事故争议的，应当按照规定逐级报告。负责医疗服务质量监控的部门或者专（兼）职人员接到报告后，应当立即进行调查、核实，将有关情况如实向本地医疗机构的负责人报告，并向患者通报、解释。发生重大医疗事故导致患者死亡或者可能为二级以上的医疗事故，或导致 3 人以上人身损害后果等情形时，医疗机构应当在 12 h 以内向所在地卫生行政部门报告。

（2）医疗事故的技术鉴定：发生医疗事故争议时，启动医疗事故技术鉴定程序。技术鉴定有两种方式：一是卫生行政部门移交鉴定。卫生行政部门接到医疗机构关于重大医疗过失行为的报告或者医疗事故争议当事人要求处理医疗事故争议的申请后，对需要进行医疗事故技术鉴定的，应当交由负责医疗事故技术鉴定工作的医学会组织鉴定；二是医患双方共同委托医疗机构所在地负责医疗事故技术鉴定工作的医学会进行医疗事故技术鉴定。医学会组织专家鉴定组，依照相应法律法规，运用医学科学原理和专业知识，独立进行医疗事故技术鉴定。

（3）医疗事故的行政处理与监督：卫生行政部门应当根据相关法律、法规，对发生医疗事故的医疗机构和医务人员做出行政处理，包括行政处罚和行政处分。卫生行政部门对参加医疗事故技术鉴定的人员资格和专业类别、鉴定程序进行审核，必要时可以组织调查，听取医疗事故争议双方当事人的意见。

（4）医疗事故的赔偿与处罚：发生医疗事故的赔偿等民事责任争议时，医患双方可以采取三条途径解决争议：①医患双方协商解决。②不愿意协商或协商不成时，可向卫生行政部门提出解调申请。③也可直接向人民法院提起民事诉讼。新条例中医疗事故的赔偿主要考虑三个方面的因素：第一，医疗事故等级；第二，医疗过失行为在医疗事故损害后果中的责任程度；第三，医疗事故损害后果与患者原有疾病状况之间的关系。根据以上三个因素，新条例规定了11个赔偿项目，包括医疗费、误工费、在医院就餐的伙食补助费、陪护费、残疾生活补助费、残疾用具费、交通费、住宿费、丧葬费、精神抚慰金，另外还包括将来患者一旦死亡或因残疾丧失劳动能力其16岁以下孩子的抚养费等。赔偿的具体数额，在考虑以上三方面因素后确定，实行一次性结算，由承担医疗事故责任的医疗机构支付。根据医疗事故的等级和情节，卫生行政部门给予发生医疗事故的医疗机构警告。情节严重者，限期停业整顿或吊销执业许可证，对于负有责任的医务人员依法给予处分或追究刑事责任。

第三节　护　理　法

护理法是关于护理人员的资格、权利、责任和行为规范的法律与法规，涉及护理职业活动、护士管理的法律及规章制度的总和。护理人员在护理实践中经常面对患者、患者家属、医生及其他健康工作者，势必产生各种各样的社会关系。护理法就是调整护理过程中所形成的社会关系的法律规范总称。护理法明确了护士的地位、作用和职责范围，对护理工作有约束、监督和指导的作用，可最大限度地保护护士的职业权益和患者的合法权益，促进护理服务的健康发展。

一、护理立法的历史发展

1. 世界各国护理立法概况　以法律的形式对护理人员在教育培养及护理服务方面所涉及的问题予以约束及限制，开始于20世纪初。当时从事护理工作的许多护士未受到正规培训，护士的资格标准、职责范围模糊不清。为了提高医疗护理质量，保证护理的专业化发展方向，各国都相继颁布了适合本国政治、经济、文化及护理特点的护理法规。1903年美国北卡罗莱、新泽西、纽约和弗吉尼亚四个州率先颁布了《护士执业法》。1919年英国颁布了世界上第一部护理法，1921年荷兰也颁布了护理法，随后，芬兰、意大利、波兰等许多国家相继颁布了护理的法律、法规。

1947年国际护士委员会发表了一系列有关护理立法的专著。1953年世界卫生组织发表了第一份有关护理立法的研究报告。1953年国际护士会制定了《护士伦理学国际法》，并分别于1965年和1973年再修订，一直沿用至今。

1968年国际护士会成立了护理立法委员会，并制定了世界护理法史上划时代的纲领性文件——《系统制定护理法规的参考指导大纲》，为各国制定护理法提供了权威性指导。目前，最具代表性的国际护理法规是国际护士学会制定的《护士守则》。

2. 我国护理立法概况　　1948 年在广州召开的第三届中国护士学会全国会员代表大会上,国民政府卫生部徐霭诸提出"护士法草案提请商讨案",但因国内战事未付诸实施。

新中国成立后,国家政府和有关部门非常重视护理队伍的稳定、护士的培养和护理质量的提高。卫生部先后发布了《医士、药剂师、助产士、护士、牙科技士暂行条例》《卫生技术人员职称及晋升条例》《关于加强护理工作的意见》等法规、规章和文件,但由于没有建立起严格的护士考试、注册及执业管理制度,护理教育萎缩,大量未经正规专业学习的人员经过短期岗前培训涌入护理队伍,使护理队伍整体素质不高,护理质量不高,影响护理学科的发展。

由于上述情况,卫生部 1982 年发布了《医院工作制度》和《医院工作人员职责》,1985 年开始起草了《中华人民共和国护士法》,并对草案广泛征求意见和建议,对草案进行了多次修改和完善。1993 年 3 月 26 日发布了《中华人民共和国护士管理办法》(简称《护士管理办法》),并于 1994 年 1 月 1 日实施。《护士管理办法》提出了我国护士执业资格考试制度和执业许可制度,这是护士质量提高的基本保证,也是护士护理工作安全的根本保障。1995 年 6 月全国首次护士执业考试举行,标志着我国护士执业考试和注册制度正式建立。

2008 年 1 月 31 日国务院第 517 号令发布了《护士条例》,条例共 6 章 35 条(详见附录 5《护士条例》)。条例的制定旨在维护护士的合法权益,规范护理行为,促进护理事业发展,保障医疗安全和人民健康。《护士条例》自 2008 年 5 月 12 日起施行。《护士条例》首次以行政法规的形式规范了护理活动,标志着我国护理管理逐步走向规范化和法制化轨道。

我国香港特别行政区制定有《香港护士注册条例》。我国台湾 1991 年 5 月颁布了《护理人员法》,1992 年 4 月公布了《护理人员法实施细则》。

二、护理立法的意义

(一)促进护理教育及护理学科的健康发展

护理法集中最先进的法律思想和护理理念,为护理专业人才的培养和护理活动的开展制定了法制化的规范及标准。使护士在护理工作中有法可依,促进了护理专业向现代化、科学化、专业化、标准化的方向发展。

(二)促进护理管理法制化进程

护理法的实施,促进了护理管理的法制化,保证了国家对护理活动的管理和一切护理活动及行为均以法律为依据,保证了上岗护士的基本素质,保证了护理工作的安全性及护理质量的提高。

(三)维护护理服务对象的正当权益

护士法明确了护士在护理工作中的法律义务。对于违反护理准则的行为,患者可根据护理法追究护理人员的法律责任,从而最大限度地保护了患者及所有服务对象的合法权益。

(四)确保护士的合法权益

护理法明确了护理人员的地位、作用和职责范围,使护理人员在从事正常护理工作的权利、履行自己的法定职责等方面最大限度地受到法律的保护,增强了护理人员崇高的使命感,提高了护理人员工作的安全感。

(五)促进护理人员不断学习

护理法规定的护士资格、注册、执业范围等是不可变更的,以法律的手段促进护理人员不断学习和更新专业知识,从而促进护理专业的整体提高和发展。

三、护理法的种类及基本内容

(一)护理法的种类

各国现行的护理法规,基本上可以分为以下几大类:

(1)国家主管部门通过立法机构制定的法律、法令。它可以是国家卫生法的一个部分,也可以是根据国家卫生基本法制定的护理专业法。目前我国最高的护理专业法是国务院颁布的 2008 年 5 月 12 日起施行的《护士条例》。

(2)根据卫生法,由政府或地方主管部门制定的规章制度及规范性文件。如卫生部颁布的 2008 年 5 月 12 日起施行的《护士执业注册管理办法》等。

(3)由政府授权各护理专业团体如中华护理学会,根据法律所制定的各种护理标准、操作规范及护理实践的规定、章程和条例等。

(4)各级医疗机构一般都有针对护理工作非常详尽而具体的规章制度,包括各种工作规范和标准。护士应该熟知并严格执行。

除上述四类以外,如教育法、劳动法、职业安全法,乃至医院本身所制定的规章制度,对护理实践也有重要规范作用。

(二)护理法的基本内容

护理法一般包括总纲、护理教育、护士注册、护理服务四大部分内容。

1. 总纲　总纲部分阐明护理法的法律地位、立法程序的规定、护理立法的基本目标、立法程序的规定、护理的定义、护理工作的宗旨、护理与人类健康的关系及其社会价值等。

2. 护理教育　护理教育部分,包括教育种类、教育宗旨、专业设置、审批程序、编制标准等。它也包括护生的入学条件、护校学制、课程设置、考试方法及护校教学质量评估的规定等。

3. 护士注册　护士注册部分包括有关注册机构、注册种类、有关护理人员申请注册和取消注册的标准和程序。注册制度决定了从事护理服务的资格要求等。

4. 护理服务　护理服务部分,包括护理人员的分类命名、职责范围、权利义务、专业能力、管理系统以及各项专业工作规范、护理服务的伦理学问题等,还包括对违反这些规定的护理人员进行处理的程序和标准等。

四、护理法律责任

(一)行政责任

护理行政责任指法律关系主体由于护理行政违法行为或某些特定的护理法律事实的出现所应承担的具有惩戒或制裁性的法律后果。护理行政责任是基于护理行政管理而产生的一种法律责任。根据《护士条例》第三十一条规定,护士在执业活动中有下列情形之一的:①发现患者病情危急未立即通知医师的;②发现医嘱违反法律、法规、规章或者诊疗技术规范的规定,未依照本条例第十七条的规定提出或者报告的;③泄露患者隐私的;④发生自然灾害、公共卫生事件等严重威胁公众生命健康的突发事件,不服从安排参加医疗救护的。由县级以上地方人民政府卫生主管部门依据职责分工责令改正、给予警告;情节严重的,暂停 6 个月以上 1 年以下执业活动,直至原发证部门吊销护士执业证书。

如果护士的行为对患者造成严重人身损害或造成医疗事故的,根据具体情况必须承担相应的法律责任。

（二）民事责任

护理民事责任指护士在护理活动过程中,未尽护理义务,侵犯服务对象的生命健康权益时应承担的民事法律后果。卫生法律法规所涉及的民事责任的方式主要是赔偿,包括财产损害和精神损害赔偿。

构成护理民事责任的要件包括:①护理民事责任的行为主体和责任主体是一致的,都不是医务人员,而是医疗机构。护理人员在护理活动中的过错,是医疗机构本身的过错,对此给患者造成的损失和影响,应当有医疗机构来承担。②存在护理过失行为。③对护理服务对象造成损害。④护理过失行为和损害后果之间存在因果关系。

（三）刑事责任

护理刑事责任指行为人因其犯罪行为必须承担由司法机关代表国家所确定的否定性法律后果。《中华人民共和国刑法》第三十三条、三十四条明确提出,刑罚分为主刑和附加刑。

护理刑事责任的相关规定包括:①《中华人民共和国刑法》第三百三十五条规定,医务人员由于严重不负责任,造成就诊人死亡或者严重损害就诊人身体健康的,处3年以下有期徒刑或拘役。②《护士条例》第二十七条规定,卫生主管部门的工作人员未依照本条例规定履行职责,在护士监督管理工作中滥用职权、徇私舞弊,或者有其他失职、渎职行为的,依法给予处分;构成犯罪的,依法追究其刑事责任。③《护士条例》第三十三条规定,扰乱医疗秩序,阻碍护士依法执业,侮辱、威胁、殴打护士,或者有其他侵犯护士合法权益行为的,由公安机关依照治安管理处罚的规定给予处罚;构成犯罪的,依法追究其刑事责任。

第四节 护理工作中的法律问题

护士在临床护理工作中,除了具备高尚的医德、高度的责任心、优良的服务态度和过硬的护理技能外,还必须熟知相关的法律法规,强化法律意识,从而保护服务对象和自身的合法权益。

一、护士执业的法律依据

护理工作必须由有护理专业教育背景,具备护理专业知识与技能,并通过护理人员执业考试,具有护士执业资格的人来承担。护士执业考试合格即取得护士执业的基本资格,但取得护士执业资格的人还不是法律意义的护理人员,还必须经过注册获得护士执业证书。获得护士执业证书的护理人员,应履行护士职责,并享有护理人员的权利与义务。如果护理人员没有执业证书或未经正式注册,在对患者进行护理时造成了严重的损害,应承担一定的法律责任,同时用人医院也要承担相应的法律责任。

（一）取得护理资格的法定条件

根据《护士条例》第二条规定,条例中所指的护士是指按条例规定取得中华人民共和国护士执业证书并经过注册的护理专业技术人员。第七条又规定,凡申请护士执业注册,应当具备下列条件:

（1）具有完全民事行为能力；

（2）在中等职业学校、高等学校完成国务院教育主管部门和国务院卫生主管部门规定的普通全日制 3 年以上的护理、助产专业课程学习，包括在教学、综合医院完成 8 个月以上临床护理实习，并取得相应学历证书；

（3）通过国务院卫生主管部门组织的护士执业资格考试；

（4）符合国务院卫生主管部门规定的健康标准。

护士执业注册申请，应当自通过护士执业资格考试之日起 3 年内提出；逾期提出申请的，除应当具备前款第（1）项、第（2）项和第（4）项规定条件外，还应当在符合国务院卫生主管部门规定条件的医疗卫生机构接受 3 个月临床护理培训并考核合格。

（二）取得护理资格的法定程序

根据《护士条例》第二章第八条有关规定，申请护士执业注册的，应当向拟执业地省、自治区、直辖市人民政府卫生主管部门提出申请。收到申请的卫生主管部门应当自收到申请之日起 20 个工作日内做出决定，对具备本条例规定条件的，准予注册，并发给护士执业证书；对不具备本条例规定条件的，不予注册，并书面说明理由。每次执业注册有效期限为 5 年，第九条规定了护士在其职业注册有效期内变更执业地点的申报程序。第十条规定了护士执业注册有效期届满需继续执业的申报程序。

一旦成为法律意义上的护士后，护理工作人员就必须严格遵守护理专业所制定的各种护理标准及操作规范，工作机构的有关政策、制度及要求，并严格按照护理标准实施护理，严防法律纠纷的产生。

二、举证倒置与护士的法律责任

（一）举证责任与举证倒置

举证责任是指当事人对自己提出的诉讼请求所依据的事实或者反驳对方诉讼请求所依据的事实有责任收集并提供证据加以证明。

举证责任倒置是指在医疗侵权诉讼中作为原告方的患者，将不再承担对医疗行为与损害结果之间存在因果关系及存在过错这两方面的举证责任，而改由医疗机构承担医疗行为与损害结果之间不存在因果关系及不存在医疗过错这两方面的举证责任，即护士要证明发生的护理行为合法。因此，护士在临床护理实践过程中要具备举证倒置的相关法律意识，在护理工作中，严格遵守相关法律法规和部门规章、操作规程、技术规范等，记录和保存好原始证据，正确维护患者及自身的权益，降低职业风险。

（二）护士的法律责任

1. 处理及执行医嘱　医嘱是护理人员对患者实施评估及治疗的法律依据。在执行医嘱时，护士应熟知护理常规、各种药物的作用、副作用及使用方法，认真仔细核对医嘱，确信无误后及时准确执行医嘱。如果护理人员对医嘱有疑问，应向开写医嘱的医生询问医嘱的准确性。护理人员如果发现医嘱有错误，有权拒绝执行医嘱。如果护士向医生指出了医嘱中的错误，医生仍执意要求护士执行医嘱，护理人员应报告护士长或上级主管部门。如果护理人员明知医嘱有错误，但未提出质疑，或护理人员由于疏忽大意而忽视了医嘱中的错误，由此造成的严重后果，应由护理人员与医生共同承担法律责任。随意篡改医嘱或无故不执行医嘱均属违法行为。

此外,护理人员应慎重对待口头医嘱及"必要时"等形式的医嘱,一般应尽可能地避免执行口头医嘱。在急危重症等特殊情况下,必须执行口头医嘱时,护理人员应向医生重复一遍医嘱,待医生确认无误后方可执行,保留用过的安瓿及空瓶,待医生补记完医嘱后双人核对后丢弃。

2. 执行护理措施 在护理工作中,护士可能独立完成护理措施,也可能与他人合作或委派他人完成。独立实施护理措施时,护理人员应明确自己的职责范围和工作规范,如果超出了自己职责范围或没有按照规范要求实施护理对患者产生了伤害,护理人员将负有不可推卸的法律责任。如果护士认识到自己不能独立完成时,应请求他人协助以做到扬长避短,避免发生失误。如搬运腰椎骨折患者时,应请求其他护士协助完成,避免造成腰椎进一步损伤。在委派他人实施护理时,对被委派人胜任此项工作的资格、能力及知识,以及由此产生的后果,委派者必须心中有数,否则,将承担不可推卸的法律责任。

3. 临床护理记录 病历是重要的法律文件,护理记录则是病历中重要的组成部分。在医疗纠纷案件中实行举证倒置,医疗机构需要承担举证责任。完整、可靠的护理记录可提供当时诊治的真实经过,使其成为重要的法律证据。我国《医疗事故处理条例》第十条规定:患者有权复印或者复制其门诊病历、住院志、体温单、医嘱单、化验单(检验报告)、医学影像检查资料、特殊检查同意书、手术同意书、手术及麻醉记录单、病理资料、护理记录以及国务院卫生行政部门规定的其他病历资料。这一重大举措意味着由医院保管、患者及家属不能翻阅的内部资料将向患者公开。当出现医疗纠纷时,病历将作为原始记录成为法律部门进行技术鉴定、司法鉴定、分清责任的法律依据。因此,各种护理记录的书写应及时、客观、准确、完整和清晰。若因抢救危重患者未能及时书写病历的,应在抢救结束后6小时内补记,并就此情况进行说明。如丢失、涂改、隐匿、添删、伪造或销毁护理记录的行为,都是违法行为。

4. 入院与出院 生命健康权是每个人的权利,护理人员没有任何权力将一个经济困难而生命垂危的患者拒之门外。接待急需抢救的危重患者时,应以高度的责任心,全力以赴地创造各种抢救条件,配合医生及其他医务人员对患者进行救治。若因护理人员拒绝、不积极参与或工作拖沓而使患者致残或死亡,将被起诉,以渎职罪论处。多数患者痊愈或病情好转后根据医生的建议出院。但也有少数患者拒绝继续治疗而自动要求出院,护士应耐心地做好说服工作,如患者或其法定的监护人执意要求出院,应该让患者或其法定监护人在自动出院一栏上签字,同时做好护理记录。

5. 麻醉药品及其他物品的管理 麻醉药品主要指哌替啶及吗啡等药物,临床上限用于术后、晚期癌症及一些危重患者的对症处理。通常这类药物由各科室专人锁于专柜内负责保管,护士只能凭专用医嘱领取及应用这些药物。若护士私自窃取倒卖或自己使用这些药品,则构成贩毒、吸毒罪。医院管理者应对这些药物加强管理,确保这些药物的正确使用。同时,应加强对护理人员的法制教育,使每名护理人员成为懂法、守法公民。

另外,在护理工作中护士会接触到各种医疗用品和设备,保管着病区或患者的一些物品。若有护理人员利用职务之便,将物品、药品据为己有,情节严重将受到法律制裁。

(三)实习护生的法律责任

实习护生尚未通过护理人员执业资格考试及注册,还不是法律意义的护理人员。《护士条例》中第二十一条指出:在教学、综合医院进行临床护理实习的人员应当在护士指导下开展有关工作。因此,实习护生在临床护理操作中,只能在执业护士的指导下,严格按照护理操作规范对患者实施护理。如果脱离注册护士的监督指导,擅自操作并对服务对象造成损害时,实习护生对自己的行为承担法律责任。实习护生在执业护士的指导下,发生差错事故,除本人要承担一定的责任外,带教老师也应承担相应的法律责任,所以带教老师应认真带教,严格管理。实习护生也要认真学习,虚心请教,严格遵守操作规程。

实习护生的法律责任应该包括:为临床实习做好充分的理论和技术准备;主动学习、了解所在医院的各项相关的规章制度和操作规程;对不熟悉的操作或未做好准备时应主动向带教老师汇报。及时向带教老师或其他护理人员汇报患者的病情变化,即使不能确定这些变化的临床意义。

三、护理工作中的违法与犯罪

(一)侵权

侵权是指侵害了国家、集体或者他人的财产及人身权利,包括生命权、隐私权、名誉权等,而给他方造成损失的行为。护理侵权是指护理人员在提供护理服务过程中因故意或过失而侵害患者的权利,依法承担民事责任。如给患者导尿时未做好遮挡而侵犯了患者隐私权;未告知所患疾病的信息(家属允许)和治疗护理方案、用药等,侵犯了患者的知情同意权;护士在与患者交流时,态度生硬、没有尊称等侵犯了患者的受尊重权。由此可见,护理工作中会有潜在的侵权行为发生,护士应在工作中规范自己的言行,尽心尽力、尽职尽责地为患者服务。但在护理工作中为了患者治疗需要,限制患者活动,限制家属探视等不属于侵权,护士应向患者及家属解释,避免发生误解。

侵权行为可以通过民事方式,如调解、赔礼、赔款、赔物等方式来解决。

(二)犯罪

犯罪是一切危害社会秩序、触犯国家刑律、应当受到法律惩处的行为。在临床护理活动中,护理人员可能出现以下犯罪行为:

1. 疏忽大意的过失与犯罪 疏忽大意的过失是指行为人应当预见自己的行为可能发生危害社会的后果,但因疏忽大意而没有预见,以致发生危害社会的后果。例如发错药、打错针、热水袋烫伤患者等,这些过失给患者带来一定程度损失和痛苦,但并不严重,从法律上它属于失职,不构成犯罪。

如果当疏忽大意导致患者残废或死亡时,从法律上就构成了渎职罪。例如护士插胃管时责任心不强,违反了护理操作规程,在未证实胃管在胃内的情况下,直接给患者注入鼻饲液,导致患者窒息死亡,即构成犯罪,应承担法律责任。

2. 收礼与受贿罪 受贿罪是指国家工作人员利用职务上的便利,为行贿人牟取私利,而非法索取、接受其财物或不正当利益的行为。护士如果主动向患者索要"红包"或贵重物品,则构成受贿罪。但患者出于对护理人员优质服务的感激,而主动赠予护士一些低价物品,则不属于受贿范畴。

3. 贩毒、吸毒罪 根据我国刑法的有关规定,走私、贩卖、运输、制造毒品,无论数量多少都应追究其刑事责任。护士利用自己工作之便,随意倒卖或自己使用盐酸哌替啶、吗啡类等麻醉药物,则构成贩毒、吸毒罪。

四、护士与患者之间的某些特殊法律关系

(一)患者的知情同意

患者的知情同意(informed consent)包括知情和同意两层含义。知情指患者及其家属了

解与患者疾病相关的诊疗信息和资料,医务人员有义务向患者及其家属提供患者诊疗的相关信息和资料,做出必要的解释,以帮助患者理解相关信息和资料。同意指对患者进行的医疗护理措施得到了患者的同意。从法律角度上讲,患者在医院的主要检查、治疗、护理措施必须在患者或家属全面了解情况,判断后自愿表示同意的条件下才能进行。当患者年龄不满16岁时,除本人同意外,还必须征得其父母或其他监护人的同意;当患者神志不清或无意识时,必须经其近亲属同意,除非在一些急诊无法获得同意时。知情同意必须符合三个条件:①患者必须对所接受的诊断、治疗或护理完全知情,即了解其原因、方法、优点及缺点,可能出现的反应或副作用等。②同意必须建立在完全自愿的基础上,任何强迫患者同意或患者由于害怕报复而同意的均不属于知情同意。③患者及家属是在完全清楚、有能力做出判断及决策的情况下同意的。

(二)患者的秘密与隐私

隐私指患者不妨碍他人及社会利益的个人心中不愿意告诉他人的秘密。它主要包括个人身世、身体或疾病隐私、家庭生活秘密、财产等方面的秘密。我国《民法通则》第一百零一条规定,公民、法人享有名誉权,公民的人格尊严受法律保护,禁止用侮辱、诽谤等方式损害公民、法人的名誉。

护士与患者接触最多,为了检查、治疗需要,护士可能了解到涉及患者的一些个人隐私,护士要严守患者秘密,不公开任何含有患者隐私的资料和信息。

(三)与患者死亡的有关问题

1. 患者遗嘱的处理 遗嘱是患者死亡前的最后嘱托,在临床上护士有时会成为患者遗嘱的见证人。若护士作为遗嘱的见证人必须明确以下程序:①应有2~3个见证人参与。②见证人必须听到或看到,并记录患者遗嘱的内容。③见证人应当场签名,证实遗嘱是该患者的。④遗嘱应有公正机关的公正。

护士在作为见证人时应观察患者的遗嘱是在其完全清醒、有良好的判断及决策的能力下所立的,是其真实意思的表达。护士如果是遗嘱的受惠者,不能作为见证人,应在患者立遗嘱时回避,否则会产生法律和道德上的争端。

2. 患者遗体处理及有关文件的记录 当医生经检查并确认患者已经死亡,并在相应的记录上签字后,护士应填写有关卡片,做好详细准确的记录,特别是患者的死亡时间,以防产生法律纠纷,并依常规做好尸体护理。如患者生前同意捐献自己的遗体或组织器官,应有患者或家属签字的书面文件。如患者在紧急情况下入院,死亡时身旁无亲友时,其遗物应在至少有两人在场的情况下清点、记录,并妥善保管。

(四)患者权利及有关法律问题

患者权利指患者在患病就医期间所拥有的而且能够行使的权利和应该享受的利益,包括法律所赋予的,也包括成为患者角色后道德或伦理所赋予的内容。

患者拥有的权利包括:生命健康权、人格尊严权、享受医疗服务权、知情同意权、保密权、医疗监督权和获得医疗损害赔偿的权利。

近年来,随着我国法律体系的不断完善,我国公民的法律意识日益增强。护士在临床工作中必须明确及尊重患者的权利,绝不做损害患者合法权益的事情,努力为患者提供生理、心理、社会文化及精神等多方面最佳的整体护理。

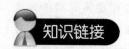

患者安全目标

近年来,由于医院管理理念的进步和患者自主意识的增强,患者安全问题已经引起世界卫生组织及众多国家医务界的高度关注。2007年9月24日,在葡萄牙波尔图举行的国际会议上,世界卫生组织呼吁改善患者安全,加强研究领域包括:卫生保健有关的感染;药品不良反应;外科手术和麻醉;不安全注射操作;不安全血液制品;医疗器械不良事件。

我国医院协会于2006年10月推出《2007年患者安全目标》。2014年8月16日开幕的"中国医院论坛"信息发布会上,中国医院协会副秘书长庄一强代表协会发布了最新《患者安全目标(2014—2015)》的相关信息。

五、护理工作中法律问题的防范

(一)强化法制观念,做到知法、懂法、守法

长期以来护士工作繁重,特别是在一些重症科室,患者病情危重,护士更多考虑的是如何尽快解决患者健康问题,而有时忽略了患者的合法权益,如患者的知情同意权、身体隐私权等,极易引起法律纠纷。因此,护士在执业过程中一定要认真学习法律知识,严格依法实施护理,做到知法、懂法、守法。

(二)规范护理行为,确保患者安全

生命所系,性命相托。护理工作关系到患者健康及生命安危,这就要求护士在工作中应规范护理行为,遵守护理操作规程,确保患者安全,努力达到"患者安全目标"。

(三)规范护理文件书写,确保记录全面真实

护理文件是患者在住院期间,护士对其进行观察、治疗、护理的扼要记载,是病历的重要组成部分,在法律上有其不容忽视的地位。一旦发生法律纠纷,护理文件就成了重要的法律原始物证。在治疗护理后护士应及时、准确、客观、真实地做好记录,如遇到患者不在时应注明患者外出或请假,不能编造填写,漏记、错记都可能成为日后法律纠纷的隐患。护理管理部门应组织有关人员进行护理文件的相关检查,对发现的问题及时纠正,确保各项护理记录全面真实。

(四)良好护患沟通,减少护患纠纷发生

良好的沟通是减少护患纠纷的前提。护士在工作中应加强与患者及其家属的有效沟通,将患者在住院期间应注意的问题,各种治疗护理的目的、注意事项等对患者进行解释,履行告知义务,促进患者及家属对护理工作的理解和支持。沟通中做到语言通俗易懂、态度亲切温和、解释耐心细致,减少护患纠纷发生。

(五)加强专业知识技能学习

临床医学发展迅速,知识更新较快。作为医务工作者在工作中要不断学习新知识、新技术,不断提高自己的专业知识和护理技能,满足患者不断增加的护理需求。

(六)加强护理风险管理,确保护理安全

护理行业是高风险、高责任的服务性行业,由于患者疾病的特殊性和不可预见性及医学

技术的局限性等问题使风险无处不在。工作中任何一个环节的失误,都会直接或间接危害患者的健康甚至生命,同时医院和医务人员将承担经济、法律、人身的风险。如何保障患者安全? 我国"患者安全目标"明确指出了在诊疗护理活动中,医务人员保障患者安全的十大目标及实施方法。护理管理者要充分认识护理风险管理的必要性和重要性,建立长效管理机制,加强安全管理的宣传和教育,并认真检查落实情况,确保护理安全。

小 结

护士在对服务对象的护理活动中会经常面对患者、患者家属及其他医务工作者,势必产生各种各样的社会关系。而法律为规范及调节各种社会关系提供了法律依据,为护理学科的健康发展提供了强有力的法律保证。作为一名护士要学法、守法、懂法,学会用法律的武器维护好自身的合法权益。

我国与护理关系密切的法律法规主要有:《护士条例》《护士执业资格考试办法》《医疗事故处理条例》《中华人民共和国传染病防治法》《中华人民共和国侵权责任法》等。

思考题

一、选择题

1. 发生重大医疗事故,医疗机构应在(   )以内向所在地卫生行政部门报告。

A. 2 h   B. 8 h   C. 12 h   D. 16 h   E. 20 h

2. 造成患者明显损害的其他后果的医疗事故,如拔出患者健康恒牙,面部轻度色素沉着等情形属于(   )。

A. 一级医疗事故   B. 二级医疗事故

C. 三级医疗事故   D. 四级医疗事故

E. 重大医疗事故

二、简答题

在临床工作中,护理人员处理和执行医嘱中的法律责任有哪些?

三、案例题

1. 李女士,30岁,因咽痛、咳嗽、咳痰于2004年2月5日门诊就诊,接诊医生诊断为上呼吸道感染,予以口服感冒冲剂、肌内注射青霉素治疗。患者因工作忙未在医院注射,回家后,请在医院工作的邻居小张护士帮助注射青霉素,并请求不皮试。请问小张护士该如何处理?

2. 护士小张在给患者王某发口服药时,王某问:"今天我的药片怎么多了一个白药片?",护士小张该如何处理?

(左慧敏)

第十一章 护理人员的职业生涯规划

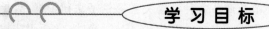

学习目标

识记:

1. 护理人员职业生涯设计的原则。
2. 护理人员职业生涯设计的步骤。

理解:

1. 护理人员进行职业生涯规划的意义。
2. 职业生涯与职业生涯规划的概念。
3. 职业生涯规划的相关理论。
4. 职业生涯规划的影响因素。

应用:

护理职业生涯设计文书的撰写。

每个人在职场中,都会遇到一些选择的迷茫:是就业还是继续择业?是寻求新的挑战还是继续从事现有的稳定工作?凡事"预则立,不预则废"。事实证明:拥有明确执业目标规划的护理专业学生往往比缺乏目标规划的学生更容易取得职业带来的成功。护理职业生涯规划是护理专业学生在充分认识自我的前提下,认真分析自己,结合自己的专业特长和知识结构,对将来所要从事的专业和工作做出方向性的选择方案。护理专业学生要把现状环境和长远规划紧密地结合起来,给自己的职业生涯一个明确清晰的定位,这是成功必不可少的关键环节。

 案例

四只爱吃苹果的毛毛虫各自去森林找苹果吃……第一只毛毛虫根本就不知道这是一棵苹果树,没有目的,不知终点,没想过什么是生命的意义,为什么而活着;第二只毛毛虫知道这是一棵苹果树,找到了一个大苹果就扑上去大吃一顿,但却发现要是选择另外一个分枝,它就能得到一个大得多的苹果;第三只毛毛虫知道自己想要的就是大苹果,并制订了一个完美的计划,这只毛毛虫应该会有一个很好的结局,但是真实的情况往往是,因为毛毛虫的爬行相当缓慢,当它抵达时,苹果不是被别的虫捷足先登,就是苹果已熟透而烂掉了;第四只毛毛虫做事有自己的规划,它的目标并不是一个大苹果,而是一朵含苞待放的苹果花。它也做了一个望远镜,计算着自己的行程,结果它如愿以偿,得到了一个又大又甜的苹果,从此过着幸福快乐的日子。这四只结局不同的毛毛虫给你什么启发?

第一节 职业生涯概述

职业生涯,始于 20 世纪 60 年代,90 年代中期从欧美传入中国,最早对职业生涯系统研究的是美国麻省理工学院的施恩教授,他提出外职业生涯、内职业生涯、职业锚等理论。

一、职业生涯与职业生涯规划

(一)职业生涯

1. 职业生涯的定义　职业生涯是一个人的职业经历,指一个人一生中所有与职业相联系的行为与活动,以及相关的态度、价值观、愿望等连续性经历的过程,也是一个人一生中职业、职位的变迁及工作、理想的实现过程。

职业生涯受各方面因素影响,是一个动态的过程,是一个人一生在职业岗位上所度过的、与工作活动相关的连续经历,并不包含在职业上成功与失败或进步快与慢的含义。也就是说,不论职位高低、不论成功与否,每个工作着的人都有着自己的职业生涯。一般认为,职业生涯开始于任职前的职业学习和培训,终止于退休。职业生涯是人一生中最重要的历程,占据核心位置,是每个人追求并实现自我价值的重要人生阶段。职业生涯的发展状况对能否体现人生价值、能否更多地创造社会财富起着决定性作用。

职业生涯因个体发展环境和自身发展能力的不同而又各不相同:有的人从事这种职业,有的人从事那种职业;有的人一生变换多种职业,有的人终身位于一个岗位上;有的人不断追求事业成功,有的人无所作为,穷困潦倒。造成人们职业生涯的差异,有个人能力、心理、机遇等方面的问题,也有社会环境的影响。

2. 职业生涯的分类　职业生涯可分为内职业生涯与外职业生涯。

(1)内职业生涯:指在职业生涯发展中通过提升自身素质与职业技能而获取的个人综合能力的总和。主要反映从事一项职业时所具备的知识、观念、经验、心理素质、能力、内心感受等因素的组合及其变化过程。它取决于自己学习的积累,是别人无法替代和窃取的人生财富。内职业生涯各因素是真正的人力资本所在,是一个人职业生涯发展的原动力。内职业生涯的完备,也为外职业生涯打下良好的基础。

(2)外职业生涯:指在职业生涯过程中所经历的职业角色(职位)及获取的物质财富的总和。主要反映从事职业时的工作单位、工作时间、工作地点、工作内容、工作职务与职称、工作环境、工资待遇等因素的组合及其变化过程。其构成因素通常会随着外在条件的变化而变化,外职业生涯的稳定以内职业生涯的发展为前提。良好的外职业条件还可提升个人对内职业生涯的认知,相互促进,相互协调。

3. 职业生涯的特征

(1)独特性:每个人从事某种职业的条件是不同的,对未来职业的憧憬是有差异的,对职业评价的角度是不一致的,在职业选择的态度上是多样性的,职业能力塑造的水平也存在着很大的个体差异。同时,每个人在职业生涯过程中做出的努力也不尽相同,从而使每个人的职业生涯呈现出与别人有区别的个性。

(2)发展性:每个人的职业生涯都是一种不断发展、演进的动态过程,是一个个体逐步实现其职业生涯目标,并不断判定和实施新目标的过程。这个发展过程有两种形式:一是职务的升迁,是指在同一职业甚至同一就业单位中,一个人职位的不断晋升;另一种是职业的改变,是指一个人所从事工作内容的改变。

(3) 阶段性:每个人的职业生涯发展过程都有着若干个不同的发展阶段,绝不可能总是停留在一个阶段上,并且职业生涯的各个阶段是紧密相连的。一般来说,前一个阶段是后一个阶段的基础,后一个阶段是前一个阶段的发展,各个阶段之间具有递进性。每个人在不同的职业生涯阶段的目标和任务是不相同的。

(4) 整合性:职业生涯涵盖了人生整体发展的各个方面,并非仅仅局限于工作或职位。每个人在职业生涯发展过程中或者从事某项工作时,不是孤立地、机械地工作,而是与自己的环境、家庭、业余生活等紧密地联系在一起。每个人所从事的工作,往往决定他的生活状态,而且职业状态与生活状态两者之间又很难区别。

(5) 互动性:个人的职业生涯是个人与他人、个人与环境、个人与社会互动的结果。人是社会生产关系总和,人不能脱离社会而存在,个人职业生涯的状态、职业选择的观念、职业能力的锻炼、职业信息的掌握对其他人会产生影响,职业环境能影响个人从事某种职业的信念。好的环境能坚定个人的职业信念,不好的环境可能动摇个人的职业信念,社会上新职业的出现,职业需求的变化,则会使个人对自己未来职业生涯重新进行思考和定位。

4. 职业生涯的发展阶段 人的职业生涯发展可以按照时间及发展顺序划分为不同的阶段,每个阶段各有其不同的特征与职业任务,一般认为大学时期(20 岁左右)是职业生涯发展阶段的重要时期。美国著名职业指导专家萨帕将职业生涯分成五个时期:成长期(growth phase)、探索期(exploration phase)、建立期(establishment phase)、维持期(maintenance phase)、衰退期(decline phase)

成长期(出生至 14 岁):通过家庭、学校中重要人物的认同,发展自我概念。此阶段的重点是身体与心灵成长,是以幻想、兴趣为中心,对自己所理解的职业进行选择和评价。

探索期(15～24 岁):逐步对自身的兴趣、能力以及对职业的社会价值、就业机会进行考虑,形成自我概念与职业概念。通过学校活动、社团休闲活动、社会实践与兼职工作,进行自我审视、角色尝试,对自我能力、职业进行探索。

建立期(25～44 岁):对选择的职业进行尝试并凭借尝试以确定前一期职业选择与决定是否正确。若自觉决定正确,就会努力经营,打算在此领域久留。但亦有一些专业的领域,还未尝试就已开始进入了建立阶段。

维持期(45～55 岁):在工作中取得了一定的成绩,维护已获得的成就和社会地位,维持家庭和工作两者之间的和谐关系,开发新的技能,将职业强化或转化为职业理想。

衰退期(56 岁至死亡):体力与心理能力逐渐衰退时,工作活动将改变,逐步退出和结束职业生涯,开发更广泛的社会角色,减少权利和责任,先是变成选择性的参与者,然后成为完全的观察者。

(二) 职业生涯规划(career planning)

1. 职业生涯规划的定义 职业生涯规划又称职业生涯设计,是指针对个人职业选择的主观和客观因素进行分析和测定,确定个人的奋斗目标并努力实现这一目标的过程。换句话说,职业生涯规划要求根据自身的兴趣、特点,将自己定位在一个最能发挥自己潜能的位置,选择最适合自己能力的事业。职业定位是决定职业生涯成败的最关键的一步,同时也是职业生涯规划的起点。简单地说,是指一个人对其一生中所承担职务相继历程的预期和计划,包括一个人的学习,对一项职业或组织的生产性贡献和最终退休。

根据职业生涯发展大师萨帕的职业生涯发展理论,大学时期正处于职业探索期(相当于青春期),职业兴趣趋于稳定,逐步形成了对未来职业生涯的预期,是职业生涯规划的黄金阶段。大学生在这个阶段有更多思考的机会和决定的自由,开始有时间考虑个人的兴趣和能力,分析社会的需求和就业机会,并在学业科目、校内外的各项活动和工作中进行试探,通过自我认识、反省、检验形成自己初步的职业观念,为自己进行职业生涯规划提供前提和基础。

目标是决定成败的关键,对个体来说,职业生涯规划的目标必将影响整个生涯历程,我们常常提到的成功与失败,不过是所设定目标的实现与否。每个人的职业生涯规划目标是多样的,包括:生活质量目标、职业发展目标、对外界影响力目标、人际环境等社会目标。整个目标体系中的各因子之间相互影响,而职业发展目标在整个目标体系中居于中心位置,这个目标的实现与否,直接引起成就感与挫败感、愉快与不愉快的不同感受,影响着个体生活的质量。

2. 职业生涯规划分类

(1) 个人职业生涯规划:一个人对其一生中所承担职务的相继历程的预期和计划,这个计划包括一个人的学习与成长目标,及对一项职业和组织的生产性贡献和成就期望。个体的职业生涯规划并不是一个单纯的概念,它和个体所处的家庭以及社会存在密切的关系。并且要根据实际条件具体安排。并且因为未来的不确定性,职业生涯规划也需要确立适当的变通性。即使是规划,也不是一成不变的。

(2) 组织职业生涯规划:组织的人力资源管理部门根据组织发展需要而采取的一种现代管理工具。它是以组织为主体,把组织发展与个体需求相结合,制订员工的工作、培训和教育计划,包括未来需求职业阶梯、评估个体发展潜力,其根本目的是为了组织的发展。

3. 职业生涯规划的特征

(1) 个性化:每个人的成长环境、文化背景、个性类型、价值观、能力、职业生涯目标、对成功评价的标准等不尽相同,所以不同人对自己的职业生涯规划也必不相同。

(2) 开放性:一份有效的职业生涯规划必须是在对客观环境审时度势的基础上,广泛听取领导、老师、朋友、家人以及职业顾问的意见之后,才制订出来的。

(3) 发展性:每个人的职业生涯都在不断发展、变化。但有人发展速度快,有人发展速度慢,有人发展顺利,有人屡遭挫折……只有那些有明确的发展目标、具体的发展措施,并付出实实在在努力的人,才能取得职业生涯的成功。

二、护理人员进行职业生涯规划的意义

护理人员职业生涯规划是个体计划自己在护理职业生涯中,根据专业发展和个别发展需要,获取相关的知识与技术,拟定需要达到的目标,设计到达目标的活动,并通过自身的努力最终达到既定目标的过程。护理专业学生进入大学后,对大学生活、自己的专业、社会环境等都很陌生,可能会产生很多的困惑,如对本专业不了解,护理专业与未来的工作之间有何关系? 在医院内护士的用工形式如何? 本科护理与专科护理差异性在哪里? 对护理工作的认识仅仅是打针、发药等错误或片面的认识,甚至有些学生选择该专业并非本人意愿。因此部分护理专业学生没有明确的人生职业目标而缺乏学习的兴趣和动力,甚至在毕业后放弃从事护理专业,那些选择从事护理专业的部分学生对职业发展和职业前途亦感到迷茫,不能安心工作,纷纷转行。这严重影响了护士队伍的稳定和护理事业的发展。

爱因斯坦曾经说过:"热爱是最好的老师,事业取得成功的钥匙是兴趣和热爱。"对护理工

作的热爱,是护理人员积极进取,不断提高业务技能,做好护理工作的动力源泉。大学时期是构建一个人职业生涯发展规划体系的关键时期,是奠定人生发展方向基础的时期。通过职业生涯规划让我们了解职业、培养兴趣,让我们能知道在职业生涯的道路上如何不断地进行有效的职业决策,保持自己行走在正确的职业发展道路上;也能从中获得知识和勇气,从而改善我们的生活和工作质量,使我们梦想成真。在职业已经成为生活的中心和与我们使命相关的情况下,重视职业规划,争取职业上的成功,是人生成功的基础。

1. 职业生涯规划,可增强护理专业学生对护理专业学习的自信心 护理职业是一项既具有挑战也要承受压力的工作,将自己从事的护理工作视为一种谋生的职业,还是一项终身发展的事业,对护理专业学生的职业生涯发展至关重要。当前,护理专业人才的流失严重阻碍了护理专业的发展。护理职业生涯规划可以使护理专业学生客观评价自我,正确认识专业,了解职业现状,将理想与现实有机结合,稳固专业信仰,克服因职业生涯不稳定形成的焦虑、目标与兴趣模糊不定、缺乏求学动机、学生角色投入不足、学业成绩偏低等现象和困扰,增强对护理专业学习的信心。

2. 职业生涯规划,可以促进护理专业学生的专业成长 一个好的规划是实现目标的基石,职业生涯规划的意义在于帮助学生了解自我,发掘自我潜能,合理设定职业发展方向、规划职业生涯路径,与时代同步,根据不断变化的社会需求,不断评估自我,调整前进的步伐,以适应现代社会发展的要求。通过职业生涯规划,可以帮助护理专业学生有效地解决专业成长过程中所面临的各种问题,减轻在工作中的阻力与挫折,增加职业认同感。

3. 职业生涯规划,帮助护理专业学生开拓美好前程 人的一生中,职业生活占据了大部分,而职业生涯规划能够帮助学生更好地探寻职业理想,协助其进行有效的自我评估,通过认识自我、正视专业、计划未来,能有效地整合个人资源,确定职业目标,有利于提高学生的工作与生活满意度,工作效率和职业自豪感,使个体在专业成长过程中达到自我实现的最高境界,把自身的发展和护理事业紧密联系起来,以开拓个人和护理事业的美好前程。

4. 良好的职业生涯规划应具备的特征

(1)可行性:职业生涯规划要有事实依据,并非是美好幻想或不着边的空想,否则将会延误生涯发展机遇。

(2)适时性:职业生涯规划是确定将来的目标,拟定未来的行动,因此各项主要活动,何时实施、何时完成,都应有时间和时序上的详细安排,以作为检查行动的依据。

(3)适应性:未来的职业生涯目标,可能牵涉到多种可变因素,因此规划应有弹性,留有余地,以增加其适应性。

(4)持续性:人生每个发展阶段应能持续连贯衔接。职业生涯规划也要根据自身的兴趣、特点,将自己定位在一个最能发挥自己长处的位置,以最大限度地实现个人价值。

第二节 职业生涯规划的相关理论

职业生涯规划的相关理论是在心理学、人力资源管理学、社会学等学科理论的基础上经过不断地整合与发展建立起来的,下面就几个理论进行简要介绍:

一、帕森斯的"特质-因素"理论(trait-factor theory)

"特质-因素"理论是最早的职业辅导理论,源自帕森斯(Parsons)的"人职匹配"

(matching-men-and-job)理论,也是用于职业选择与职业指导的经典理论之一。1909 年美国波士顿大学教授弗兰克·帕森斯在其《选择一个职业》的著作中提出了"人与职业相匹配是职业选择的焦点"的观点,指导一般人在进行职业选择时应当采取一定的策略。这一理论强调个人特质与工作要求条件可以互相匹配,从而找出理想的职业生涯。

（一）"特质-因素"理论的基本观点

帕森斯认为,每个人都有自己独特的人格模式,每种人格模式的个人都有其相适应的职业类型。所谓"特质"(trait)是指个人的人格特征,包括能力倾向、兴趣、价值观和人格等,这些都可以通过心理测量工具来加以评量。所谓"因素"(factor)则是指在工作上要取得成功所必须具备的条件或资格,这可以通过对工作的分析而了解。

（二）"特质-因素"理论的步骤

"特质-因素"理论产生近百年来被广泛推广和应用,经久不衰。其中,三要素模式被认为是职业设计的至理名言,并得到不断发展和完善,形成职业选择和职业指导过程的三个步骤:

第一步:清楚地了解自己,包括性格、能力、兴趣、自身局限和其他特质等资料,通过心理测量及其他测评手段,获得有关求职者的身体状况、能力倾向、兴趣爱好、气质与性格等方面的个人资料,通过会谈、调查等方法获得有关求职者的家庭背景、学业成绩、工作经历等情况,并对这些资料进行个体生理和心理特征的评价。

第二步:了解各种职业对人的要求及所需的知识,在不同工作岗位上所占的优势、不足、补偿和机会。分析各种职业对人的要求(因素),并向求职者提供有关的职业信息。包括:①职业的性质、工资待遇、工作条件以及晋升的可能性。②求职的最低条件,诸如学历要求、所需的专业训练、身体要求、年龄、各种能力以及其他心理特点的要求。③为准备就业而设置的教育课程计划,以及提供这种训练的教育机构、学习年限、入学资格和费用等。④就业机会。

第三步:上述两者的平衡即"人职匹配"。个人在了解自己的特点和职业要求的基础上,借助职业指导者的帮助,选择一项既适合其个人特点又有可能得到并能在职业上取得成功的职业。

（三）"特质-因素"理论的类型

"人职匹配"分为两种类型:

1. 因素匹配(职业找人) 例如需要有专门技术和专业知识的职业与掌握该种技能和专业知识的择业者相匹配;或脏、累、苦劳动条件很差的职业,需要有吃苦耐劳、体格健壮的劳动者与之匹配。

2. 特性匹配(人找职业) 例如具有敏感、易动感情、不守常规、个性强、理想主义等人格特性的人,宜于从事审美性、自我情感表达的艺术创作类型的职业。

（四）"特质-因素"理论的意义

"特质-因素"理论作为职业选择的经典性理论为人们的职业设计提供了最基本的原则,各种心理测量工具和大量职业信息书刊为之提供了良好的支持。由于该理论有较强的可操作性,使之被人们广为采用。"特质-因素"理论强调个人所具有的特性与职业所需要的素质之间的协调和匹配。为了对个体的特性进行深入详细地了解与掌握,"特质-因素"理论十分重视人才测评的作用,可以说"特质-因素"理论进行职业指导是以对人的特性的测评为基本前提。它首先提出了在职业决策中进行"人职匹配"的思想,故这一理论奠定了人才测评的理论基础,至今仍然正确有效,并影响着职业管理学、职业心理学的发展,推动了人才测评在职业选拔与指导中的运用和发展。

但同时,我们也应该看到理论中的静态观点与现代社会的职业变动规律不吻合,它忽视了社会因素对职业设计的影响和制约作用。

二、霍兰德的人格类型理论(typology theory)

美国著名职业指导专家约翰·霍兰德,长期从事职业咨询工作并成为该领域的里程碑式人物。他于1959年提出了具有广泛社会影响的职业兴趣理论,经过50年的发展,现已成为影响最大的理论之一。他认为人的人格类型、兴趣与职业密切相关,兴趣是人们活动的巨大动力,凡是具有职业兴趣的职业,都可以提高人们的积极性,促使人们积极地、愉快地从事该职业,且职业兴趣与人格之间存在很高的相关性。人格类型理论提出后,在生涯发展、职业心理学的领域中,引发许多有关此理论的研究,并发展出许多测量工具。

(一)人格类型理论的基本观点

人格类型理论是一种在"特质-因素"理论基础上发展起来的人格与职业类型相匹配的理论,其理论的基本原则在于:

(1)职业选择是个人人格的反映和延伸,人格(包括价值观、动机和需要等)是决定一个人选择何种职业的重要因素。

(2)人可以分为六种"人格类型",分别为实际型、研究型、艺术型、社会型、企业家型、传统型。

(3)人所处的工作环境也可相应分为六种类型:实际型、研究型、艺术型、社会型、企业型、传统型。

(4)人格类型理论的实质在于择业者的人格特点与职业类型的适应。适宜的职业环境中个人可以充分施展自己的技能和能力,表达自己的态度和价值观,并且能够完成那些令人愉快的使命。

人格类型理论的四个核心假设:

(1)在我们的文化中,大多数人可分为六种类型:实际型、研究型、艺术型、社会型、企业家型、传统型。

(2)环境也可区分为上述六种类型。

(3)人总是寻找适合自己人格类型的环境,锻炼相应的技巧和能力,从而表现出自己的态度和价值观,面对相似的问题,扮演相似的角色。

(4)人的行为表现,是由他的人格与他所处的环境交互作用所决定的。

(二)霍兰德划分的六种人格类型及其相对应的职业类型

1. 实际型(realistic) 基本的人格倾向是喜欢有规则的具体劳动和需要基本操作技能的工作,缺乏社交能力,不适应社会性质的职业。具有这种类型人格的人其典型的职业包括技能性职业(如一般劳工、技工、修理工、农民等)和技术性职业(如制图员、机械装配工等)。

2. 研究型(investigative) 基本的人格倾向是具有聪明、理性、好奇、精确、批评等人格特征,喜欢智力的、抽象的、分析的、独立的定向任务这类研究性质的职业,但缺乏领导才能。其典型的职业包括科学研究人员、教师、工程师等。

3. 艺术型(artistic) 基本的人格倾向是具有想象、冲动、直觉、无秩序、情绪化、理想化、有创意、不重实际等人格特征,喜欢艺术性质的职业和环境,不善于事务工作。其典型的职业包括艺术方面的(如演员、导演、艺术设计师、雕刻家等)、音乐方面的(如歌唱家、作曲家、乐队指挥等)与文学方面的(如诗人、小说家、剧作家等)。

4. 社会型(social) 基本的人格倾向是具有合作、友善、助人、负责、圆滑、善社交、善言谈、洞察力强等人格特征,喜欢社会交往、关心社会问题、有教导别人的能力。其典型的职业包括教育工作者(如教师、教育行政工作人员)与社会工作者(如咨询人员、公关人员等)。

5. 企业型(enterprising) 基本的人格倾向是具有冒险、野心、独断、自信、精力充沛、善社交等人格特征,喜欢从事领导及企业性质的职业。其典型的职业包括政府官员、企业领导、销售人员等。

6. 传统型(conventional) 基本的人格倾向是具有顺从、谨慎、保守、实际、稳重、有效率等人格特征,喜欢有系统有条理的工作任务。其典型的职业包括秘书、办公室人员、计事员、会计、行政助理、图书馆员、出纳员、打字员、税务员、统计员、交通管理员等。

上述的人格类型与职业关系也并非绝对的一一对应。霍兰德在研究中发现,尽管大多数人的人格类型可以主要划分为某一类型,但每个人又有着广泛的适应能力,其人格类型在某种程度上相近于另外两种人格类型,则也能适应另外两种职业类型的工作。就是说,某些类型之间存在着较多的相关性,同时每一类型又有种极为相斥的职业环境类型。霍兰德用一个六角形简明地描述了六种类型之间的关系(图 11-1)。

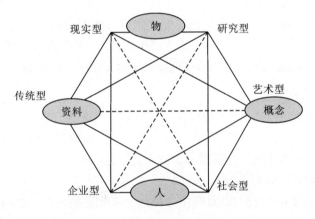

图 11-1 霍兰德人格六角形模型

(三)人格类型理论的意义

人格类型理论提供了一个重要的职业生涯辅导理念——把个人特质和适合这种特质的工作联合起来。职业生涯辅导或职业辅导,强调生涯探索,对自我能力、兴趣、价值以及工作世界的探索,霍兰德巧妙地拉近了自我世界与工作世界之间的距离。借助霍兰德代码的协助,当事人能迅速地、系统地,而且有所依据地在一个特定的职业群里进行探索活动。令人称道的是,它提供和个人兴趣相近而内容互有关联的一群职业,而不是仅仅冒险地去建议个人选择一种特殊的职业或工作。此外,在生涯咨询(职业指导)中,霍兰德的职业性向论也可以出其不意的引导当事人走向一个主动、积极的行动方向进行动态探索,得到自己的代码和有关的职业群名称,当事人得以"起而行"地探查和自己将来有可能选择的职业的各种事务,包括工作内容、资工收入、工作所需条件等。

霍兰德的理念是人的内在本质必须在职业生涯的领域中得以充分扩展,期待一个人能在适合的生涯舞台上充分地展现自我、实现自我,不仅能安身,更能立命。他的理论就是协助当事人从迷惑中找到立命之所。

职业兴趣是职业选择中最重要的因素,是一种强大的精神力量,职业兴趣测验可以帮助个体明确自己的主观倾向。

三、施恩的职业锚理论

职业锚理论产生于在职业生涯规划领域具有"教父"级地位的美国麻省理工大学斯隆商学院、美国著名的职业指导专家埃德加·H·施恩教授领导的专门研究小组,是对该学院毕业生的职业生涯研究中演绎成的。斯隆商学院的44名 MBA 毕业生,自愿形成一个小组接受施恩教授长达12年的职业生涯研究,包括面谈、跟踪调查、公司调查、人才测评、问卷等多种方式,最终分析总结出了职业锚(又称职业定位)理论。

(一)职业锚理论的基本观点

所谓职业锚,又称职业定位。锚,是使船只停泊定位用的铁制器具。职业锚,是指当一个人不得不做出选择的时候,他无论如何都不会放弃的职业中的那种至关重要的东西或价值观。实际就是人们选择和发展自己的职业时所围绕的中心。

职业锚,也是指人们通过实际的工作经验达到自我满足和补偿的一种长期的职业定位。职业锚的概念包括以下几层意思:职业锚以员工习得的工作经验为基础;职业锚不是预测,而是选择和确定的职业定位;人们选择和发展自己职业时所围绕的中心是自我意向,职业锚强调个人能力、动机和价值观三方面的相互作用与整合。员工个人及其职业锚不是固定不变的,职业锚是个人同工作环境互动作用的产物,在实际工作中是不断调整的。

(二)职业锚的类型

施恩最初提出职业锚包括五种类型:技术/职能型、管理型、自主/独立型、安全/稳定型、创业型。在90年代,施恩先生将职业锚增加到八种类型,增加的三种类型的职业锚:生活型、服务型、挑战型职业锚,并推出了职业锚测试量表。

1. 技术/职能型(technical functional competence) 技术或职能型的人追求在技术或职能领域的成长和技能的不断提高,以及应用这种技术或职能的机会。他们对自己的认可来自他们的专业水平,他们喜欢面对来自专业领域的挑战。他们一般不喜欢从事管理工作,因为这将意味着他们放弃在技术或职能领域的成就。

2. 管理型(general managerial competence) 管理型的人追求并致力于工作晋升,倾心于全面管理,独自负责一个部分,可以跨部门整合其他人的努力成果,他们想去承担整体的责任,并将公司的成功与否看成自己的工作。具体的技术、功能工作仅仅被看作是通向更高、更全面管理层的必经之路。

3. 自主/独立型(autonomy independence) 自主或独立型的人希望随心所欲安排自己的工作方式、工作习惯和生活方式。追求能施展个人能力的工作环境,最大限度地摆脱组织的限制和制约。他们意愿放弃提升或工作扩展机会,也不愿意放弃自由与独立。

4. 安全/稳定型(security stability) 安全或稳定型的人追求工作中的安全与稳定感。他们可以预测将来的成功从而感到放松。如他们关心财务安全、退休金和退休计划。稳定感包括诚信、忠诚,以及完成老板交代的工作。尽管有时他们可以达到一个高的职位,但他们并不关心具体的职位和具体的工作内容。

5. 创业型(entrepreneurial creativity) 创业型的人希望使用自己能力去创建属于自己

的公司或创建完全属于自己的产品(或服务),而且愿意去冒风险,并克服面临的障碍。他们想向世界证明公司是他们靠自己的努力创建的。他们可能正在别人的公司工作,但同时他们在学习并评估将来的机会,一旦他们感觉时机到了,他们便会自己走出去创建自己的事业。

6. 生活型(lifestyle) 生活型的人是喜欢允许他们平衡并结合个人的需要、家庭的需要和职业的需要的工作环境。他们希望将生活的各个主要方面整合为一个整体。正因为如此,他们需要一个能够提供足够的弹性让他们实现这一目标的职业环境。甚至可以牺牲他们职业的一些方面,如提升带来的职业转换,他们将成功定义得比职业成功更广泛。他们认为自己在如何去生活,在哪里居住,如何处理家庭的事情,及在组织中的发展道路是与众不同的。

7. 服务型(service dedication to a cause) 服务型的人指那些一直追求他们认可的核心价值,如帮助他人、改善人们的安全、通过新的产品消除疾病。他们一直追寻这种机会,这意味着即使变换公司,他们也不会接受不允许他们实现这种价值的工作变换或工作提升。

8. 挑战型(pure challenge) 挑战型的人喜欢解决看上去无法解决的问题,战胜强硬的对手,克服无法克服的困难障碍等。对他们而言,参加工作或职业的原因是工作允许他们去战胜各种不可能。新奇、变化和困难是他们的终极目标,如果事情非常容易,它马上变得非常令人厌烦。

（三）职业锚的意义

有很多人也许一直都不知道自己的职业锚是什么,当他们处于不得不做出某种重大选择时,一个人过去的所有工作经历、兴趣、资历、职业倾向等才会集合成一个富有意义的职业锚,这个职业锚揭示到底是什么东西才是决定其职业取向的最关键因素。对于护理专业学生来说,职业锚理论在职业生涯规划和就业选择中也有着非常积极的作用。

1. 帮助认识自我 认识自我的方法有很多,如职业测试、自我评价等。寻找并确定职业锚,实际上也是个人自我认知的过程,认识自己具有什么样的能力、才干,自己最需要的是什么,职业价值观是什么,通过不断地反省和整合达到自己职业生涯的最佳状态。

2. 确定职业目标 护理专业学生在进行职业生涯规划时,可以通过分析自己的职业生涯定位,确定自己的职业方向,对自己今后的职业发展道路进行有针对性地设计和准备,并通过参加相应的培训、学习、实践,为职业生涯的成功奠定坚实的基础。

3. 选择毕业方向 护理专业学生完成学业临近毕业时,会面临很多种选择:继续深造或直接就业? 是在发达城市还是回到家乡? 是在大医院还是在基层的社区医院? 实现立足再求发展? 运用职业锚的理论和观点,我们就能够逐步明确自己最想、最希望得到的东西,从而确定自己近一段时间奋斗的中心。

4. 培养和提高自我职业决策能力和决策技术 自我职业决策能力是一种重要的能力。决策能力的大小、正确与否,往往影响整个职业生涯发展乃至一生。在个人的职业生涯发展过程中,特别是职业发展的关键环节,如首次择业、确定职业锚、重新择职等,具有职业决策能力和决策技术十分重要。所以,个人在选择、开发职业锚之时,必须着力培养和提高职业决策能力。

第三节　职业生涯规划的影响因素

职业生涯规划是一个人一生中所有与职业相关联的行为与活动,以及相关的态度、价值观、愿望等连续性经历的过程,也是一个人一生中职业、职位的变迁及工作、理想实现的过程。职业生涯规划要求个体根据自身的兴趣特点,将自己定位在一个能充分发挥自己长处的位置,选择适合自己能力的事业。护理职业生涯规划的影响因素主要包括个人因素和社会支持因素。

一、个人因素

(一)职业的价值观

职业价值观是指人生目标和人生态度在职业选择方面的具体表现,也就是一个人对职业的认识和态度以及他对职业目标的追求和向往。理想、信念、世界观对于职业的影响集中体现在价值观上。俗话说:"人各有志",这个"志"表现在职业选择上就是职业价值观,它是一种具有明确的目的性、自觉性和坚定性的职业选择的态度和行为,对一个人职业目标和择业动机起着决定性的作用。每种职业都有各自的特性,不同的人对职业意义的认识,对职业好坏有不同的评价和取向,这就是职业价值观。职业价值观决定了人们的职业期望,影响着人们对职业方向和职业目标的选择,决定着人们就业后的工作态度和劳动绩效水平,从而决定了人们的职业发展情况。哪种职业好?哪个岗位适合自己?从事某一项具体工作的目的是什么?这些问题都是职业价值观的具体表现。护理专业学生在进行职业生涯规划之前,一定要清楚和明确自己的价值观和职业价值观。

(二)工作动机与职业兴趣

动机是个体动力系统的重要组成部分,是行为的原动力,也是行为的直接驱动力量。Steer 和 Porter 对工作动机的定义为:影响工作情境中行为的激发、导向与持久的状态。工作动机是一种心理状态,指的是一系列激发与工作绩效相关的行为,并决定这些行为的形式、方向、强度和持续时间的内部与外部力量。积极向上的工作动机有助于促进护理人员的工作激情与保持热忱的工作态度。

在做职业生涯规划时,还要考虑个人的职业兴趣。职业兴趣是兴趣在职业方面的表现,是指人们对某种职业活动具有比较稳定而持久的心理倾向,使人对某种职业给予优先注意,并向往之。职业兴趣是一个人对待工作的态度,对工作的适应能力,表现为有从事相关工作的愿望和兴趣,拥有职业兴趣将增加个人的工作满意度、职业稳定性,他感兴趣的事物给予优先注意和进行积极的探索,并表现出心驰神往和职业成就感。因此人们不仅需要自己有能力从事什么样的工作,更重要的是需要知道自己对哪类工作感兴趣,只有将能力和兴趣结合起来考虑,才能规划好职业生涯并取得职业生涯的成功。根据霍兰德职业兴趣分类方法,将职业兴趣分为六种类型:常规型、艺术型、实践型、研究型、社会型、管理型。兴趣发展的一般经历:有趣、乐趣、志趣三阶段。对于职业活动,往往从有趣的选择,逐渐产生工作乐趣,进而与奋斗目标和工作志向相结合,发展成为志趣,表现出方向性和意志性的特点,使人坚定地追求某种职业,并为之尽心尽力。职业兴趣是以一定的素质为前提,在职业生涯实践过程中逐渐发生和发展起来的。它的形成与个人的个性、自身能力、实践活动、客观环境和所处的历史条件有着密切的关系。因此,职业生涯规划对兴趣的探讨不能孤立进行,应当结合个人的、家庭的、社会的因素来考虑。了解这些因素有利于深入认识自己,从而进行职业生涯规划。

（三）知识与技能

知识是指人类在实践中认识客观世界（包括人类自身）的成果。它可能包括事实、信息、描述或在教育和实践中获得的技能。它一般以经验或理论形式存在于人们的头脑中，也通过物化储存于书本或其他人造物中。它可能是关于理论的，也可能是关于实践的。专业知识是指一定范围内相对稳定的系统化的知识。每行每业都有自己的专业知识，它代表着实力，具备合理的专业知识结构是满足用人单位需求的基础。作为护理专业学生，需掌握扎实的护理理论和专业知识，为今后工作、学习打下坚实的基础。

技能是指人通过练习而巩固了的一种动作方式或智力活动方式。技能的形成是以知识的领会为基础，由不会到会，由初步学会到熟练掌握的过程。不同的行业要求不同的基本技能，一些技能如认知技能、交往技能、沟通技能、面对成功或挫折的自我调节技能等是常见的技能。护理是一门应用型学科，要求护理专业学生熟练掌握专科护理技术操作，在临床护理工作中为促进患者健康服务。

（四）性格特征

性格是指表现在人对现实的态度和相应的行为方式中的比较稳定的、具有核心意义的个性心理特征，是一种与社会相关最密切的人格特征，在性格中包含有许多社会道德含义。性格表现了人们对现实和周围世界的态度，并表现在他的行为举止中。性格主要体现在对自己、对别人、对事物的态度和所采取的言行上。从心理功能上划分，性格分为：理智型、情感型和意志型；从心理活动倾向性上划分，性格又可分为内倾型和外倾型；从个体独立性上划分，性格分为独立型、顺从型和反抗型。东方古语云："积行成习，积习成性，积性成命"，西方也有名言："行为决定习惯，习惯决定性格，性格决定命运。"这些都说明性格特征对一个人的生活方式、工作态度会产生非常重要的影响。女性的性格特点是温柔、细致、耐心、富有同情心，因此传统上护士职业多以女性为主。但随着医学的发展，护理工作的内容和形式都发生了巨大的变化，不再是过去简单的生活护理、铺床叠被。现代护理工作节奏快、压力大，需要护理人员具有敏锐的观察能力、快速分析问题、解决问题的能力，非常富有挑战性，男性的主动、坚决、果断、敏捷渗入其中。不同性格的个体职业规划路径也不同，只有根据自己的性格特征规划职业发展方向，才能发挥最大的潜能。

（五）意志和机遇

意志是一个人自觉地确定目标，支配与调节自己的行动，克服各种困难，从而达到预期目标的心理状态。一个人对自己行动的目的有着正确、充分的认识，善于明辨是非，能当机立断做出决定并予以执行，有坚韧的毅力、百折不挠的精神，在行动中善于控制自己的情绪，约束自己的言行，干事情有刻苦执著的精神等有助于职业生涯获得成功。职业生涯规划的自觉性、进行职业抉择的果敢性、为实现长期职业目标而努力的坚韧性、职业规划和决策中的自制性、为完善职业生涯规划做出大量努力的勤奋性等方面都有益于达到职业生涯规划的科学性和合理性。没有坚强的意志，人就会在顺境中得意忘形，在逆境中消沉颓废，最终不能实现自己的职业生涯规划。意志强弱对于一个人的职业生涯规划来说有着重大的影响作用。

机会是一种随机出现的、具有偶然性的事物。在一个人一生当中会遇到许多偶然的机会，有利的偶然机会就是机遇。如果社会上出现了给一个人提供个人发展、向上流动的职业环境，对于职业发展而言就是出现了机遇，这对其职业生涯规划有积极的推动作用。把握机遇的前提是完善自我、提高素质、具备职业发展的潜质。不具备这种前提，那机遇就不会青睐这种人,这种人就会与机遇擦肩而过。具备了这种前提还要善于发现机遇,如果漠视机遇,那这种人只能是英雄无用武之地,找不到职业发展的方向。抓住机遇是关键,只有抓住了机遇,才能有一个施展才华、快速成长的机会。机遇对于任何人都是平等的,又总是降临于素质高、有准备的人的身上,谁素质高、准备充分,谁就能够抓住机遇,获得机会。

二、社会支持因素

(一)家庭因素

家庭环境对于个人在制订职业生涯规划时起着举足轻重的作用,有时甚至直接影响个体职业的选择。家庭因素是指个人可受其配偶、父母、子女、其他重要亲人的影响,是否提供支持和援助。家庭是人生活的重要场所,一个人的家庭也是造就其素质以至于影响其职业生涯的主要因素之一。职业生涯规划受家庭的期望值、家庭地域特点、家庭经济状况、家庭教育类型、父母职业类型的影响很大,学生的职业生涯规划就是在这些因素中寻找平衡点,以求得到价值最大化。一般父母对自己的子女会有一种期望,这种期望会在人的幼年时期留下印象,并随时间的推移而强化,比较高的期望会有激励作用。父母所从事的工作职业是子女观察社会工作职业的开始,父母对自己职业的认同与否,对子女将来是否愿意从事这种职业有很大的影响。父母及亲戚平日做得比较多的行为更易于接受并熟悉,这会影响子女职业理想的确立和职业选择的方向、种类。一个家庭经济条件好,会使子女在将来所受教育的程度更高,职业选择方面空间更大;一个家庭经济条件差,会使子女所受教育培训的机会减少,而且会使子女感到肩上沉重的家庭责任,在是否读书深造、工作单位离家远近及效益好坏方面思虑颇多。

(二)教育背景

教育是赋予个人才能、塑造个人人格、促进个人发展的社会活动,它奠定了一个人的基本素质,对人生有着巨大的影响。有时候,一个企业会拒绝未达到某一教育水准的人。有些人拥有的技术已过时或者过于专业化,结果因为市场对他们的才能需求削减,他们在职业上的处境就较为不利了。现在树立终身教育的观念,不断学习成为人们的主要任务。教育上的成功与社会阶层的晋升有明显的关联,教育是改变社会阶层的主要动力,教育是一项工具,能够帮助他们突出于庸碌的同事之上。人们的专业、职业种类,对于其职业生涯有着重大的影响,往往成为其职业生涯的前中部分以至一生的职业类别,即使人们转换职业,也往往与其所学专业有一定联系。

(三)职业环境

护理职业环境包括护理职业的社会环境和护士执业的医院环境,社会对护理工作的认知、对护理职业的发展有很大的影响。护士执业的医疗机构是否能对护士实行按学历层次、工作能力、专业技术水平的分层次使用,是否同工同酬,影响着护士对职业生涯的重视程度。另外,医院的工作氛围、护理专业在医院的专业地位、进修及受教育机会、晋升制度、升迁机会、人际关系是否融洽、福利设施等因素,对护士职业生涯发展的影响都不容忽视。

(四)社会影响因素

社会是人才得以活动及发挥才干的舞台,也是影响人们成长与成功的重要条件和因素。社会的政治经济形势、涉及人们职业权利方面的管理体制、社会文化环境、职业的社会体系等社会因素决定着社会职业岗位的数量与结构,决定着社会职业岗位出现的随机性与波动性,从而决定了人们对不同职业的认定和步入职业生涯、调整职业生涯的决策。用人单位对员工的培养、自身的亲戚朋友交际网、在职业发展过程中所能获得的帮助、提高素质所需的学习机会和图书资料、与职业生涯发展方面有关的制度与政策等也对社会职业结构的变迁、人的职业生涯变动的规律性产生影响。

1. 政治制度和氛围 政治和经济是相互影响的,政治不仅影响到一国的经济体制,而且影响着企业的组织体制,从而直接影响到个人的职业发展。政治制度和氛围还会潜移默化地影响个人的追求,从而对职业生涯产生影响。

2. 经济发展水平 在经济发展水平高的地区,企业相对集中,优秀企业也就比较多,个人职业选择的机会就比较多,因而有利于个人职业的发展;反之,在经济落后的地区,个人职业选择的机会就比较少,个人职业生涯也会受到限制。

3. 社会文化环境 社会文化是影响人们行为、欲望的基本因素。它主要包括教育水平、教育条件和社会文化设施等。在良好的社会文化环境中,个人能力受到良好的教育和熏陶,从而为职业生涯打下更好的基础。

4. 社会阶层 社交圈为某一类型的人提供机会,"生存机会"多半即由社交圈决定。虽然社会阶层深深地影响个人的职业生涯,但是阶层界限并非牢不可破。它不但有变动的可能,而且是被人接受的。

第四节 护理职业生涯的设计、实施及撰写

护理职业生涯设计是指护理组织和个人在护理职业发展和规划时应遵循的准则,良好的职业生涯设计有助于护理专业学生确定职业目标,系统安排自己的学习、生活,并为实现这一目标努力奋斗。

一、护理职业生涯设计的分类

护理职业生涯设计可分为护理组织职业生涯设计和护理个人职业生涯设计。

（一）护理组织职业生涯设计

护理组织职业生涯设计是指各级护理组织根据护理发展的需要而进行的现代管理工具。以护理组织为主体,结合护理事业发展和组织、企业及个人需求,制订各级工作、培训阶梯性计划和实施方针、策略,促进护理职业和组织的发展。国务院卫计委下设医政司是我国最高的护理组织结构;中华护理学会是护理科技工作者的学术性群众团体,也是国家级的护理组织。

（二）护理个人职业生涯设计

护理个人职业生涯设计是指护理专业学生或护理人员根据自身特点,通过客观环境的分析,确定护理职业发展方向,明确职业发展目标,按照一个时间制订相应计划,采取有效措施以到达护理职业生涯目标的过程。

二、护理职业生涯设计原则

护理职业生涯设计的原则是指护理组织和护理人员在职业生涯设计和规划时应把握的方向和准绳。

（一）总体原则

1. 个人特长和组织需要相结合的原则 个人的职业生涯发展离不开组织环境,有效的职业生涯设计就应该将个人优势在组织需要的岗位上得到充分发挥。认识个人的特征及优势是职业生涯发展的前提,在此基础上,分析所处环境、具备的客观条件和组织需要,从而找到自己恰当的职业定位。只有找准个人和组织需要最佳的结合点,才能保证个人和组织共同发展达到双方利益的最大化。

2. 长期目标和短期目标相结合的原则 目标的选择是职业发展的关键,明确的目标可以成为追求成功的行为动力。目标越简明、具体,越容易实现,就越能促进个人的发展。长期目标是职业生涯发展的方向,是个人对自己所要成就职业的整体设计,短期目标是实现长期目标的保证。长短期目标结合更有利于个人职业生涯目标的实现。

3. 稳定性与动态性相结合原则 人才的成长需要经验的积累和知识的积淀,职业生涯发展需要一定的稳定性。但人的发展目标并不是一成不变的,当内外环境条件发生改变时,就应该审时度势,结合外界条件调整自己的发展规划,这就是职业生涯发展设计的动态性。

4. 动机与方法相结合原则 有了明确的发展目标和职业发展动机,还必须结合所处的环境和自身条件选择适合自己的发展途径。设计和选择科学合理的发展方案是避免职业生涯发展障碍,保证职业发展计划落实,是个人职业素质不断提高的关键。

（二）其他原则

护理职业生涯设计是护理人员寻求最佳的职业生涯发展路径,最大限度地实现自我价值的前提。因此要正确制订适合自己的个人职业生涯规划,还必须并遵循以下原则:

1. 可行性原则 设计护理职业生涯规划时,要清晰考虑自己的实际情况,如个人优势、组织需要、社会环境等,符合自己的兴趣、性格、特长,客观准确地做好评估,清晰定位、规划明确。切忌自我认识不足,对环境评估不准确,人云亦云,盲目自信,好高骛远。职业生涯的设计要务实,能够付诸行动,还要具有一定挑战性,给自己提升的空间,扬长避短,激发自己的潜能,努力实现自我价值。最有效的职业生涯设计是将个人优势在合适的岗位上得到充分发挥。

2. 持续性原则 护理职业生涯设计时应考虑到生涯发展的整个历程。从护理专业学生到护士的角色转变,从低年资护理人员发展成为资深护理专家,是一个长期的过程,是从幼稚走向成熟的过程。内、外环境的变化都会对职业生涯造成影响。因此,职业生涯的设计必须坚持持续性原则确定各种活动、各个阶段的目标,长期目标、短期目标应按照一定的逻辑顺序循序渐进,目标保持一致,无论道路如何曲折,都要坚定信念,不改初衷。

3. 具体化原则 只有确定具体的目标,制订具体的措施,才能产生具体的行为。护理职业生涯设计应根据实时情况先制订规划,包括计划名称、时间跨度、总目标、分目标、计划内容、策略和措施等。量化清晰,切实可行。短期、中期、长期计划相结合,短期计划例如上大学每一年的目标、措施、期望获得的结果都要计划好,每年年底进行评估,中、长期规划如参加工作的每个5年也要制订相应计划,要权衡职业发展、家庭生活、个人成长等方面,才能使自己一步一个脚印按照护理职业生涯规划前进。

4. 弹性化原则 随着现代医学的不断发展,护理学科也在不断发展,护理专业的职业范畴不断拓展,给护理从业人员提供了更多、更广泛的职业发展空间和选择。2011年3月,国务院学位办将护理学从临床医学二级学科中分离出来成为一级学科,护理学科从此有了更大的发展空间。护理职业生涯规划可持续 40 年左右。俗话说:计划没有变化快。护理学科的发展和人生的各个阶段都有一定程度的不确定性和多变性。护理职业生涯设计规划是预测未来的行动,设计时应根据实时情况先制订规划表,量化清晰,各个阶段都有具体的措施、标准和实施的时间,同时要具备缓冲性和弹性,考虑目标和措施是否能够遵循内外环境的变化和需要做出动态调整,适应客观的现实。结合外界条件适时调整自己的发展规划,更有利于实现个人职业生涯目标。

5. 可评估原则 合理的职业生涯规划是可以被测量、评估和反馈的。有了具体的规划,就应该及时评估、检查自己的职业发展情况,发现问题和薄弱环节及时协调解决,遇到挫折积极改进,不断修正职业规划,才能避免盲目执行目标造成职业发展障碍,保证护理职业生涯发展计划的落实。

三、护理职业生涯设计的步骤与方法

(一)护理职业生涯设计的过程

护理职业生涯设计包括六个步骤:自我评估、内外环境分析(职业生涯机会评估)、选择职业发展途径、设置个人职业生涯目标、行动计划与措施、评估和整顿。

1. 自我评估 护理职业生涯设计的自我评估是对个人在职业发展方面的相关因素进行全面、深入、客观认识和分析的过程。评估内容包括个人的职业价值观、个人做人做事的基本原则和追求的价值目标、分析自己掌握的专业知识与技能、个人人格特点、兴趣等相关因素。通过评估了解自己的职业发展优势和局限,在此基础上形成自己的职业发展定位,如专科护士、护理教师、护理管理人员等。

2. 内外环境分析 个人如果能够有效地利用内外环境就有助于事业的成功。护理人员在制订职业发展规划时,要分析的环境因素有环境的特点、环境的发展变化、个人职业与环境的关系、个人在环境中的地位、环境对个人提出的要求、环境对自己职业发展有利和不利的因素等。护理人员发展的组织环境评估内容:组织发展战略、护理人力需求、组织护理队伍群体结构、组织护理人员的升迁政策等。通过评估确认适合自己职业发展的机遇与空间环境,才能准确把握自己的奋斗目标和方向。对职业内外环境的分析要客观,不仅要认识到职业发展的状况、优势、前景,还要考虑到职业压力、职业存在的问题、职业的社会环境、政治制度和氛围等。只有充分了解职业和职业的影响因素,才能在复杂的环境中避害趋利,使个人职业规划得以发展和实现。

3. 选择职业发展途径 护理人员职业发展途径的选择是以个人评估和环境评估的结果为决策依据的,发展方向不同,其发展要求和路径也不同。如果选择的路径与自己和环境条件不适合,就难以达到理想的职业高峰。如优秀的护士不一定会成为成功的护理管理者,有效的管理和领导者不一定就是一名合格的护理教师。另外,护士个人的职业发展意愿还受到外在条件、组织需求、机遇等因素的限制,这时就需要个人对自己的职业定位进行调整。

4. 设置个人职业生涯目标 职业发展必须要有明确的目标,坚定的目标可以成为追求成功的驱动力。通过对自我的评估、内外环境的分析,找出自己适应的职业及发展中存在的问题和不足,以确定职业和职业生涯发展的目标。护理职业生涯目标的设定,按照时间发展的顺序可以分为人生目标、长期目标、中期目标和短期目标四类:

(1)人生目标:护理职业生涯的最终目标,直至护理活动结束或生命终结。通过 40 年左右的奋斗,时限从上大学开始延续到退休即护理职业活动结束,逐步实现若干长期目标,最终

确定自己在事业上取得何种成就,成为什么样的人。在护理职业发展的过程中,属于专业精深阶段。

(2)长期目标:时间在5年以上的目标,建立在中期目标的基础上,受到人生目标的影响。通过5~10年的努力,期望自己在毕业10年后取得什么样的成就,包括事业、家庭、财富、社会地位等,符合自己的价值观,为人生目标奠定基础。在护理职业发展的过程中,属于专业成熟阶段。

(3)中期目标:在毕业后短时间内的发展目标,时限从毕业开始到工作3~5年,为护理职业活动打下坚实基础。在护理职业发展的过程中,属于专业确定阶段。

(4)短期目标:主要是指学业规划目标,即在护理专业学习方面取得何种结果,可以每半年到一年制定一个目标。这个阶段属于为护理职业打下扎实基础的准备阶段。

职业生涯目标设置的基本要求是适合个人自身特点、符合组织和社会需求、目标的高低幅度要适当、目标要具体、同一时期不要设定过多的目标。护理人员制订的个人事业发展目标要以实际环境和条件为基础,每个人的背景不同,则设置的目标也应有所区别。就整个护理职业生涯而言,有针对性地制订阶段目标更为切实可行。因此,目标设定应该是多层次、分阶段、长期目标与短期目标相结合。

5. 行动计划与措施 职业目标的实现依赖于个人各种积极的具体行为与有效的策略和措施。护理人员实现目标的行为不仅包括个人在护理工作中的表现与业绩,还包括超越护理工作以外的个人发展的前瞻性准备,如业余时间的学习提高等。护理人员实现目标的策略还包括有效地平衡职业发展目标与个人生活目标、家庭目标等其他目标之间的相互关系、在组织中构建良好的人际关系、岗位轮转、提高个人学历、参与社会公益活动。如上大学期间,认识自我,评估自己的职业倾向,确定专业发展方向,努力学习,掌握护理专业知识;同时要拓宽知识面,提高自己的沟通能力、独立意识及批判性思维等能力,为自己打下坚实的职业基础,顺利地完成从学生到护理人员的角色转换。步入职场初期,即工作1~5年期间,对自己的专业进行管理,积极完成各个专业科室的轮转,对患有各种疾病的患者进行护理,加强专业知识培训,做到护理理论与临床实际进行有机的结合,努力提升专业技能。参加工作5~10年期间,开始参与护理科研工作,继续晋级的学习,开阔视野,参加院外各种进修、培训,有针对性地补充专业知识,按照计划逐步成长为护士长、带教老师、专科护士、护理技术能手等。要想最终实现护理职业生涯目标,要有执着的精神,克服困难,绝不放弃自己的梦想,才会在护理领域中干出一番事业。

6. 评估与调整 护理职业生涯规划实施的过程是一个循序渐进的过程。由于内外环境变化的不确定性,可能会对目标的实现造成一定的困扰和阻碍,在个人职业生涯规划实施的过程中要经常发现、诊断问题,自觉地总结经验和教训,评估职业生涯规划,修正对自己的认识。纠正实施过程中的偏差,保证个人职业生涯规划的行之有效。护理职业生涯设计只有不断地按照评估、计划、实施、评价四个步骤循环进行,才能适应各种变化,要有一双发现问题的眼睛,坦然面对失败的胸怀,处变不惊的能力,增强自己实现目标的信心,才能保证职业生涯规划得以发展和实现。

(二)护理职业生涯设计的方法

护理职业生涯设计的方法有很多,护理专业学生需要根据个人实际情况和适合程度进行选择,可以采用以下几种方法进行护理职业生涯设计。

1. 经验指导法 通过护理讲座、人物访谈等途径,请教护理经验丰富的护理从业者,如护理专家、医院护理部主任、护士长等,获得关于工作和人生等方面的信息,受到启迪,更好地规划职业生涯。以下主要介绍人物访谈法。

1) 人物访谈的程序:根据需要选择访谈对象,约定访谈时间,拟定访谈提纲,根据提纲中涉及的主要问题进行访谈,了解护理岗位的实际工作情况。访谈后,访谈者撰写访谈报告,并将其作为个人职业生涯规划档案的一部分。

2) 人物访谈的提纲:护理专业学生进行人物访谈时,可根据被访谈者的年龄、性别、职务、经历等不同情况,有选择地进行提问,问题可包括:

(1) 在这个工作岗位上,您每天的工作内容是什么?

(2) 您认为护士应该将更多的精力放在哪些工作上,有哪些工作不应由护士来全权承担?

(3) 哪些因素是护理领域潜在的不利因素?

(4) 您能否介绍一下护理的"年资-职称-职务"的大体阶段有哪几个?

(5) 您在排班时主要考虑哪些方面的因素? 分哪几个班次? 各班次的工作内容分别是什么? 各班次对护士的知识、技能和经验有何要求?

(6) 什么样的个人品质或能力对护士的成功来讲是重要的?

(7) 在您眼中护士这一行业就业前景怎么样?

(8) 您面临的工作压力主要有哪些? 哪些问题导致的压力最大?

(9) 在对护士进行管理时,您遇到了哪些困难?

(10) 您最喜欢自己工作的哪个方面? 最不喜欢哪个方面?

(11) 您如何看待护理领域将来的发展趋势?

(12) 近年来医疗护理场所出现越来越多的男护士,您对此现象有哪些看法?

(13) 能否分享一下您进入护理行业的经验?

(14) 在您的护理职业生涯中,周围的人给了您怎样的帮助? 您记忆中最深刻的一件事是什么?

(15) 假如可以重新选择,您是否还愿意做一名护理人员?

(16) 对于大专或本科护理专业学生,应注重培养哪些方面的能力和素质?

(17) 您对大专或本科护理专业学生找工作有什么特别的建议吗?

(18) 护理的初级、中级、高级职位的薪水是怎样的?

(19) 假如我是您的孩子,您是否鼓励我成为一名护士?

(20) 在护理领域您熟悉的人中,有谁能作为我下次的访谈对象? 当我打电话给她时可以用您的名字吗?

3) 人物访谈的技巧

(1) 主题明确:访谈者在访谈前应明确访谈提纲和思路,提问应简明扼要,这样既可保证访谈有的放矢,又能减少时间的浪费。如访谈者在访谈一位护理部主任时,这名护理部主任见多识广,表现欲望很强,话很多却总跑题,访谈者应适时提问,将话题引回主题。

(2) 通过轻松的话题,让对方放松情绪:一盆花、一段经历,对一个问题的看法或对方的兴趣爱好都可以成为学生的提问话题。轻松的话题能尽快缩短两个人的心理距离。

(3) 提问语尽量选择开放式:多用"怎么样""什么""如何"等字眼,给对方极大的回答空间。不要提问太多的用"是,还是不是?"回答的闭合性问题。提问语应具体,可以把大问题分成若干小问题。

（4）提问态度要真诚、客观、不带个人倾向：避免有提示倾向的问题，以免诱导或限制对方的回答。注意保护访谈对象的隐私，不要问粗俗、猎奇的问题。

（5）提问应与护理专业相关：最容易找到共同语言的话题是访谈对象的行业话题，访谈者可以提问一些访谈对象熟悉的话题引起其兴趣。否则，很难获得访谈对象的认同，难以探寻到其内心世界。

2. 职业体验　职业体验是指护理专业学生结合专业特点和职业兴趣，对目标职位进行了解、观察、体验获得关于该职位的信息。职业体验的内容主要有两个方面：一是对该职位工作具体内容的了解，二是对该职位的人才专业知识、技能和职业素质的认识。通过职业体验可以增加护理专业学生对职业的深入了解，在"知己"的基础上更好地做到"知彼"，根据职业体验的结果来判断自己是否适合该职位。护理专业学生常用的职业体验方法为护理职业体验，如护理专业学生可以到医院见习（实习）、进入医院做志愿者、进入社区卫生中心参观等，让护理专业学生充分了解护理工作的内容和特点，体验专业情感，理解护理工作吃苦耐劳、甘于奉献的职业精神，体会护理工作的协作意识和团队精神，增强学生的社会适应能力。职业体验前，应制订体验提纲，依照提纲重点观察、学习。体验后，应撰写体验报告或体验日记，并将其作为个人职业生涯规划档案的一部分。

护理职业体验提纲的主要内容可包括：

（1）护士的工作时间是怎样的？每天的工作内容是什么？

（2）护理工作的环境怎么样？与预期有不同吗？

（3）护士的工作态度怎么样？

（4）护士和患者是怎样沟通的？护患关系怎么样？举一个护患沟通成功或失败的例子？

（5）护士的收入情况怎么样？

（6）优秀的护士需要哪些核心能力？进入护理行业需要哪些职业准备？

（7）护理职业体验与想象中的护理工作有什么差距？

（8）通过护理职业体验，受到了什么启发？最大的感触是什么？

3. 档案整理法　主要包括个人职业生涯的个人职业表现发展档案法，即 PPDF（personal performance development file）法和电子档案法。这两种方法都是通过对个人职业生涯规划相关资料的整理、总结，从而达到记录、评价、反思、交流、促进发展的目的。档案整理法能够为护理专业学生的职业生涯规划提供自我对比和借鉴，同时也为检验职业生涯规划辅导的实效性提供参考。

1）个人职业生涯的 PPDF 法：也可译成个人职业发展道路。PPDF 法是一种有效、灵活的人力资源开发方法。帮助管理者更深入地了解员工的兴趣、愿望、理想，安排员工的培训，稳定员工队伍。

（1）PPDF 的使用方法：PPDF 是两本完整的手册，将 PPDF 的所有项目都填好后，自己留下一本，另一本交给你信任的长辈或老师。你将单独和她一同探讨发展、奋斗的相关问题，如在多长时间内以什么方式来达到你的目标。她会同你一起研究、分析目标的可行性，制订实施计划。

（2）PPDF 的主要内容：包括个人基本情况、学校教育经历、曾接受的培训、取得的成绩、职业生涯目标、计划、实施策略、行动日志、反馈、调整计划的情况等。

2）电子档案法，即利用信息技术记录手段，让学生将学习历程记录下来，内容包括个人的基本情况、学习经历、社会活动经历、特长、获得的成绩、职业能力等制作成档案，记录每一步成长的足印,不断地补充完善,定期对自己的现状进行反思和总结,并参考老师、长辈及周围人员的建议和意见,分阶段评估自己,横向和纵向比较自己,确定发展目标和奋斗的方向。

(1)电子档案的特点和作用:电子档案将数据放在数据库内,用动态网页的方式呈现,具有存储量大、易携带、易保存、管理方便、易于交流共享和展示等特点。电子档案成为学生自我观察的窗口,可以培训学生的自信心和主动性,促进个人成长,同时还可以帮助学生向其他人,尤其是用人单位展示或证明自己的实力。

(2)电子档案的内容

①个人基本资料:包括护理专业学生的姓名、年龄、性别、照片、自我介绍、性格特征、兴趣爱好等。这些内容大多数由学生自己上传,可以随时修改。

②职业生涯目标:根据教务部门和专业教学单位确定该专业人才的就业方向、能力要求,护理专业学生制订出个人职业生涯目标和个人阶段性学习计划表,确保未来的学习和实践能始终围绕职业生涯目标要求的这个中心,以培养未来就业所需要的能力。

③课程学习经历:护理专业学生在每一个学习阶段完成后,将学习内容、自我评价、学习反思等方面的资料上传到自己的电子档案中,以此证明自己的学习发展状况。与此同时,相关的专业课教师对学生的学习经历和知识能力情况给予反馈评价。

④社会活动经历:护理专业学生能力培养的重要组成部分。学生将社会活动经历上传到电子档案中,并在反思总结里分析自己通过这些活动所获得的与职业相关的能力。

⑤作品展示:主要展示护理专业学生在大学期间学习所产生的能证明其能力的作品,包括获奖作品、荣誉、奖励、照片等。

⑥反馈和调整:这部分内容由护理专业学生和就业指导部门完成,在一个阶段(如一个学期)之后,就业指导中心对学生的电子档案进行检查,由系统自动生成学生目前的就业能力状况表。护理专业学生根据这份就业能力状况表和实际情况的反馈,进行阶段性的小结,并做出相应的调整。

4. 导师制 导师制始创于英国牛津大学和剑桥大学,是一种辅助教学模式。近年来国内将导师制引入职业生涯发展规划中,通过导师系统的教学和学生的密切接触,鼓励学生表达自己的观点,动态掌握学生的特点和优势,培养学生良好的职业兴趣,增强职业能力,并根据学生不同的阶段予以相应的职业生涯规划指导,全程指导学生,促进学生的成长,可以使学生更好、更快地适应护理工作。

四、护理职业生涯设计文书的撰写

(一)护理职业生涯设计规划书的主要内容

护理职业生涯设计规划书是护理专业学生对职业发展目标的选择、实施策略和行动方案的书面表述,对护理专业学生的具体学习、生活、社会实践和将来的工作起到指导与鞭策的作用,虽然每个人的职业生涯规划不尽相同,书写方法多种多样,但护理专业学生在张扬个性的同时,应该遵循职业生涯规划书的涵盖的基本内容和基本要求。主要内容为:

1. 封面 署上姓名、学校、撰写日期,可以插入图片和警示格言。

2. 扉页 包括个人资料、目录、年限、起止日期等。

3. 自我分析 包括自我情况、个人特质、自我评价、职业能力、职业兴趣、职业价值观、胜任能力等。

4. 社会环境分析 包括政治环境、经济环境、法律环境、职业环境、家庭环境等。

5. 组织分析 包括行业环境、组织制度、组织文化、领导人、发展领域等。

6. 职业目标定位及分解组合 确定职业总目标,然后划分为长期、中期和短期目标。

7. 成功的标准 个人认定的成功标准。

8. 差距 分析目标与现实状况之间的差距。

9. 方法 缩小差距的方法以及目标实现策略及行动计划。

10. 反馈与调整 通过评估进行调整,定期进行职业目标评估、职业路径评估、行动计划评估、其他因素的评估,并根据评估结果对职业生涯规划进行调整。

（二）护理职业生涯设计规划书的基本要求

（1）资料充实,步骤完善。可以通过多种途径收集资料,如访谈、调查、书籍、报刊、网络等方式,尽可能注明材料的出处,多运用图表和数据来说明问题,提高可信度、说服力和直观性。

（2）论证有据,分析到位。了解相关的测评知识,认真审视、思考测评报告,并对照自我认识与测评结果的差异,分析原因,达到"知己"。通过对目前职业生涯条件的分析确定职业方向,做到有理有据,层层深入。

（3）言简意赅,重点突出。语言朴实简洁,条理清楚,突出重点,行文流畅。

（4）目标明确,合理适中。职业生涯目标不能过于理想化,要正确适当,切实可行,应"择己所爱、择己所长、择世所需、择己所利"。

（5）格式清晰,图文并茂。版面设计美观、协调,文体格式清晰。

（6）分解合理,措施具体。目标分解要合理,注意时间上的并进、连续,功能上的互补作用,涵盖职业、家庭、个人等方面。实施路径和措施详细具体,相互关联。

小 结

职业生涯规划又称为职业生涯设计,是指针对个人职业选择的主观因素和客观因素进行分析和测定,确定个人的奋斗目标并努力实现这一目标的过程。护理专业学生只有根据职业生涯理论与原则及职业成功的标准,掌握正确的职业生涯设计方法,准确进行自我定位,合理规划职业人生,通过具有前瞻性的职业生涯设计,减少在人生道路上的犹豫徘徊,避免浪费时间,为迎接未来职业发展的挑战做好充分的准备。

思考题

一、选择题

1. 护理职业生涯规划的步骤（　　　）。

A. 自我评估和职业评估　　　　　　B. 个人职业生涯目标的确定

C. 行动方案的制订　　　　　　　　D. 实施

E. 评价和反馈

二、简答题

1. 护理职业生涯设计规划有哪些原则?

2. 你如何规划自己的职业生涯? 请为自己撰写一份护理职业生涯设计规划书。

（刘　静）

附　　录

FULU

附录1　护士执业资格考试办法

卫生部人力资源社会保障部令

第　74　号

《护士执业资格考试办法》已经卫生部部务会、人力资源社会保障部部务会审议通过,并已经国务院同意,现予发布,自2010年7月1日起施行。

卫生部部长　陈　竺

人力资源社会保障部部长　尹蔚民

二〇一〇年五月十日

第一条　为规范全国护士执业资格考试工作,加强护理专业队伍建设,根据《护士条例》第七条规定,制定本办法。

第二条　卫生部负责组织实施护士执业资格考试。国家护士执业资格考试是评价申请护士执业资格者是否具备执业所必须的护理专业知识与工作能力的考试。

考试成绩合格者,可申请护士执业注册。

具有护理、助产专业中专和大专学历的人员,参加护士执业资格考试并成绩合格,可取得护理初级(士)专业技术资格证书;护理初级(师)专业技术资格按照有关规定通过参加全国卫生专业技术资格考试取得。

具有护理、助产专业本科以上学历的人员,参加护士执业资格考试并成绩合格,可以取得护理初级(士)专业技术资格证书;在达到《卫生技术人员职务试行条例》规定的护师专业技术职务任职资格年限后,可直接聘任护师专业技术职务。

第三条　护士执业资格考试实行国家统一考试制度。统一考试大纲,统一命题,统一合格标准。

护士执业资格考试原则上每年举行一次,具体考试日期在举行考试3个月前向社会公布。

第四条　护士执业资格考试包括专业实务和实践能力两个科目。一次考试通过两个科目为考试成绩合格。

为加强对考生实践能力的考核,原则上采用"人机对话"考试方式进行。

第五条　护士执业资格考试遵循公平、公开、公正的原则。

第六条　卫生部和人力资源社会保障部成立全国护士执业资格考试委员会。主要职责是：

（一）对涉及护士执业资格考试的重大事项进行协调、决策；

（二）审定护士执业资格考试大纲、考试内容和方案；

（三）确定并公布护士执业资格考试成绩合格线；

（四）指导全国护士执业资格考试工作。

全国护士执业资格考试委员会下设办公室，办公室设在卫生部，负责具体工作。

第七条　护士执业资格考试考务管理实行承办考试机构、考区、考点三级责任制。

第八条　承办考试机构具体组织实施护士执业资格考试考务工作。主要职责是：

（一）组织制定护士执业资格考试考务管理规定，负责全国护士执业资格考试考务管理；

（二）组织专家拟定护士执业资格考试大纲和命题审卷的有关规定并承担具体工作；

（三）负责护士执业资格考试考生信息处理；

（四）组织评定考试成绩，提供考生成绩单和护士执业资格考试成绩合格证明；

（五）负责考试结果的统计分析和考试工作总结，并向护士执业资格考试委员会提交工作报告；

（六）负责建立护士执业资格考试命题专家库和考试题库；

（七）指导考区有关考试的业务工作。

第九条　各省、自治区、直辖市及新疆生产建设兵团设立考区。省、自治区、直辖市人民政府卫生行政部门及新疆生产建设兵团卫生局负责本辖区的考试工作。其主要职责是：

（一）负责本考区护士执业资格考试的考务管理；

（二）制定本考区护士执业资格考试考务管理具体措施；

（三）负责审定考生报名资格；

（四）负责指导考区内各考点的业务工作；

（五）负责处理、上报考试期间本考区发生的重大问题。

省、自治区、直辖市人民政府卫生行政部门及新疆生产建设兵团卫生局可根据实际情况，会同人力资源社会保障部门成立护士执业资格考试领导小组。

第十条　考区根据考生情况设置考点，报全国护士执业资格考试委员会备案。考点设在设区的市。考点的主要职责是：

（一）负责本考点护士执业资格考试的考务工作；

（二）执行本考点护士执业资格考试考务管理具体措施；

（三）受理考生报名，核实报名材料，初审考生报名资格；

（四）负责为不能自行上网打印准考证的考生打印准考证；

（五）处理、上报本考点考试期间发生的问题；

（六）发给考生成绩单和护士执业资格考试成绩合格证明。

第十一条　各级考试管理机构要有计划地培训考务工作人员和监考人员，提高考试管理水平。

第十二条　在中等职业学校、高等学校完成国务院教育主管部门和国务院卫生主管部门规定的普通全日制3年以上的护理、助产专业课程学习，包括在教学、综合医院完成8个月以上护理临床实习，并取得相应学历证书的，可以申请参加护士执业资格考试。

第十三条　申请参加护士执业资格考试的人员,应当在公告规定的期限内报名,并提交以下材料:

(一)护士执业资格考试报名申请表;

(二)本人身份证明;

(三)近6个月二寸免冠正面半身照片3张;

(四)本人毕业证书;

(五)报考所需的其他材料。

申请人为在校应届毕业生的,应当持有所在学校出具的应届毕业生毕业证明,到学校所在地的考点报名。学校可以为本校应届毕业生办理集体报名手续。

申请人为非应届毕业生的,可以选择到人事档案所在地报名。

第十四条　申请参加护士执业资格考试者,应当按国家价格主管部门确定的收费标准缴纳考试费。

第十五条　护士执业资格考试成绩于考试结束后45个工作日内公布。考生成绩单由报名考点发给考生。

第十六条　考试成绩合格者,取得考试成绩合格证明,作为申请护士执业注册的有效证明。

第十七条　考试考务管理工作要严格执行有关规章和纪律,切实做好试卷命制、印刷、发送和保管过程中的保密工作,严防泄密。

第十八条　护士执业资格考试实行回避制度。考试工作人员有下列情形之一的,应当回避:

(一)是考生近亲属的;

(二)与考生有其他利害关系,可能影响考试公正的。

第十九条　对违反考试纪律和有关规定的,按照《专业技术人员资格考试违纪违规行为处理规定》处理。

第二十条　军队有关部门负责军队人员参加全国护士执业资格考试的报名、成绩发布等工作。

第二十一条　香港特别行政区、澳门特别行政区和台湾地区居民符合本办法规定和《内地与香港关于建立更紧密经贸关系的安排》、《内地与澳门关于建立更紧密经贸关系的安排》或者内地有关主管部门规定的,可以申请参加护士执业资格考试。

第二十二条　本办法自2010年7月1日起施行。

附录2　护士执业注册管理办法

第 59 号

《护士执业注册管理办法》已于2008年5月4日经卫生部部务会议讨论通过,现予以发布,自2008年5月12日起施行。

部长　陈竺

二〇〇八年五月六日

第一条　为了规范护士执业注册管理,根据《护士条例》,制定本办法。

第二条　护士经执业注册取得护士执业证书后,方可按照注册的执业地点从事护理工作。

未经执业注册取得护士执业证书者,不得从事诊疗技术规范规定的护理活动。

第三条　卫生部负责全国护士执业注册监督管理工作。

省、自治区、直辖市人民政府卫生行政部门是护士执业注册的主管部门,负责本行政区域的护士执业注册管理工作。

第四条　省、自治区、直辖市人民政府卫生行政部门结合本行政区域的实际情况,制定护士执业注册工作的具体办法,并报卫生部备案。

第五条　申请护士执业注册,应当具备下列条件:

(一)具有完全民事行为能力;

(二)在中等职业学校、高等学校完成教育部和卫生部规定的普通全日制3年以上的护理、助产专业课程学习,包括在教学、综合医院完成8个月以上护理临床实习,并取得相应学历证书;

(三)通过卫生部组织的护士执业资格考试;

(四)符合本办法第六条规定的健康标准。

第六条　申请护士执业注册,应当符合下列健康标准:

(一)无精神病史;

(二)无色盲、色弱、双耳听力障碍;

(三)无影响履行护理职责的疾病、残疾或者功能障碍。

第七条　申请护士执业注册,应当提交下列材料:

(一)护士执业注册申请审核表;

(二)申请人身份证明;

(三)申请人学历证书及专业学习中的临床实习证明;

(四)护士执业资格考试成绩合格证明;

(五)省、自治区、直辖市人民政府卫生行政部门指定的医疗机构出具的申请人6个月内健康体检证明;

(六)医疗卫生机构拟聘用的相关材料。

第八条　卫生行政部门应当自受理申请之日起20个工作日内,对申请人提交的材料进行审核。审核合格的,准予注册,发给护士执业证书;对不符合规定条件的,不予注册,并书面说明理由。

护士执业证书上应当注明护士的姓名、性别、出生日期等个人信息及证书编号、注册日期和执业地点。

护士执业证书由卫生部统一印制。

第九条　护士执业注册申请,应当自通过护士执业资格考试之日起3年内提出;逾期提出申请的,除本办法第七条规定的材料外,还应当提交在省、自治区、直辖市人民政府卫生行政部门规定的教学、综合医院接受3个月临床护理培训并考核合格的证明。

第十条　护士执业注册有效期为5年。护士执业注册有效期届满需要继续执业的,应当在有效期届满前30日,向原注册部门申请延续注册。

第十一条　护士申请延续注册,应当提交下列材料:

（一）护士延续注册申请审核表;

（二）申请人的护士执业证书;

（三）省、自治区、直辖市人民政府卫生行政部门指定的医疗机构出具的申请人 6 个月内健康体检证明。

第十二条　注册部门自受理延续注册申请之日起 20 日内进行审核。审核合格的,予以延续注册。

第十三条　有下列情形之一的,不予延续注册:

（一）不符合本办法第六条规定的健康标准的;

（二）被处暂停执业活动处罚期限未满的。

第十四条　医疗卫生机构可以为本机构聘用的护士集体申请办理护士执业注册和延续注册。

第十五条　有下列情形之一的,拟在医疗卫生机构执业时,应当重新申请注册:

（一）注册有效期届满未延续注册的;

（二）受吊销护士执业证书处罚,自吊销之日起满 2 年的。

重新申请注册的,按照本办法第七条的规定提交材料;中断护理执业活动超过 3 年的,还应当提交在省、自治区、直辖市人民政府卫生行政部门规定的教学、综合医院接受 3 个月临床护理培训并考核合格的证明。

第十六条　护士在其执业注册有效期内变更执业地点等注册项目,应当办理变更注册。

但承担卫生行政部门交办或者批准的任务以及履行医疗卫生机构职责的护理活动,包括经医疗卫生机构批准的进修、学术交流等除外。

第十七条　护士在其执业注册有效期内变更执业地点的,应当向拟执业地注册主管部门报告,并提交下列材料:

（一）护士变更注册申请审核表;

（二）申请人的护士执业证书。

注册部门应当自受理之日起 7 个工作日内为其办理变更手续。

护士跨省、自治区、直辖市变更执业地点的,收到报告的注册部门还应当向其原执业地注册部门通报。

省、自治区、直辖市人民政府卫生行政部门应当通过护士执业注册信息系统,为护士变更注册提供便利。

第十八条　护士执业注册后有下列情形之一的,原注册部门办理注销执业注册:

（一）注册有效期届满未延续注册;

（二）受吊销护士执业证书处罚;

（三）护士死亡或者丧失民事行为能力。

第十九条　卫生行政部门实施护士执业注册,有下列情形之一的,由其上级卫生行政部门或者监察机关责令改正,对直接负责的主管人员或者其他直接责任人员依法给予行政处分:

（一）对不符合护士执业注册条件者准予护士执业注册的;

（二）对符合护士执业注册条件者不予护士执业注册的。

第二十条　护士执业注册申请人隐瞒有关情况或者提供虚假材料申请护士执业注册的,

卫生行政部门不予受理或者不予护士执业注册,并给予警告;已经注册的,应当撤销注册。

第二十一条 在内地完成护理、助产专业学习的香港、澳门特别行政区及台湾地区人员,符合本办法第五条、第六条、第七条规定的,可以申请护士执业注册。

第二十二条 计划生育技术服务机构护士的执业注册管理适用本办法的规定。

第二十三条 本办法下列用语的含义:

教学医院,是指与中等职业学校、高等学校有承担护理临床实习任务的合同关系,并能够按照护理临床实习教学计划完成教学任务的医院。

综合医院,是指依照《医疗机构管理条例》、《医疗机构基本标准》的规定,符合综合医院基本标准的医院。

第二十四条 本办法自 2008 年 5 月 12 日起施行。

附录3 护理诊断一览表(按 NANDA 分类法Ⅱ排列)

领域 1　健康促进(Health promotion)

执行治疗方案有效(Effective therapeutic regimen management)

执行治疗方案无效(Ineffective therapeutic regimen management)

家庭执行治疗方案无效(Ineffective family therapeutic regimen management)

社区执行治疗方案无效(Ineffective community therapeutic regimen management)

寻求健康行为(具体说明)(Health-seeking behaviors [specify])

保持健康无效(Ineffective health maintenance)

持家能力障碍(Impaired home maintenance)

领域 2　营养(Nutrition)

无效性婴儿喂养型态(Ineffective infant feeding pattern)

吞咽障碍(Impaired swallowing)

营养失调:低于机体需要量(Imbalanced nutrition:less than body requirements)

营养失调:高于机体需要量(Imbalanced nutrition:more than body requirements)

有营养失调的危险:高于机体需要量(Risk for imbalanced nutrition:more than body requirements)

体液不足(Deficient fluid volume)

有体液不足的危险(Risk for deficient fluid volume)

体液过多(Excess fluid volume)

有体液失衡的危险(Risk for deficient fluid volume)

领域 3　排泄(Elimination)

排尿障碍(Impaired urinary elimination)

尿潴留(Urinary retention)

完全性尿失禁(Total urinary incontinence)

功能性尿失禁(Functional urinary incontinence)

压力性尿失禁(Stress urinary incontinence)

急迫性尿失禁(Urge urinary incontinence)

反射性尿失禁(Reflex urinary incontinence)

有急迫性尿失禁的危险(Risk for urge urinary incontinence)

排便失禁(Bowel incontinence)

腹泻(Diarrhea)

便秘(Constipation)

有便秘的危险(Risk for constipation)

感知性便秘(Perceived constipation)

气体交换受损(Impaired gas exchange)

领域 4　活动/休息(Activity/rest)

睡眠型态紊乱(Disturbed sleep pattern)

睡眠剥夺(Sleep deprivation)

有废用综合征的危险(Risk for disuse mobility)

躯体活动障碍(Impaired physical mobility)

床上活动障碍(Impaired bed mobility)

借助轮椅活动障碍(Impaired wheelchair mobility)

转移能力障碍(Impaired transfer ability)

行走障碍(Impaired walking)

缺乏娱乐活动(Diversional activity deficit)

漫游状态(Wandering)

穿着/修饰自理缺陷(Dressing/grooming self-care deficit)

沐浴/卫生自理缺陷(Bathing/hygiene self-care deficit)

进食自理缺陷(Feeding self-care deficit)

如厕自理缺陷(Toileting self-care deficit)

术后康复延缓(Delayed surgical recovery)

能量场紊乱(Disturbed energy field)

疲乏(Fatigue)

心输出量减少(Decrease cardiac output)

自主呼吸受损(Impaired spontaneous ventilation)

低效应呼吸型态(Ineffective breathing pattern)

活动无耐力(Activity intolerance)

有活动无耐力的危险(Risk for activity intolerance)

功能障碍性撤离呼吸机反应(Dysfunctional ventilatory weaning response,DVWR)

组织灌注无效（具体说明类型：肾脏、大脑、心、肺、胃肠道、外周）(Ineffective tissue perfusion [specify type:renal,cerebral,cardiopulmonary,gastrointestinal,peripheral])

领域 5　感知/认识(Perception/cognition)

单侧性忽视(Unilateral neglect)

认识环境障碍综合征(Impaired environmental interpretation syndrome)

感知紊乱（具体说明：视觉、听觉、运动觉、味觉、触觉、嗅觉)(Disturbed sensory perception [specify:visual,auditory,kinesthetic,gustatory,tactile,olfactory])

知识缺乏(Deficient knowledge)

急性意识障碍(Acute confusion)

慢性意识障碍(Chronic confusion)

记忆受损(Impaired memory)

思维过程紊乱(Disturbed thought processes)

语言沟通障碍(Impaired verbal communication)

领域6 自我感知(Self-perception)

自我认可紊乱(Disturbed personal identity)

无能为力感(Powerlessness)

有无能为力感的危险(Risk for powerlessness)

无望感(Hopelessness)

有孤独的危险(Risk for loneliness)

长期自尊低下(Chronic low self-esteem)

情境性自尊低下(Situational low self-esteem)

有情境性自尊低下的危险(Risk for situational low self-esteem)

体像紊乱(Disturbed body image)

领域7 角色关系(Role relationship)

照顾者角色紧张(Caregiver role strain)

有照顾者角色紧张的危险(Risk for caregiver role strain)

父母不称职(Impaired parenting)

有父母不称职的危险(Risk for altered parenting)

家庭运作中断(Interrupted family processes)

家庭运作功能不全:酗酒(Dysfunctional family processes:alcoholism)

有亲子依恋受损的危险(Risk for impaired parent/infant/child attachment)

母乳喂养有效(Effective breastfeeding)

母乳喂养无效(Ineffective breastfeeding)

母乳喂养中断(Interrupted breastfeeding)

无效性角色行为(Ineffective role performance)

父母角色冲突(Parental role conflict)

社交障碍(Impaired social interaction)

领域8 性(Sexuality)

性功能障碍(Sexual dysfunction)

无效性性生活形态(Ineffective sexuality patterns)

领域9 应对/应激耐受性(Coping/stress tolerance)

迁居应激综合征(Relocation stress syndrome)

有迁居应激综合征的危险(Risk for relocation stress syndrome)

强暴创伤综合征(Rape-trauma syndrome)

强暴创伤综合征:隐匿性反应(Rape-trauma syndrome:silent reaction)

强暴创伤综合征:复合性反应(Rape-trauma syndrome:compound reaction)

创伤后反应(Post-trauma response)

有创伤后反应的危险(Risk for post-trauma response)

恐惧(Fear)

焦虑(Anxiety)

对死亡的焦虑(Death anxiety)

长期悲伤(Chronic sorrow)

无效性否认(Ineffective denial)

预感性悲哀(Anticipatory grieving)

功能障碍性悲哀(Dysfunctional grieving)

调节障碍(Impaired adjustment)

应对无效(Ineffective coping)

无能性家庭应对(Disabled family coping)

妥协性家庭应对(Compromised family coping)

防卫性应对(Defensive coping)

社区应对无效(Ineffective community coping)

有增强家庭应对的趋势(Readiness for enhanced family coping)

有增强社区应对的趋势(Readiness for enhanced community coping)

自主性反射失调(Automonic dysreflexia)

有自主性反射失调的危险(Risk for autonomic dysreflexia)

婴儿行为紊乱(Disorganized infant behavior)

有婴儿行为紊乱的危险(Risk for disorganized infant behavior)

有增强调节婴儿行为的趋势(Readiness for enhanced organized infant behavior)

颅内适应能力低下(Decreased intracranial adaptive capacity)

领域 10　生活准则(Life principles)

有增强精神健康的趋势(Readiness for enhanced spiritual well-being)

精神困扰(Spiritual distress)

有精神困扰的危险(Risk for spiritual distress)

抉择冲突(Decisional conflict)

不依从行为(Noncompliance)

领域 11　安全/防御(Safety/protection)

有感染的危险(Risk for infection)

口腔黏膜受损(Impaired oral mucous membrane)

有受伤的危险(Risk for injury)

有围手术期体位性损伤的危险(Risk for perioperative-positioning injury)

有摔倒的危险(Risk for falls)

有外伤的危险(Risk for trauma)

皮肤完整性受损(Impaired skin integrity)

有皮肤完整性受损的危险(Risk for impaired skin integrity)

组织完整性受损(Impaired tissue integrity)

牙齿受损(Impaired dentition)

有窒息的危险(Risk for suffocation)

有误吸的危险(Risk for aspiration)

清理呼吸道无效(Ineffective airway clearance)

有外周神经血管功能障碍的危险(Risk for neurovascular dysfunction)

防护无效(Ineffective protection)

自伤(Self-mutilation)

有自伤的危险(Risk for self-mutilation)

有对他人施行暴力的危险(Risk for other-directed violence)

有对自己施行暴力的危险(Risk for self-directed violence)

有自杀的危险(Risk for suicide)

有中毒的危险(Risk for poisoning)

乳胶过敏反应(Latex allergy response)

有乳胶过敏反应的危险(Risk for latex allergy response)

有体温失调的危险(Risk for imbalanced body temperature)

体温调节无效(Ineffective thermoregulation)

体温过低(Hypothermia)

体温过高(Hyperthermia)

领域 12　舒适(Comfort)

急性疼痛(Acute pain)

慢性疼痛(Chronic pain)

恶心(Nausea)

社交孤立(Social isolation)

领域 13　成长/发展(Growth/development)

成长发展迟缓(Delayed growth and development)

成人身心衰竭(Adult failure to thrive)

有发展迟滞的危险(Risk for delayed development)

有成长比例失调的危险(Risk for disproportional growth)

附录 4　常见医护合作处理的问题

1. 潜在并发症:心/血管系统

局部缺乏性溃疡

心输出量减少

心律失常

肺水肿

心源性休克

深静脉血栓形成

血容量减少性休克

外周血液灌注不足

高血压

先天性心脏病

心绞痛

心内膜炎

肺栓塞

脊髓休克

2. 潜在并发症:呼吸系统

低氧血症

肺不张/肺炎

支气管狭窄

胸腔积液

呼吸机依赖性呼吸

气胸

喉水肿

3. 潜在并发症:泌尿系统

急性尿潴留

肾灌注不足

膀胱穿孔

肾结石

4. 潜在并发症:消化系统

肠麻痹性梗阻/小肠梗阻

肝功能异常

高胆红素血症

内脏切除术

肝脾大

柯林氏溃疡

腹水

胃肠出血

5. 潜在并发症:代谢/免疫/造血系统

低血糖/高血糖

负氮平衡

电解质紊乱

甲状腺功能障碍

体温过低(严重的)

体温过高(严重的)

败血证

酸中毒(代谢性、呼吸性)

碱中毒(代谢性、呼吸性)

甲状腺功能减退/甲状腺功能亢进

变态反应

供体组织排斥反应

肾上腺功能不全

贫血

血小板减少

免疫缺陷

红细胞增多

镰状细胞危象

弥散性血管内凝血

6. 潜在并发症:神经/感觉系统

颅内压增高

中风

癫痫

脊髓压迫症

重度抑郁症

脑膜炎

脑神经损伤(特定性)

瘫痪

外周神经损伤

眼压增高

角膜溃疡

神经系统疾病

7. 潜在并发症:肌肉/骨骼系统

骨质疏松

腔隙综合征

关节脱位

病理性骨折

8. 潜在并发症:生殖系统

胎儿窘迫

产后出血

妊娠高血压

月经过多

月经频繁

梅毒

产前出血

早产

9. 潜在并发症:多系统

10. 潜在并发症:药物治疗副作用

肾上腺皮质激素治疗的副作用

抗焦虑治疗的副作用

抗心律失常治疗的副作用

抗凝治疗的副作用

抗惊厥治疗的副作用

抗抑郁治疗的副作用

抗高血压治疗的副作用

β-肾上腺素能阻断治疗的副作用

钙离子通道阻断治疗的副作用

血管紧张素转换酶治疗的副作用

附录5　护 士 条 例

中华人民共和国国务院令

第　517　号

《护士条例》已经 2008 年 1 月 23 日国务院第 206 次常务会议通过，现予公布，自 2008 年 5 月 12 日起施行。

总 理　温家宝

二〇〇八年一月三十一日

护 士 条 例

第一章　总 则

第一条　为了维护护士的合法权益，规范护理行为，促进护理事业发展，保障医疗安全和人体健康，制定本条例。

第二条　本条例所称护士，是指经执业注册取得护士执业证书，依照本条例规定从事护理活动，履行保护生命、减轻痛苦、增进健康职责的卫生技术人员。

第三条　护士人格尊严、人身安全不受侵犯。护士依法履行职责，受法律保护。

全社会应当尊重护士。

第四条　国务院有关部门、县级以上地方人民政府及其有关部门以及乡（镇）人民政府应当采取措施，改善护士的工作条件，保障护士待遇，加强护士队伍建设，促进护理事业健康发展。

国务院有关部门和县级以上地方人民政府应当采取措施，鼓励护士到农村、基层医疗卫生机构工作。

第五条　国务院卫生主管部门负责全国的护士监督管理工作。

县级以上地方人民政府卫生主管部门负责本行政区域的护士监督管理工作。

第六条　国务院有关部门对在护理工作中做出杰出贡献的护士，应当授予全国卫生系统先进工作者荣誉称号或者颁发白求恩奖章，受到表彰、奖励的护士享受省部级劳动模范、先进工作者待遇；对长期从事护理工作的护士应当颁发荣誉证书。具体办法由国务院有关部门制定。

县级以上地方人民政府及其有关部门对本行政区域内做出突出贡献的护士，按照省、自治区、直辖市人民政府的有关规定给予表彰、奖励。

第二章 执业注册

第七条 护士执业,应当经执业注册取得护士执业证书。

申请护士执业注册,应当具备下列条件:

(一)具有完全民事行为能力;

(二)在中等职业学校、高等学校完成国务院教育主管部门和国务院卫生主管部门规定的普通全日制3年以上的护理、助产专业课程学习,包括在教学、综合医院完成8个月以上护理临床实习,并取得相应学历证书;

(三)通过国务院卫生主管部门组织的护士执业资格考试;

(四)符合国务院卫生主管部门规定的健康标准。

护士执业注册申请,应当自通过护士执业资格考试之日起3年内提出;逾期提出申请的,除应当具备前款第(一)项、第(二)项和第(四)项规定条件外,还应当在符合国务院卫生主管部门规定条件的医疗卫生机构接受3个月临床护理培训并考核合格。

护士执业资格考试办法由国务院卫生主管部门会同国务院人事部门制定。

第八条 申请护士执业注册的,应当向拟执业地省、自治区、直辖市人民政府卫生主管部门提出申请。收到申请的卫生主管部门应当自收到申请之日起20个工作日内做出决定,对具备本条例规定条件的,准予注册,并发给护士执业证书;对不具备本条例规定条件的,不予注册,并书面说明理由。

护士执业注册有效期为5年。

第九条 护士在其执业注册有效期内变更执业地点的,应当向拟执业地省、自治区、直辖市人民政府卫生主管部门报告。收到报告的卫生主管部门应当自收到报告之日起7个工作日内为其办理变更手续。护士跨省、自治区、直辖市变更执业地点的,收到报告的卫生主管部门还应当向其原执业地省、自治区、直辖市人民政府卫生主管部门通报。

第十条 护士执业注册有效期届满需要继续执业的,应当在护士执业注册有效期届满前30日向执业地省、自治区、直辖市人民政府卫生主管部门申请延续注册。收到申请的卫生主管部门对具备本条例规定条件的,准予延续,延续执业注册有效期为5年;对不具备本条例规定条件的,不予延续,并书面说明理由。

护士有行政许可法规定的应当予以注销执业注册情形的,原注册部门应当依照行政许可法的规定注销其执业注册。

第十一条 县级以上地方人民政府卫生主管部门应当建立本行政区域的护士执业良好记录和不良记录,并将该记录记入护士执业信息系统。

护士执业良好记录包括护士受到的表彰、奖励以及完成政府指令性任务的情况等内容。护士执业不良记录包括护士因违反本条例以及其他卫生管理法律、法规、规章或者诊疗技术规范的规定受到行政处罚、处分的情况等内容。

第三章 权利和义务

第十二条 护士执业,有按照国家有关规定获取工资报酬、享受福利待遇、参加社会保险的权利。任何单位或者个人不得克扣护士工资,降低或者取消护士福利等待遇。

第十三条 护士执业,有获得与其所从事的护理工作相适应的卫生防护、医疗保健服务的权利。从事直接接触有毒有害物质、有感染传染病危险工作的护士,有依照有关法律、行政法规的规定接受职业健康监护的权利;患职业病的,有依照有关法律、行政法规的规定获得赔偿的权利。

第十四条　护士有按照国家有关规定获得与本人业务能力和学术水平相应的专业技术职务、职称的权利;有参加专业培训、从事学术研究和交流、参加行业协会和专业学术团体的权利。

第十五条　护士有获得疾病诊疗、护理相关信息的权利和其他与履行护理职责相关的权利,可以对医疗卫生机构和卫生主管部门的工作提出意见和建议。

第十六条　护士执业,应当遵守法律、法规、规章和诊疗技术规范的规定。

第十七条　护士在执业活动中,发现患者病情危急,应当立即通知医师;在紧急情况下为抢救垂危患者生命,应当先行实施必要的紧急救护。护士发现医嘱违反法律、法规、规章或者诊疗技术规范规定的,应当及时向开具医嘱的医师提出;必要时,应当向该医师所在科室的负责人或者医疗卫生机构负责医疗服务管理的人员报告。

第十八条　护士应当尊重、关心、爱护患者,保护患者的隐私。

第十九条　护士有义务参与公共卫生和疾病预防控制工作。发生自然灾害、公共卫生事件等严重威胁公众生命健康的突发事件,护士应当服从县级以上人民政府卫生主管部门或者所在医疗卫生机构的安排,参加医疗救护。

第四章　医疗卫生机构的职责

第二十条　医疗卫生机构配备护士的数量不得低于国务院卫生主管部门规定的护士配备标准。

第二十一条　医疗卫生机构不得允许下列人员在本机构从事诊疗技术规范规定的护理活动:

(一)未取得护士执业证书的人员;

(二)未依照本条例第九条的规定办理执业地点变更手续的护士;

(三)护士执业注册有效期届满未延续执业注册的护士。

在教学、综合医院进行护理临床实习的人员应当在护士指导下开展有关工作。

第二十二条　医疗卫生机构应当为护士提供卫生防护用品,并采取有效的卫生防护措施和医疗保健措施。

第二十三条　医疗卫生机构应当执行国家有关工资、福利待遇等规定,按照国家有关规定为在本机构从事护理工作的护士足额缴纳社会保险费用,保障护士的合法权益。

对在艰苦边远地区工作,或者从事直接接触有毒有害物质、有感染传染病危险工作的护士,所在医疗卫生机构应当按照国家有关规定给予津贴。

第二十四条　医疗卫生机构应当制定、实施本机构护士在职培训计划,并保证护士接受培训。

护士培训应当注重新知识、新技术的应用;根据临床专科护理发展和专科护理岗位的需要,开展对护士的专科护理培训。

第二十五条　医疗卫生机构应当按照国务院卫生主管部门的规定,设置专门机构或者配备专(兼)职人员负责护理管理工作。

第二十六条　医疗卫生机构应当建立护士岗位责任制并进行监督检查。

护士因不履行职责或者违反职业道德受到投诉的,其所在医疗卫生机构应当进行调查。

经查证属实的,医疗卫生机构应当对护士做出处理,并将调查处理情况告知投诉人。

第五章 法律责任

第二十七条 卫生主管部门的工作人员未依照本条例规定履行职责,在护士监督管理工作中滥用职权、徇私舞弊,或者有其他失职、渎职行为的,依法给予处分;构成犯罪的,依法追究刑事责任。

第二十八条 医疗卫生机构有下列情形之一的,由县级以上地方人民政府卫生主管部门依据职责分工责令限期改正,给予警告;逾期不改正的,根据国务院卫生主管部门规定的护士配备标准和在医疗卫生机构合法执业的护士数量核减其诊疗科目,或者暂停其6个月以上1年以下执业活动;国家举办的医疗卫生机构有下列情形之一、情节严重的,还应当对负有责任的主管人员和其他直接责任人员依法给予处分:

(一)违反本条例规定,护士的配备数量低于国务院卫生主管部门规定的护士配备标准的;

(二)允许未取得护士执业证书的人员或者允许未依照本条例规定办理执业地点变更手续、延续执业注册有效期的护士在本机构从事诊疗技术规范规定的护理活动的。

第二十九条 医疗卫生机构有下列情形之一的,依照有关法律、行政法规的规定给予处罚;国家举办的医疗卫生机构有下列情形之一、情节严重的,还应当对负有责任的主管人员和其他直接责任人员依法给予处分:

(一)未执行国家有关工资、福利待遇等规定的;

(二)对在本机构从事护理工作的护士,未按照国家有关规定足额缴纳社会保险费用的;

(三)未为护士提供卫生防护用品,或者未采取有效的卫生防护措施、医疗保健措施的;

(四)对在艰苦边远地区工作,或者从事直接接触有毒有害物质、有感染传染病危险工作的护士,未按照国家有关规定给予津贴的。

第三十条 医疗卫生机构有下列情形之一的,由县级以上地方人民政府卫生主管部门依据职责分工责令限期改正,给予警告:

(一)未制定、实施本机构护士在职培训计划或者未保证护士接受培训的;

(二)未依照本条例规定履行护士管理职责的。

第三十一条 护士在执业活动中有下列情形之一的,由县级以上地方人民政府卫生主管部门依据职责分工责令改正,给予警告;情节严重的,暂停其6个月以上1年以下执业活动,直至由原发证部门吊销其护士执业证书:

(一)发现患者病情危急未立即通知医师的;

(二)发现医嘱违反法律、法规、规章或者诊疗技术规范的规定,未依照本条例第十七条的规定提出或者报告的;

(三)泄露患者隐私的;

(四)发生自然灾害、公共卫生事件等严重威胁公众生命健康的突发事件,不服从安排参加医疗救护的。

护士在执业活动中造成医疗事故的,依照医疗事故处理的有关规定承担法律责任。

第三十二条 护士被吊销执业证书的,自执业证书被吊销之日起2年内不得申请执业注册。

第三十三条 扰乱医疗秩序,阻碍护士依法开展执业活动,侮辱、威胁、殴打护士,或者有其他侵犯护士合法权益行为的,由公安机关依照治安管理处罚法的规定给予处罚;构成犯罪的,依法追究刑事责任。

第六章　附则

第三十四条　本条例施行前按照国家有关规定已经取得护士执业证书或者护理专业技术职称、从事护理活动的人员,经执业地省、自治区、直辖市人民政府卫生主管部门审核合格,换领护士执业证书。

本条例施行前,尚未达到护士配备标准的医疗卫生机构,应当按照国务院卫生主管部门规定的实施步骤,自本条例施行之日起 3 年内达到护士配备标准。

第三十五条　本条例自 2008 年 5 月 12 日起施行。

中英文名词对照

ZHONGYINGWEN MIINGCI DUIZHAO

A

art of nursing	美学知识
adaptation phase	适应阶段
anal stage	肛门期
autonomy	自主
adolescence	青春期
adulthood	中年期
assimilation	同化
accommodation	顺应
alarm stage	警告期
adaptation	适应
adaptive level	适应水平
adaptive mode	适应方式
American Philosophy Association	美国哲学协会
actual nursing diagnosis	现存的护理诊断

B

| body image | 体像 |
| behavioral reaction | 行为反应 |

C

Chinese Nursing Association	中华护理学会
community health nursing	社区护理
care	关怀
culture	文化
culture caring	文化关怀
cultural shock	文化休克
consciousness	意识
crisis	危机
concrete operations stage	具体运思期
conventional stage	习俗道德期
cognitive appraisal	认知评价

coping	应对
cognitive reaction	认知反应
compensation	补偿
contextual stimuli	相关刺激
coping mechanism	应对机制
creative thinking	创造性思维
critical thinking	评判性思维
collaborative problem	合作性问题
cybernetics	控制论
career planning	职业生涯规划

D

dependent function	依赖性护理功能
disease	疾病
dejection phase	沮丧阶段
development	发展
doubt	疑虑
despair	失望
denial	否认
displacement	转移
developmental self-care requisites	发展的自理需要
dialectical materialism	护理模式
decision-making	决策
definition	定义
defining characteristics	诊断依据

E

ethics of nursing	伦理学知识
esteem needs	自尊需要
ego	自我
early childhood	幼儿期
exhaustion stage	衰竭期
emotional reaction	情绪反应
effector	效应器
Evidence-Based Medicine	循证医学
Evidence-Based Nursing	循证护理
etiology,E	原因

F

formal operations stage	形式运思期
fantasy	幻想
focal stimuli	主要刺激

G

growth	成长
genital stage	生殖期
guilt	内疚
generativity	创造
general adaptation syndrome	全身适应综合征
grief	悲哀
general conditions factors	基本条件因素

H

hygienic service system	医疗卫生保健体系
health	健康
health promotion	健康促进
health related behavior	健康相关行为
honeymoon phase	蜜月阶段
hierarchy of basic human needs theory	人类需要层次论
humor	幽默
hope	希望
hopelessness	失望
health deviation self-care requisites	健康不佳时的自理需要
high-priority problem	首优问题
health education	健康教育
health literacy	健康素养
health pedagogy	健康教育学
health belief model	健康信念模式

I

independent function	独立性护理功能
interdependent function	合作性护理功能
International Council of Nurses	国际护士会
intuition and personal knowledge	个人知识
id	本我
infancy	婴儿期
initiative	主动
industry	勤奋
inferiority	自卑
identity	自我认同
intimacy	亲密
integrity	完善
identification	仿同

isolation	隔离
interaction model of client health behavior	健康行为互动模式
informed consent	知情同意

K

Knowledge-attitude-belief-practice	知-信-行

L

love and belongingness needs	爱与归属需要
latency stage	潜伏期
late childhood	学龄前期
local adaptation syndrome	局部适应综合征
loss	丧失
thinking	思维
logical thinking	逻辑思维
label	名称
low-priority problem	次优问题
long-term goals	长期目标
legal system	法律体系

M

medical health system	医疗卫生体系
maturation	成熟
methodology	方法论
mathematical thinking	数理思维
medium-priority problem	中优问题
medical malpractice	医疗事故

N

Nightingale	南丁格尔
Nightingale period	南丁格尔时期
Nightingale Training School of Nurses	南丁格尔护士训练学校
non-professional	非专业性
Notes on Hospital	医院札记
Notes on Nursing	护理札记
nursing	护理
nursing science	护理学
needs of self-actualization	自我实现需要
nursing philosophy	护理哲学
nursing theory	护理理论
nursing model	护理模式
nursing clinical decision	临床护理决策

nursing process	护理程序
nursing assessment	护理评估
nursing diagnosis	护理诊断
nursing planning	护理计划
nursing implementation	护理实施
nursing evaluation	护理评价
North American Nursing Diagnosis Association	北美护理诊断协会

O

occupation	职业
oral stage	口腔期
old age	老年期
object permanence	客体永久性

P

Patriotic Health Campaign Committee Office	爱国卫生运动委员会办公室
profession	专业
professional	专业性
patient role	患者角色
primary health care	初级卫生保健
physiological needs	生理需要
pre-consciousness	前意识
phallic stage	性蕾期
physical empathy	身体移情作用
preoperational stage	前运思期
pre-conventional stage	前习俗道德期
post-conventional stage	后习俗道德期
physiological adaptation	生理适应
psychological adaptation	心理适应
psychological defense mechanisms	心理防御机制
projection	投射
problem	健康问题
PRECEDE-PROCEED model	格林模式

Q

| quality of Life | 生存质量 |

R

regression and adjustment phase	恢复调整阶段
role confusion	角色混乱
resistance stage	抵抗期
reappraisal	重新评价
regression	退化,潜抑

reaction formation	反向作用
residual stimuli	固有刺激
related factors	相关因素
risk nursing diagnosis	潜在的护理诊断

S

science of nursing	科学知识
semi-profession	半专业,类专业
semi-professional	半专业性,类专业性
social-political-cultural knowledge of nursing	政治文化知识
sub-health status	亚健康状态
sunrise model	日出模式
safety needs	安全需要
superego	超我
shame	羞愧
school age	学龄期
stagnation	停滞
sensor motor stage	感觉运动期
stress	压力
stress and coping theory	压力与应对学说
stress response	压力反应
rationalization	合理化
suppression	压抑
sublimation	升华
social and cultural adaptation	社会文化适应
self-care	自理
self-care agency	自理能力
stimuli	刺激
scientific thinking	科学思维
short-term goals	短期目标
symptoms or signs	症状或体征
syndrome nursing diagnosis	综合的护理诊断
systems theory	系统论

T

transcultural nursing theory	跨文化护理理论
theory of psychosexual development	性心理发展理论
theory of psychosocial development	心理社会发展理论
trust	信任
theory of cognitive development	认知发展理论
theory of moral development	道德发展理论

technologic adaptation	技术适应
theory	理论
the theory of nursing system	护理系统理论
the theory of self-care	自理理论
the theory of self-care deficit	自理缺陷理论
therapeutic self-care demands	治疗性自理需要
the partly compensatory nursing system	部分补偿护理系统
the wholly compensatory system	全补偿护理系统
the supportive-educative system	辅助-教育系统
theory of reasoned action	合理行为理论
theory of planned behavior	计划行为理论
trait-factor theory	"特质-因素"理论
typology theory	人格类型理论

U

unconsciousness	潜意识
undoing	抵消
universal self-care requisites	一般的自理需要

W

wellness nursing diagnosis	健康的护理诊断

Y

young adulthood	青年期

参考文献

[1] 白昕.护理与法[M].北京:人民军医出版社,2011.

[2] 陈英.护理学导论知识精要与测试[M].武汉:湖北科学技术出版社,2013.

[3] 谌新民,唐东方.职业生涯规划[M].广州:广东经济出版社,2002.

[4] 程云.护理学导论[M].北京:人民卫生出版社,2012.

[5] 杜映梅.职业生涯管理[M].北京:中国发展出版社,2011.

[6] 冯先琼.护理学导论[M].2版.北京:人民卫生出版社,2006.

[7] 高玲玲,张美芬,张英华.在导师制中实施护理本科生职业发展规划的全程指导[J].中华护理教育,2009,6(4):173-175.

[8] 宫玉花,孙红,徐国英.主管护师临床工作能力及其相关因素研究[J].护士进修杂志,2005,20(6):494-497.

[9] 顾炜.多元文化与护理[M].北京:人民卫生出版社,2006.

[10] 韩丽莎.护理学导论[M].2版.北京:中国中医药出版社,2012.

[11] 胡玲,欧阳山蓓.我国护理人力资源开发与管理中存在的问题及对策[J].护理管理杂志,2004,4(5):31-33.

[12] 霍孝蓉.实用护理人文学[M].南京:东南大学出版社,2006.

[13] 纪春丽,陈长香,刘东艳.患者安全目标在实际工作中的运用探讨[J].中国卫生管理,2008,15(6):23-24.

[14] 贾丽萍,宫春梓.基础护理[M].3版.北京:人民卫生出版社,2015.

[15] 姜安丽.新编护理学基础[M].2版.北京:人民卫生出版社,2012.

[16] 李继平.护理管理[M].2版.北京:人民卫生出版社,2006.

[17] 李继平.护理管理学[M].3版.北京:人民卫生出版社,2012.

[18] 李小妹.护理学导论[M].3版.北京:人民卫生出版社,2012.

[19] 李晓淳.健康管理[M].北京:人民卫生出版社,2012.

[20] 李晓松.护理学导论[M].3版.北京:人民卫生出版社,2014.

[21] 林菊英.我国护理在医疗卫生事业中的作用和地位[J].护理学杂志,2003,18(1):3-4.

[22] 刘小娜,常春,孙昕霙.健康素养全球研究概况及其在中国的发展展望[J].中国健康教育,2012,28(2):150-151.

[23] 刘晓,黄希庭.社会支持及其对心理健康的作用机制[J].心理研究,2010,3(1):3-8.

[24] 刘玉琼.国内护士工作压力源研究现状与进展[J].护理实践与研究,2008,5(7):6-8.

[25] 吕春明.职业生涯发展与规划[M].山东:山东人民出版社,2010.

[26] 马骁.健康教育学[M].北京:人民卫生出版社,2006.

[27]　米光明,王彦.护理健康教育学[M].2版.北京:人民军医出版社,2013.

[28]　牟善芳,邹静,等.护理理论精要[M].天津:天津科学技术出版社,2010.

[29]　庞少红.职业生涯规划与就业指导[M].北京:人民卫生出版社,2013.

[30]　全国人大常委会法制工作委员会研究室编著.中国特色社会主义法律体系读本[M].北京:中国法制出版社,2011.

[31]　石静.医学生职业生涯规划与就业指导[M].北京:人民卫生出版社,2014.

[32]　万美玲,王惠珍.护理专业学生个人职业生涯规划[J].护理研究,2008,22(31):2831-2833.

[33]　王吉耀.循证医学与临床实践[M].2版.北京:科学出版社,2006.

[34]　王立红,崔炎.护理学导论[M].南京:南京大学出版社,2014.

[35]　王萍丽.护理专业学生职业生涯规划教育[J].全科护理,2010,8(28):2618-2619.

[36]　王维利,郭永洪.护理学导论[M].2版.北京:人民卫生出版社,2014.

[37]　叶萌,尼雅玛茜,王骏.多元文化与护理[M].上海:复旦大学出版社,2014.

[38]　殷磊,李小萍.专业生涯规划与专业成长[J].中华护理杂志,2004,39(10):777-779.

[39]　赵佛容,王玉琼,宋锦平.护理临床案例精选[M].北京:人民卫生出版社,2012.

[40]　赵怀全.患者安全目标与医疗机构药品应用风险管理体系构建[J].中国药物警戒,2014,11(7):439-442.

[41]　赵雪滢.浅谈莱宁格多元文化理论在教学和临床护理中的运用及其问题[D].武汉:华中师范大学,2013:10-11.

[42]　钟清玲.护理职业生涯规划与职业素质培养[M].北京:人民卫生出版社,2012.

[43]　周更苏,刘莉华.护理学基础[M].2版.西安:第四军医大学出版社,2012.